U0802995

国家出版基金项目
NATIONAL PUBLICATION FOUNDATION

"十三五"国家重点出版物出版规划项目

China Mental Health Survey
Field Implementation and Quality Control

中国精神卫生调查
现场执行及质量控制

主　编　黄悦勤

副主编　刘肇瑞　严　洁　王志忠

编　委　(按姓名汉语拼音排序)

陈冬雪　北京大学第六医院
丁　华　北京大学中国社会科学调查中心
黄悦勤　北京大学第六医院
刘　兰　宁夏医科大学公共卫生与管理学院
刘肇瑞　北京大学第六医院
马　超　北京大学第六医院
王志忠　宁夏医科大学公共卫生与管理学院
温　静　宁夏医科大学公共卫生与管理学院
肖水源　中南大学湘雅公共卫生学院
徐广明　天津市安定医院
严　洁　北京大学中国社会科学调查中心
姚佳慧　北京大学中国社会科学调查中心
尹慧芳　天津市安定医院

编写秘书　张婷婷　北京大学第六医院

北京大学医学出版社

ZHONGGUO JINGSHEN WEISHENG DIAOCHA XIANCHANG ZHIXING JI ZHILIANG KONGZHI

图书在版编目（CIP）数据

中国精神卫生调查现场执行及质量控制 / 黄悦勤主编.
—北京：北京大学医学出版社，2021.2

ISBN 978-7-5659-2345-6

Ⅰ. ①中…　Ⅱ. ①黄…　Ⅲ. ①精神障碍-卫生调查-调查研究-中国 ②精神障碍-卫生管理-质量控制-中国
Ⅳ. ①R749

中国版本图书馆CIP数据核字（2020）第248841号

中国精神卫生调查现场执行及质量控制

主　　编：黄悦勤
出版发行：北京大学医学出版社
地　　址：（100191）北京市海淀区学院路38号　北京大学医学部院内
电　　话：发行部 010-82802230；图书邮购 010-82802495
网　　址：http：//www.pumpress.com.cn
E-mail：booksale@bjmu.edu.cn
印　　刷：北京信彩瑞禾印刷厂
经　　销：新华书店
策划编辑：赵　莳　药　蓉
责任编辑：刘云涛　　**责任校对**：靳新强　　**责任印制**：李　啸
开　　本：889 mm × 1198 mm　1/16　　**印张**：23.5　　**字数**：425 千字
版　　次：2021年2月第1版　2021年2月第1次印刷
书　　号：ISBN 978-7-5659-2345-6
定　　价：150.00元

版权所有，违者必究
（凡属质量问题请与本社发行部联系退换）

中国精神障碍疾病负担及卫生服务利用现况
丛书编写委员会名单

总主编 黄悦勤

编　委（按姓名汉语拼音排序）

陈育德　北京大学公共卫生学院
郭　岩　北京大学公共卫生学院
黄悦勤　北京大学第六医院
李凌江　中南大学湘雅二医院
李　强　北京大学中国社会科学调查中心
李淑然　北京大学第六医院
李　涛　四川大学华西医院
刘肇瑞　北京大学第六医院
冉茂盛　香港大学社会工作及社会行政学系
沈渔邨　北京大学第六医院
师建国　陕西省精神卫生中心
王　红　北京大学公共卫生学院
王丽敏　中国疾病预防控制中心慢性非传染性疾病预防控制中心
王临虹　中国疾病预防控制中心慢性非传染性疾病预防控制中心
王　宇　中国疾病预防控制中心
王玉凤　北京大学第六医院
王志忠　宁夏医科大学公共卫生与管理学院
吴　明　北京大学公共卫生学院
肖水源　中南大学湘雅公共卫生学院
徐广明　天津市安定医院
徐向东　乌鲁木齐市第四人民医院
徐一峰　上海市精神卫生中心

许秀峰　昆明医科大学第一附属医院
严　洁　北京大学中国社会科学调查中心
闫永平　中国人民解放军空军军医大学军事预防医学系
于　欣　北京大学第六医院
于雅琴　吉林大学公共卫生学院
詹思延　北京大学公共卫生学院
张　岱　北京大学第六医院
张明园　上海市精神卫生中心
张毓辉　国家卫生健康委员会卫生发展研究中心
周东丰　北京大学第六医院

注：李　涛　现单位浙江大学医学院精神卫生中心 / 杭州市第七人民医院
于雅琴　现单位吉林大学珠海学院

丛 书 序

精神障碍是在各种生物学、心理学以及社会环境因素影响下，因大脑功能失调而导致认知、情感、意志和行为等精神活动出现不同程度障碍的疾病。进入21世纪，随着科技水平提高，医学整体快速发展，而精神医学依然采用以现象学为主的疾病诊断依据。精神障碍流行病学研究应用西方精神病学的精神障碍分类和诊断体系无疑会受文化差异和种族差别的影响。实施流行病学调查的方法由于精神障碍病因的多重性、症状的不确定性、诊断的多轴性和治疗的复杂性而受到限制。社会的歧视和偏见以及患者的病耻感，使精神障碍流行病学调查面临着难以保证调查结果真实性和可靠性的难题。

早在1982年和1993年，北京医学院/北京医科大学精神卫生研究所（现为北京大学精神卫生研究所）沈渔邨所长在当时卫生部的支持下，分别牵头组织了全国12个地区和7个地区的精神疾病流行病学调查。此后，北京、上海、昆明、广州、天津、浙江、山东等多地陆续开展了不同规模的区域性精神障碍流行病学调查。各地结果不尽相同，且因为方法学的差异无法简单地对各地数据进行直接比较，更无法对全国的精神障碍患病率进行准确估计，既缺乏全国社区居民精神卫生服务利用的系统而深入的研究，也无精神障碍流行病学研究的专著。

2001年，世界卫生组织和哈佛大学组织实施了“世界精神卫生调查”，中国工程院院士沈渔邨教授和时任中华医学会精神医学分会主任委员张明园教授是其中北京市和上海市两地城区调查的负责人。从2003年开始，全国精神医学领域的专家学者锲而不舍地引进国际先进的研究方法，不懈努力地推动国家立项开展精神障碍的全国调查。经过10年的积累，终于在2012年卫生部（现为国家卫生健康委员会）公益性行业科研专项和科技部“十二五”科技支撑计划共同资助下启动了“中国精神障碍疾病负担及卫生服务利用的研究”（简称“中国精神卫生调查”）。黄悦勤为项目负责人，北京大学第六医院为项目承担单位，合作者包括中南大学湘雅公共卫生学院肖水源、中南大学湘雅二医院李凌江、上海市精神卫生中心徐一峰、四川大学华西医院李涛、昆明医科大学第一附属医院许秀峰、吉林大学公共卫生学院于雅琴、中国人民解放军第四军医大学（现空军军医大学）闫永平、宁夏医科大学王志忠、乌鲁木齐市第四人民医院徐向东。时任中国疾病预防控制中心主任王宇、慢性及非传染性疾病预防控制中心主任王临虹和监测室主任王丽敏大力合作，在2013—2014年组织的“中国慢性病及其危险因素监测”实施之后为中国精神卫生调查提供了抽样现场和调查协调支持。国际知名、国内一流的社会调查专业机构北京大学中国社会科学调查中心主任李强和主任助理严洁领导的团队承担了大部分现场调查的执行工作。天津市安定医院徐广明团队完成了调查所需重要工具的培训。在以原卫生部统计信息中心前主任、北京大学公共卫生学院教授陈育德为总顾问，北京大学第六医院前院长于欣、中华医学会精神医学分会前主任委员周东丰、北京大学医学部前党委书记郭岩等专家顾问的支持和指导下，完成了史无前例的首次全国精神障碍流行病学调查。调查覆盖全国31个省、自治区、直辖市的157个全国疾病监测点，调查完成32 552人，共调查7大类36小类精神障碍。调查采用《复合性国际诊断交谈表》获得五大类精神障碍的诊断，采用《定式临床访谈诊断表》获得精神分裂症及其他精神病性障碍诊断，采用10/66国际痴呆合作研究的工具获得老年期痴呆诊断，采用《世界卫生组织残疾评定量表》对精神残疾进行评定，同时调查获得社会人口学资料以及卫生服务利用现况。实施过程采用了先进的电子化调查系统进行实地访谈、核查和全程质量控制，有效地控制了随机误差和系统误差。经过严谨而细致的数据分析，向当时的国家卫生计生委提交了研究报告。国家卫生计生委于2017年4月7日世界卫生日发布了主要结果。报告主要结果的第一篇文章 *Prevalence of mental disorders in China：a cross-sectional epidemiological study* 于2019年2月在 *Lancet Psychiatry* 发表，终于将十年磨一剑的研究结果公布于世。随后，《中国心理卫生杂志》和《生命时报》共同主办了“中国精神卫生调查高层论坛”。中国精神卫生调查引起了国内外精神卫生领域专家和学者以及媒体的广泛关注。研究成果在中国医学科学院主办的首届中国医学重大进展发布会上被评选为“2019年度中国医学重大进展”之一，入选健康报社评选的“2019年度中国、国际‘双十大’医学科技新闻”。

北京大学医学出版社前总编辑赵莳以敏锐的眼光认识到中国精神卫生调查的里程碑意义，其成果将对全国精神卫生健康领域的预防和科研发挥至关重要的作用，因此她组建了编辑团队，与项目组及所有合作单位负责人组成的编写委员会合作，立项出版“中国精神障碍疾病负担及卫生服务利用现况”丛书，并成功申请到2017年度国家出版基金项目、“十三五”国家重点出版物出版规划项目。丛书分为4册，详细介绍迄今我国精神障碍流行病学研究中涉及相关学科最多、调查所含精神障碍病种最多、抽样调查样本量最大、现场实施质量控制最严格、数据管理计算机化程度最高、资料分析方法最复杂、参与合作单位最多的全国精神障碍调查。丛书的第一册《中国精神卫生调查研究方案》介绍研究设计抽样方法、全球各类调查工具及标准的比较和选择、精神障碍的各类诊断标准、调查信息系统及数据管理等内容。第二册《中国精神卫生调查现场执行及质量控制》介绍调查任务执行、质量控制及数据核查等内容，系统总结精神卫生调查的执行及质量控制情况。第三册《中国精神卫生调查精神障碍患病率及其分布》介绍数据来源、数据分析方法及主要调查结果，其中包括各类精神障碍终生及 12 个月患病率，并分别介绍各类心境障碍、焦虑障碍、物质使用障碍、精神分裂症及其他精神病性障碍的单病种终生及 12 个月患病率，及其年龄、性别、地区及城乡分布特征，科学分析和归纳我国社区成人各类精神障碍的流行特征，并分析精神障碍患病率的影响因素。第四册《中国精神卫生调查精神障碍疾病负担及卫生服务利用》的第一部分介绍当前各类精神障碍的伤残调整寿命年等指标的计算方法，比较各类精神障碍及特征人群精神障碍伤残调整寿命年，分析致病危险因素；第二部分介绍各类精神障碍患者的终生就诊率、发病 12 个月内的治疗比例和治疗延迟时间、首次就诊机构分布状况、治疗方式的选择、精神障碍现症患者的过去 12 个月就诊情况及精神障碍患者的住院治疗现况。

此套丛书的出版将促进各级卫生行政部门更加明确当前中国精神障碍流行强度和地区及人群分布特征、精神卫生服务利用现况及各类精神障碍的疾病负担，有利于科学制定精神卫生政策与防控规划，合理配置精神卫生资源，提高精神卫生服务的可及性与可获得性；丛书的出版将有效提高国内医学院校和科研院所、精神卫生机构和综合医院精神科的专业人员开展精神障碍流行病学与临床科研工作的水平及质量，以利于各地学习中国精神卫生调查的方法，在本地区开展精神障碍流行病学调查，从而提高科研工作的整体水平，推动精神卫生流行病学的学科发展；丛书的出版将推动社会大众更多了解精神障碍的相关知识，提高社会大众精神卫生知识的普及率，减少精神障碍的社会歧视，提高社会的整体精神卫生水平；丛书的出版也将为医学院校精神障碍人群研究方法和流行病学教学提供理论与实践范本，为我国培养高水平、高质量的精神卫生流行病学人才提供有价值的教材。

丛书总主编　黄悦勤

“中国精神卫生调查”项目顾问　沈渔邨

2020 年 6 月

前 言

进入 21 世纪，随着定式诊断访谈工具的研发以及复杂抽样和入户面对面访谈技术的发展，精神障碍的描述性流行病学研究水平迅速提升。2001 年世界卫生组织和美国哈佛大学开展的世界精神卫生调查（World Mental Health Survey，WMHS）是目前全球规模最大且最具影响力的精神障碍流行病学调查。这一全球范围的调查首次采用相同的方法进行调查，获得了世界各大区域精神障碍及精神卫生服务的数据。该研究为计划开展国家层面精神卫生调查的国家和地区起到了很好的引领作用，此宏大的国际合作行动对于了解全球精神障碍现况及影响因素和各国跨文化比较具有重要的意义。中国北京和上海两个城市的城区参与了 WMHS，我们从中学习到国际先进的精神障碍流行病学研究方法。此后，北京、上海、昆明、广州、天津、浙江等地区陆续开展了不同规模的区域性精神障碍流行病学调查。与 20 世纪的精神疾病流行病学调查相比，方法学有了飞跃式的提高。

精神障碍流行病学调查的内容是不同于躯体疾病的精神障碍，没有客观指标进行测量，只能采取面对面访谈的方式进行调查，对不同环节的质量控制是所有人群研究的难题。在过去的 30 年当中，中国各地区精神障碍的流行病学调查结果差别较大，难以解释差异的原因。回顾以往报告的调查结果发现，有一些在设计上样本的代表性不足以推论靶人群总体，有一些采用了真实性和可靠性欠佳的调查工具，有一些则是实施过程中因为精神障碍的污名化、病耻感和调查人员培训不合格而未获得真实的信息，还有一些在资料分析过程中未考虑系统误差和随机误差，以及未采用复杂的统计分析方法而推论出错误的结论。可见，精神障碍流行病学研究的学术水平有待提高。中国精神卫生调查（China Mental Health Survey，CMHS）就是在此背景下，大量吸取以往失败的教训，全面学习国际先进的方法学，着重在调查的各个环节加强质量控制。

经过全国精神障碍流行病学研究者 10 余年勠力同心的努力，在国家卫生部和科技部的资助下，中国精神卫生调查终于在 2012 年立项，由北京大学第六医院（以下简称“北大六院”）作为项目负责单位，全国共 44 家单位参与共同完成了调查。CMHS 是有史以来首次针对全国 31 个省区市 18 岁及以上的常住居民的调查，采用分层、多阶段、概率与规模成比例的抽样方法，于 2013 年 7 月至 12 月通过访员使用计算机辅助面访（Computer Assisted Personal Interviewing，CAPI）系统入户面访采集个人层面的数据。按照 95% 精度要求，3% 的允许误差，计算有效样本量为 30000 人，接触样本量为 40964 人，分布在 157 个县 / 区、628 个乡镇 / 街道、1256 个村委会 / 居委会、40964 个住址内，是史无前例的全国大型精神障碍流行病学调查。CMHS 第一阶段调查的调查组织与执行单位是北京大学中国社会科学调查中心（简称“调查中心”）。中国疾病预防控制中心 (Center for Disease Control and Prevention，CDC）慢性非传染性疾病预防控制中心（以下简称“慢病中心”）组织的“2013 年中国慢性病及其危险因素监测”（简称“慢病监测”）提供了抽样框架和现场协调。

本册以 CMHS 为主线，讲述精神障碍流行病学调查的现场执行与质量控制，第一章描述了调查信息系统的选择和建立，第二章介绍了现场调查的执行和管理，第三章展示了质量控制措施的建立和实现，第四章强调了大规模调查中的数据管理要点，第五章讲解了精神障碍流行病学调查中精神科访谈的特殊工具和方法，第六章提供了精神障碍流行病学调查的组织和协调操作指南。总之，本书系统详细地将大样本人群的现场调查实施需要掌握的组织协调基本策略和操作细则展现出来，同时强调了精神障碍流行病学现场调查的特殊性和复杂性，以及应对各类精神障碍症状和掌控调查环境的技巧和方案，有助于读者了解 CMHS 的科学性和复杂性，同时有利于今后国内各地区应用 CMHS 的方法学开展适合本地区的精神障碍流行病学研究。

黄悦勤
2020 年 6 月

目 录

第一章　调查信息系统需求与架构 …… **1**

第一节　CAPI 调查对信息系统的需求 …… 3

第二节　调查信息系统架构 …… 7

第三节　硬件系统设计 …… 9

第四节　调查信息系统的功能设计 …… 11

第二章　现场调查的执行和管理 …… **37**

第一节　调查执行的任务内容 …… 39

第二节　调查执行制度的建设 …… 43

第三节　调查队伍的组织 …… 50

第四节　调查物资的准备 …… 63

第五节　访员队伍的培训 …… 72

第六节　现场调查执行流程 …… 89

第七节　调查进度的管理 …… 107

第八节　无应答与拒访转化 …… 117

第九节　访员的激励 …… 123

第十节　调查总结 …… 129

第三章　质量控制 …… **137**

第一节　质量核查的目标 …… 139

第二节　质量核查的方法 …… 143

第三节　质量核查的覆盖面与数量 …… 167

第四节　核查效率的监控 …… 170

第五节　质量控制的组织机构 …… 172

第六节　核查结果的运用 …… 176

第七节　质量核查结果的报告 …………………………………… 186

第四章　大规模流行病学调查中的数据管理要点…………………………… 201

第一节　流行病学调查中的数据来源及其分类 ………………… 203

第二节　数据采集和整理 ……………………………………… 213

第三节　数据管理内容 ………………………………………… 228

第四节　数据管理要点 ………………………………………… 251

第五章　中国精神障碍流行病学调查中的精神科访谈…………………… 265

第一节　社区中的精神检查 …………………………………… 267

第二节　访谈工具的使用要点 ………………………………… 277

第三节　访谈工作的组织和协调 ……………………………… 295

第四节　协调员与精神科医生的培训 ………………………… 300

第五节　访谈的现场执行 ……………………………………… 302

第六节　访谈的质量控制 ……………………………………… 307

第六章　精神障碍流行病学调查的组织和协调……………………………… 329

第一节　调查的筹备和策划 …………………………………… 331

第二节　调查的组织和开展 …………………………………… 342

第三节　调查的总结和宣传 …………………………………… 350

第四节　贯穿调查整体的重要事项 …………………………… 356

第一章 调查信息系统需求与架构

第一节

CAPI 调查对信息系统的需求

一、总体需求

CMHS 第一阶段调查的研究工具主要为复合性国际诊断交谈表（composite international diagnostic interview，CIDI）。该问卷内容包含 5000 多个变量、上千条跳转路径和复杂的跳转判断条件，为此，使用计算机辅助的模式采集数据成为一种较好的选择。

以计算机辅助为访问方式的调查项目中，项目实施的各个环节都需要信息系统支持用以提高效率、实现复杂的逻辑跳转、检测和修改等。而 CMHS 项目作为一个大规模的调查，更需要为调查的各个阶段设计开发不同的信息系统来实现对调查业务流程的有效支撑。在实际的项目执行过程中，会有多方人员以不同角色参与进来，首先使用信息系统对人员进行角色定制，然后根据各自的角色提供相应的信息系统模块，满足各方人员的不同需求，保证调查有序进行。

二、功能需求

CMHS 项目对信息系统的总体需求可概括为以下几方面：访员招聘与管理、纸版问卷电子化、样本支持管理、调查数据传输、数据管理以及报告展示。

根据调查项目实施的过程，需要针对不同阶段提供相应的信息系统。在项目开始之前的准备阶段需要信息系统实现访员招聘管理、样本库管理、纸版问卷电子化，在数据收集阶段需要信息系统帮助管理访员、管理样本、劳务与酬金结算、数据的传输与同步、数据质量控制、数据的清理等，在数据上行收集到服务器后还需要根据项目需求提供相关数据服务。

构成 CAPI 访问模式的调查信息系统需要实现以下基本功能需求：

1. 招聘和组织访员队伍

该功能要求能够实现访员在线报名、登记信息，并能够实现由督导按照类别进行检索、排序、标记和备注等，从而提高效率，方便进行下一阶段的工作，例如按照样本县 / 区选择某时间段有时间的大学生访员进行电话面试。

2. 能够完成问卷数据和并行数据收集工作

该功能要求能够调用不同种类的问卷，根据问卷内容进行访问和记录，包括限定合法值、值域、进行逻辑校验、跳转、中断后的接续等。

对系统功能的要求还有一大类是可以采集并行数据。并行数据（paradata）是指关于调查过程的数据，与问卷数据同期采集。“并行数据”一词最早由 Couper 在 1998 年美国统计协会的联合统计会议上的研究报告中提出。他把社会调查的数据分为三大类：调查数据（data）是关于研究现象的数据，也就是采集的调查问卷数据；元数据（metadata）是关于调查数据的数据，有助于解读调查数据；并行数据（paradata）是关于调查过程的数据。自此，这个概念迅速为社会调查的业内人员广泛接受，并且成为研究热点。

目前可以采集的并行数据有联系记录（主要包括访员每次联系受访者的日期、时间、次数、联系结果等）、访员观察（根据研究者的需求，访员观察数据可以包括多方面内容，如对拒访程度的观察，对社区环境的观察、对采访情境的观察、对受访对象本人及家庭的观察等）、访问录音（在受访者知情或同意的情况下，计算机采访系统可以对采访过程进行全程或部分录音，并且可以分问题条目存储，以方便录音数据的查找）、鼠标、键盘操作痕迹文件（包含时间点、键盘操作痕迹等）、样本调配数据（调查执行管理者要将所有的受访样本分配给多个访员，有时还需要将样本在访员中调配。计算机调查管理系统也可以准确地记录下每个样本对应的访员姓名或代码，以及样本调配的相关信息）等。并行数据对完善研究设计、优化调查管理、提高调查质量发挥着重要作用。

3. 访问过程中能对样本进行发放和调配等有效管理

由于 CMHS 是概率抽样调查，在访问开始之前，已经完成了住户抽样工作，每个样本都具有详细的受访地址。为此，需要提前发放样本给访员，不仅如此，发放的数量、批次、时间，以及发放样本的权限均需要定制。此外，由于访员队伍通常是以小组形式到达实地，在调查访问过程中，由于访员生病等原因无法按时到达约定的受访户，那么就需要将该访员的样本调配到另外一个访员手中，调查信息系统需要实现及时、灵活调配样本的功能。

4. 在访问完成后能正确地支付受访者酬金

CMHS 项目中的 CIDI 问卷大约有 5000 多个变量，每一个受访者由于个体差异需要回答的题目量有差异，因此，问卷访问时长从 50 min 到 7 h 不等。因为受访者和访员的酬金与其为研究付出的时间相关，从而导致受访者酬金也有差异。受访者酬金根据项目要求，按照有效回答的题目量来计算，该项工作由调查信息系统自动完成，从而保证准确性和及时性。

5. 及时有效地回传访问数据

由于抽样调查涉及受访者的个人信息，为此数据保密和数据安全性非常重要。调查系统要保证在访问客户端、数据传输阶段都没有泄露数据的可能，为此需要进行分拆、加密压缩，再解密合并的过程。此外，还需要保障在同一时间段大量问卷访问数据和录音数据上传时的网络速度，减少传输过程中的数据丢失。

6. 通过核查系统能有效完成录音及电话核查工作

数据从访问客户端上传到服务器之后，在服务器端会先进行一轮数据核查和随机抽样的工作；之后，存疑样本和随机抽取的样本自动进入核查系统，根据不同需要进行录音核查和电话核查工作。而且录音、电话核查需要实现分配样本、编写核查问卷、检索录音、加载电话、执行核查、比对核查结果、审核校验、反馈核查结果等功能。

7. 数据管理与报告展示

在调查过程中，需要随时查看有关调查进程、调查质量方面的汇总情况。为此，要求调查信息系统能够对各类数据（包括问卷数据、录音、键盘操作痕迹、访问用时、核查数据等）进行结构化和数据管理，并且基于数据能够根据用户需求自动产生和展示各类报表，例如分村居、分问卷类型的访问进度表，分访员的核查结果表。该功能还要求各类报告能够分权限、分类型发布到不同的用户手中。

第二节

调查信息系统架构

根据 CMHS 项目的基础业务需求，设计计算机辅助的调查（computer assisted interview，CAI）模式的技术构成如下（图 1-1）：

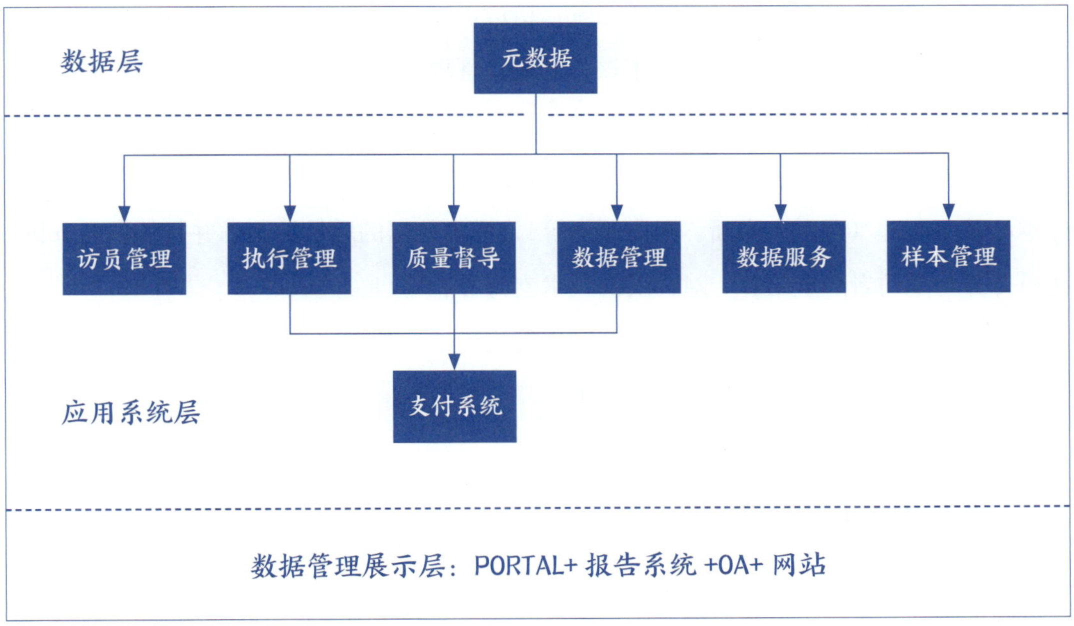

▲ **图 1-1　CAI 模式技术构成图**

从上图可以看到，逻辑架构根据项目进行的时间线划分，从上至下由数据层、应用系统层、数据管理展示层构成。整个架构集中体现：以初始数据层为起点，以应用系统层及其所支撑的业务为核心，通过数据管理展示层，全面为 CMHS 项目的各类用户提供完善的服务。

一、数据层

这里的数据层是指调查项目开始前的数据准备，例如，样本的抽样数据信息（包括样本编号、样本地址、所属的抽样单位编号与名称等）、各级工作人员的基本信息（包括项目主管、调查执行督导、质控督导、访员、核查员、数据管理员、数据分析员、在线技术支持人员、设备管理员等人的编号、姓名、权限、组别、工作地点、时间等信息）。

二、应用系统层

应用系统层是整个调查系统软件的重中之重，它有效地支撑调查中各条业务线逻辑的运行。

针对访员的招聘与管理访员招聘系统，访员可以通过该系统进行注册申请，管理员则通过该系统进行人员信息的初步审核；同样，管理人员也可通过该系统来对访员信息进行管理。

针对样本管理，信息系统提供了一个样本管理子系统，该子系统又分为若干子模块：样本的状态管理（调配、中断、置为废卷等），样本数据的质量控制，并行数据的分析，访员劳务与受访者酬金结算，对访员的技术支持等。

针对数据传输，有录音传输、数据发送接收等子系统，这些子系统主要提供数据安全的发送上行与下载，保证数据有效同步。

三、数据管理展示层

数据管理展示层主要有报告系统、数据网站等平台，用来对不同数据人员展示相应数据。报告系统要能够实现分类汇总统计、作图、作表等功能。

第三节

硬件系统设计

一、网络设计

根据中国精神卫生调查项目的特点，依托于网络结构，设计网络拓扑结构，如图 1-2 所示：

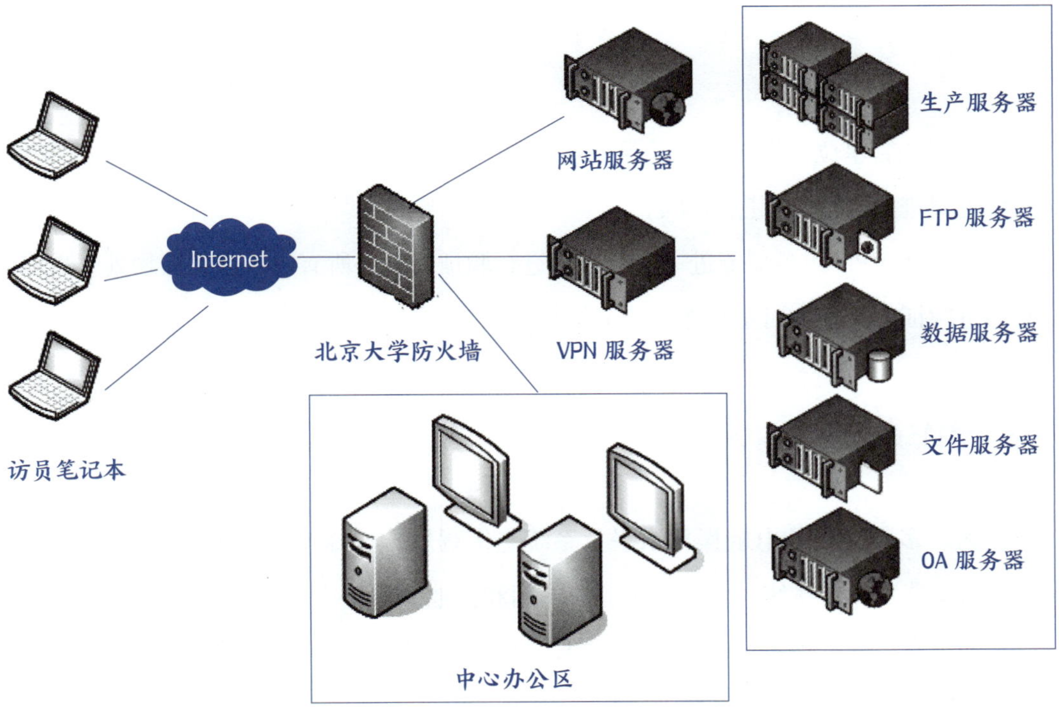

▲ 图 1-2　网络拓扑结构

二、硬件设计

1. 生产服务器

生产服务器使用稳定可靠的服务器，并保证网络带宽在 2 M 以上。

2. 其他业务服务器

其他业务服务器如核查系统服务器、报告系统服务器、录音服务器、电话服务器、备份服务器均可使用虚拟服务器，并在其上配置项目专属应用。

3. 访员笔记本电脑

基本配置：内存 4 G，硬盘 320 G。此款机器在性能方面能够较好满足调查访问、浏览网页、处理 Office 文档的需求，同时电池充满后使用时间达 8 h，能较长时间地支持调查访问。

三、网络安全

服务器托管单位需提供定期漏洞检查、端口扫描、系统升级等安全检查，并在网络防火墙上对进出规则做相应的设定。

设计专有 VPN 服务器能进一步对用户进行验证，使得所有业务服务器均处于内网，只有通过验证的用户才可进行相关业务操作。

四、操作系统

根据较多数访员的电脑操作水平及系统熟练程度，选择 Windows 7 操作系统。访员电脑需安装双操作系统，分别用于完成访问和其他工作。

在安装有访问管理系统的操作系统中，对于用户的权限做设定，使得访员仅可使用此系统完成访问工作，保护系统及数据的安全。

操作系统及杀毒软件更新采取下发模式，将软件更新包下发到访员系统中，自动完成更新操作。

第四节

调查信息系统的功能设计

调查中心的技术部根据 CMHS 调查业务流程设计开发了访员招聘、访问数据采集、访问管理、数据分析转换、数据质量核查、财务管理等各环节的信息化系统。

一、访员招聘系统

招聘系统主要用于访员的招聘与管理工作。有意向应聘访员者可以通过招聘系统来进行注册登录、信息填写、状态查看、自学测试等。管理员通过系统对访员的简历进行筛选、审核等。主要功能如图 1-3 所示。

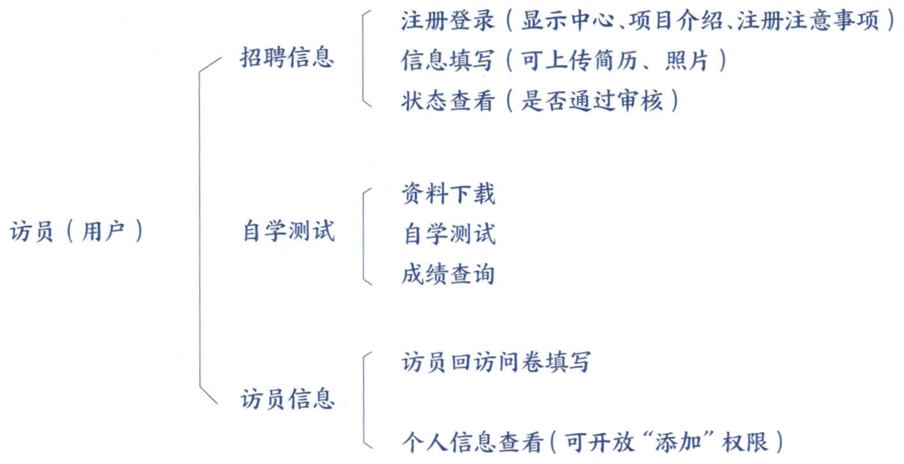

▲ 图 1-3　访员招聘系统功能概要

- 督导（管理员）
  - 招聘信息
    - 简历筛选、审核（用户可上传简历、照片）
    - 招聘信息汇总
  - 自学测试
    - 学习资料共享（关于中心、项目、调查相关资料）
    - 问卷测试（问卷录入、系统评分、状态显示等）
  - 访员信息
    - 访员回访问卷（问卷填写状态、完整率）
    - 访员信息库

▲ 图 1-3 续 访员招聘系统功能概要

操作界面展示如图 1-4：

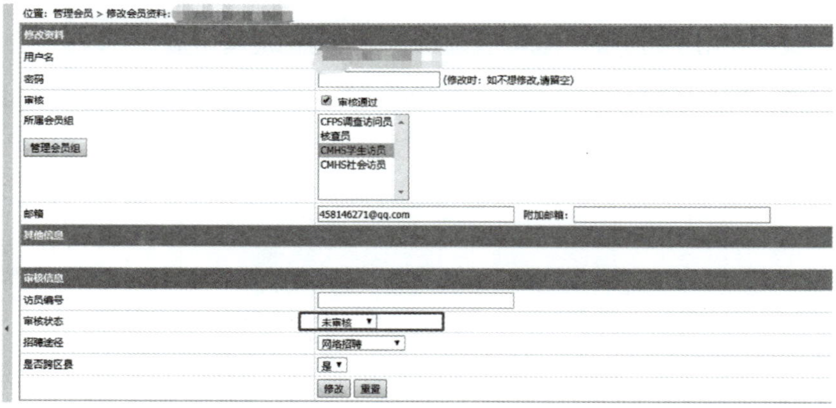

▲ 图 1-4 访员招聘系统操作界面

二、访问管理系统

访问管理系统是一套综合的访问样本管理系统，需要实现访问、样本调配、联系记录、地址数据收集等功能（图 1-5）。

该系统需采用模块化设计，将系统的主要功能分解，降低了系统的耦合性，提高系统的稳定性及可复用性。系统中主要功能模块的设计如下：

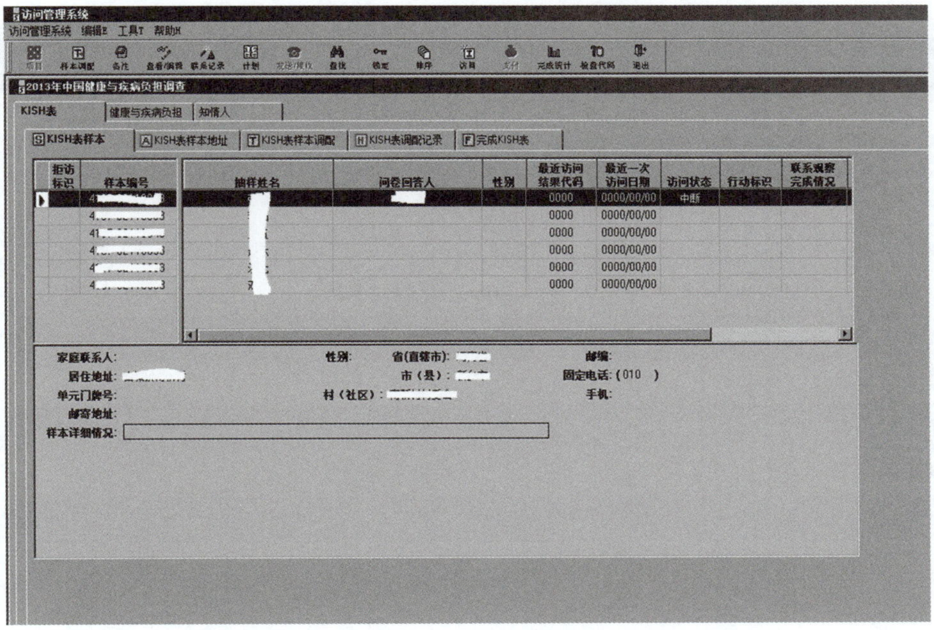

▲ **图 1-5　访问管理系统操作界面**

（一）样本管理模块

样本管理模块需要实现访员对访问样本的管理，包括：样本基本信息，访员可以在这个模块查看受访者的详细信息；样本调配模块，访员可以根据需求申请将样本调配回总部；调配记录模块，记录所有访员调配成功的样本信息；完成列表模块，列出所有访员完成程度并插入最终联系结果代码的样本。

样本管理模块截图如下（图 1-6）：

样本管理模块有 5 个标签页，分别为：健康与疾病负担样本，健康与疾病负担样本地址，健康与疾病负担样本调配，健康与疾病负担调配记录，完成健康与疾病负担。

健康与疾病负担样本显示内容如表 1-1 ：

表 1-1　健康与疾病负担样本内容

列表	说明
拒访标识	锁定列
样本编号	锁定列，默认排序列
姓名	

续表

列表	说明
性别	1= 男，5= 女
样本类型	0= 初访，1= 追踪
最近访问结果代码	对应联系结果代码文档
最近一次访问日期	
访问状态	0= 完成，1= 中断
行动标识	
联系观察完成情况	
6 次联系失败	
面访次数	
手机	

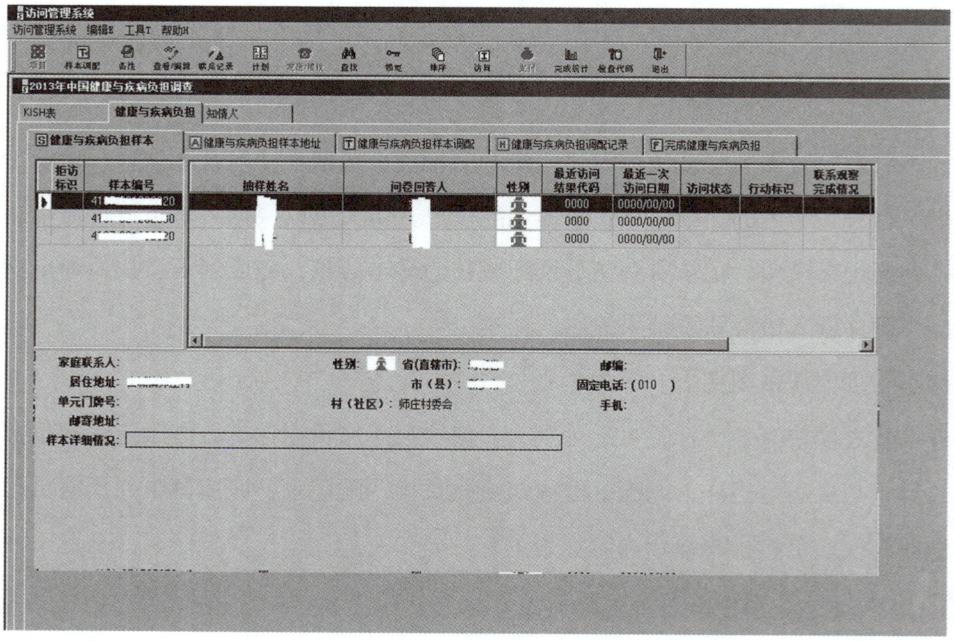

▲ 图 1-6 样本管理模块操作界面

健康与疾病负担样本调配显示内容如表 1-2：

表 1-2　样本调配内容

列表	说明
访问类型	
样本编号	编号
接收访员	编号
接收督导	编号
联系结果代码	0000-9999
访问状态	

健康与疾病负担调配记录显示内容如表 1-3：

表 1-3　调配记录内容

列表	说明
样本编号	编号
调配日期	年月日时分秒
发送的访员	编号
接收的访员	编号
接收状态	

样本管理系统包括样本调配、样本帮助、样本发放以及完成情况统计。

待调配列表中列出访员调配回总部的样本，每个督导可看见自己管理范围内访员调配出的样本，选择后调配给合适的访员，样本调配界面信息如下（图 1-7）：

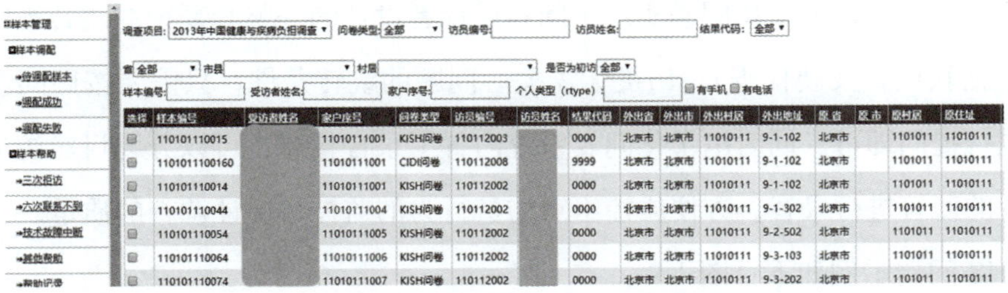

▲　图 1-7　样本调配信息界面

对挂起样本的解锁，通过样本帮助系统来完成，根据结果代码设计，访问管理系统中对 6 次联系不上以及 3 次拒访的样本进行锁定，锁定后需由调查中心督导在样本帮助系统中解锁后方可继续访问，样本帮助界面如下（图 1-8）：

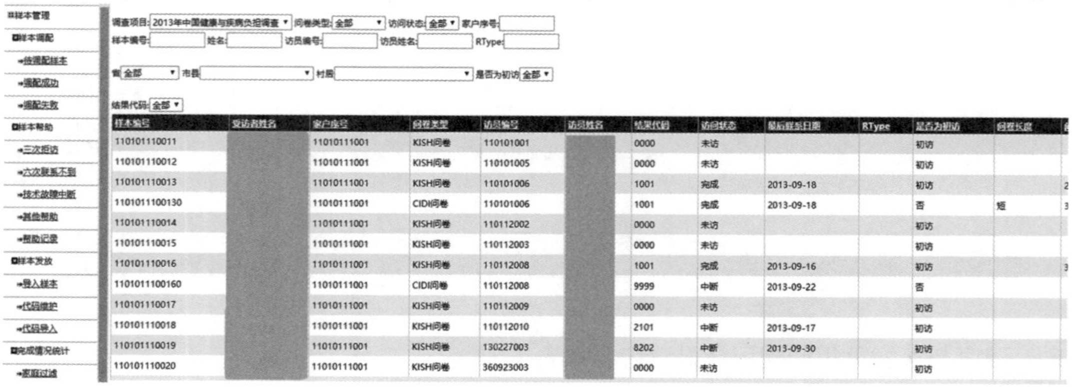

样本编号	受访者姓名	家户序号	问卷类型	访员编号	访员姓名	结果代码	访问状态	最后联系日期	RType	是否为初访	问卷长度
110101110011	[redacted]	11010111001	KISH问卷	110101001	[redacted]	0000	未访			初访	
110101110012	[redacted]	11010111001	KISH问卷	110101005	[redacted]	0000	未访			初访	
110101110013	[redacted]	11010111001	KISH问卷	110101006	[redacted]	1001	完成	2013-09-18		初访	
1101011100130	[redacted]	11010111001	CIDI问卷	110101006	[redacted]	1001	完成	2013-09-18		否	短
110101110014	[redacted]	11010111001	KISH问卷	110112002	[redacted]	0000	未访			初访	
110101110015	[redacted]	11010111001	KISH问卷	110112003	[redacted]	0000	未访			初访	
110101110016	[redacted]	11010111001	KISH问卷	110112008	[redacted]	1001	完成	2013-09-16		初访	
1101011100160	[redacted]	11010111001	CIDI问卷	110112008	[redacted]	9999	中断	2013-09-22		否	
110101110017	[redacted]	11010111001	KISH问卷	110112009	[redacted]	0000	未访			初访	
110101110018	[redacted]	11010111001	KISH问卷	110112010	[redacted]	2101	中断	2013-09-17		初访	
110101110019	[redacted]	11010111001	KISH问卷	130227003	[redacted]	8202	中断	2013-09-30		初访	
110101110020	[redacted]	11010111001	KISH问卷	360923003	[redacted]	0000	未访			初访	

▲ **图 1-8　样本帮助信息界面**

样本发放模块将抽样编码后的样本数据导入到系统中，发放给访员。

（二）问卷模块

问卷模块需要实现样本和问卷的一一对应，访员在系统中选中一条样本点击访问按钮时，问卷模块会找到对应的问卷并能够加载该样本相关数据，打开问卷供访员访问使用。

1. 软件

CMHS 电子化问卷采用国际上领先的 Blaise 问卷语言编写，在访员对受访者进行面对面访问时使用，电子化问卷实现了问卷设计者设计的一整套复杂的跳转逻辑及逻辑检查（包括软检查及硬检查），访员无需关心问题的跳转条件，只需要按照问卷中显示的问题进行提问即可。同时电子化问卷系统内置了录音程序，可以分题目对访员的提问及受访者的回答进行录音，方便质控组对访员行为的监控，保证调查的质量。

CMHS 问卷示例如下页图 1-9 ：

2. 问卷内容

问卷模块中共有三类问卷：Kish 表问卷、健康与疾病负担问卷（以下简称“CIDI 问卷”）、知情人问卷。访员最开始接收到的样本全部为 Kish 表，访员在完成 Kish 表问

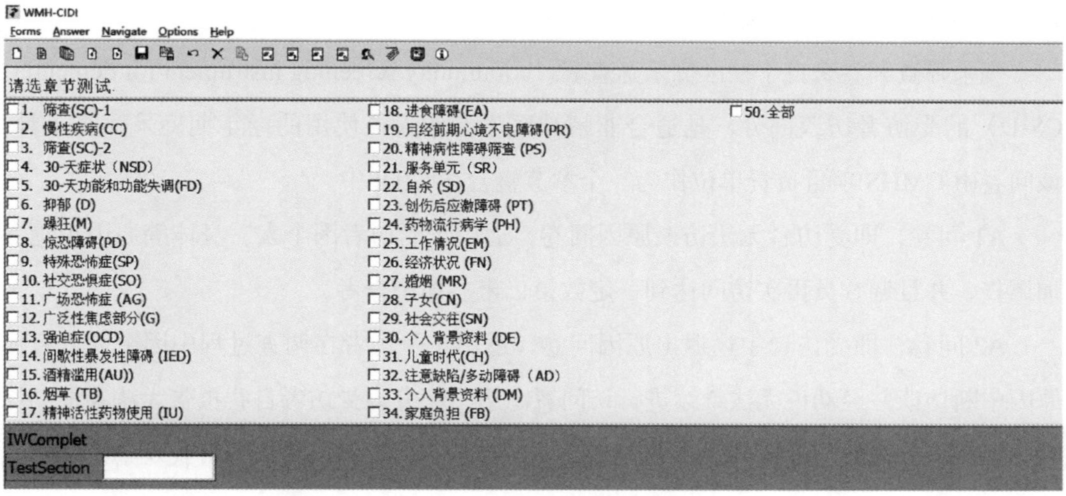

▲ **图 1-9 问卷访问界面**

卷后，会根据抽样规则判断是否有抽中的人员并且在本地生成 CIDI 问卷，如果有抽中的人并且在本地生成 CIDI 问卷，则系统会在访员电脑中自动生成一条 CIDI 样本，同时会将 Kish 抽中的人的姓名及抽样结果数据加载到新生成的 CIDI 问卷中。访员在完成 CIDI 问卷后，会生成知情人问卷，访员需要完成知情人问卷后才算完成了该家户的访问。

（1）Kish 表问卷：Kish 表问卷用于登记受访户家中所有的家庭成员，系统从家庭成员列表中按预先设定的规则选出受访者。

（2）CIDI 问卷：CIDI 是完全定式化的精神障碍诊断工具，是目前国际公认的适用于非精神卫生专业人员使用的精神障碍流行病学调查工具。CIDI 可以按照美国精神病学会《精神障碍诊断与统计手册》（第 4 版）（DSM-Ⅳ）和《国际疾病分类》（第 10 版）（ICD-10）两套诊断分类标准做出精神障碍诊断。

CIDI 问卷中包含的精神障碍主要有四大类：①心境（情感）障碍：抑郁障碍、双相情感障碍；②焦虑障碍：惊恐障碍、广场恐怖障碍、特殊恐怖障碍、社交恐怖障碍、强迫障碍、广泛性焦虑障碍、创伤后应激障碍；③物质使用障碍：酒精依赖、酒精滥用、药物依赖、药物滥用、烟草依赖；④精神病性障碍筛查。

同时，CIDI 问卷中还包括丰富的社会人口学资料以及与各类精神疾病密切相关的因素，如经济负担、婚姻经历、童年经历等，可以对精神障碍发生的危险因素以及疾病负担的影响因素进行深入细致的分析。

痴呆筛查问卷来自于社区痴呆筛查表（community screening instrument for dementia，CSID）的受访者访谈部分，是适合非精神医学专业人员使用的老年期痴呆筛查工具。该问卷由 CMHS 项目负责单位作为一个章节整合在 CIDI 中。

A1 问卷，即受访者无法访谈原因问卷，适用于受访者因个人、身体等原因拒绝参加调查，并且调查员再次访问达到一定数量仍未参加调查者。

A2 问卷，即受访者中途退出原因问卷，适用于受访者在调查过程中因个人或身体原因中断访谈并经劝说无法继续进行访问者。第一部分为受访者自我报告无法参加的原因，第二部分为访员根据与受访者交流的情况自行填写。访员将根据自我观察或知情人的报告，记录受访者是否有严重的躯体健康问题、活跃的精神症状，或者影响沟通交流的其他心理行为异常表现。

（3）知情人问卷：知情人问卷（B 卷）目的是通过询问受访者的知情人，了解受访者的相关心理状况。该问卷的问题包括基本信息、受访者既往就诊情况和诊断结果、受访者最近一年的一般心理状况及对功能的影响，以及受访者可能具有的阳性或阴性精神病性症状。一般心理状况包括抑郁、躁狂、物质使用障碍、惊恐发作、广场恐怖障碍、社交恐怖障碍、特殊恐怖障碍、强迫障碍、进食障碍和躯体形式障碍等内容。

3. 问卷测试

在访问管理系统中，问卷模块是核心，在技术部开发过程中需要经过多人多轮测试，不仅如此，还需要在调查团队的所有参与执行的人员中进行问卷测试，包括项目管理者、执行督导、质控督导、数据管理者等。

问卷测试的内容和方法示例如下：

（1）显示测试：问卷的显示部分主要包括问题题干、短显示、选项 3 个部分。因而，对一项问卷显示部分的测试主要指的是，系统显示的以上 3 项内容与纸版问卷的相应部分是否一致。

问题显示测试主要包括 3 个部分：题干主体、题号和问题的附加说明。

题干主体测试，包括系统显示的问题是否与纸版问卷一致，有无缺字改字，标点符号是否相符。CIDI 是标准化访谈工具，其文字显示包括了很多格式约定，包括大小写、括号可选项、公式化跳转、辅助卡片等形式，这些格式约定在电子调查系统中是否采用了合适的形式正确显示对调查至关重要。此外，还需要注意纸版问卷中强调加横线或加粗部分在系统中是否完全实现。

题号出现在屏幕的左下角，检查时需要核查是否与纸版问卷一致。

问题的附加说明测试的是：允许选择选项的个数、受访者手册页码关联、F1 以及访员注意的提示内容。需要注意的是这三项内容在系统中都是以蓝色进行显示的。允许选择选项的个数测试主要针对问卷中有多选题或限选题（如限选三项），测试是否与纸版问卷显示一致。受访者手册页码对应测试旨在检查问卷题目中有提示看受访者手册第 × × 页，系统与纸版问卷的显示是否一致。F1 是对问题中的名词解释，测试时需要注意相应的屏幕右上方是否有 F1 标识；按下 F1 确认系统与纸版问卷的内容是否一致。“访员注意”在问卷中显示在题干和选项之间，对访员注意显示的测试主要指系统或纸版问卷的该部分内容是否一致。

短显示是对题干的简要提炼。因此，对短显示的测试主要看系统和纸版问卷的短显示顺序是否对应，个数是否一致，有无缺字改字。特别要注意，涉及包含计量单位的题目还要看系统与纸版问卷中的计量单位是否一致。

问卷中的选项主要分两种情况，一种是选择题，另一种是填空题。因此，对于选项的测试相应地也有两种不同的方法。选择题主要测试系统中的具体选项与纸版问卷中的数量是否一致，内容是否相同，编号是否统一。填空题主要测试填入数据的取值范围与单位，系统的与纸版问卷的是否一样。

（2）加载测试：加载是问卷中根据之前的录入情况进行后面题目或选项中显示的不同内容。测试时应根据纸版问卷中 CAPI 的加载说明检查应加载的内容是否正确全面，有没有缺少、重复、多出或错误的加载情况。

CIDI 问卷中的加载情况主要分为两种：

1）内容加载：是指根据问卷中之前题目的录入内容进行直接的显示加载，如图 1-10 所示：

> *FD25c. 为获得一个月是 100 分而不是（*FD21d 中的数字）分的健康状况，您最多愿意付多少钱？
> （如果受访者主动回答不会付费，编码为 0）

▲ **图 1-10　问卷模块内容加载示意图**

根据 *FD21d 中录入的数字直接加载到 *FD25c 的相应位置。可能会出现的错误情况有：乱码，应该显示加载的地方是乱码；显示内容与之前录入不符；空白，应该显示加载的地方是空白或空格。

2）选择加载：是指题干中给出了两种或两种以上的加载项，根据前面题目的情况进行选择加载其中一项，如图 1-11 所示：

<table>
<tr><td colspan="3">O57. 访谈者提示：使用关键词“不愉快的想法”作为本节余下部分的主要用语。进行到 O58. 介绍 3</td></tr>
<tr><td>O58. 介绍 1
下面的问题是关于您自从开始重复行为后的经历</td><td>O58. 介绍 2
下面的问题是关于您自从开始遭受不愉快的想法和重复行为后的经历</td><td>O58. 介绍 3
下面的问题是关于您自从开始遭受不愉快的想法后的经历</td></tr>
<tr><td colspan="3">O58. 这些情况有时是由于躯体因素，例如躯体疾病或受伤，或药物治疗、吸毒、饮酒所引起的。您认为您的（不愉快的想法 / 不愉快的想法或重复行为 / 重复行为）曾经是由于这些躯体性原因引起的吗？</td></tr>
</table>

▲ 图 1-11 问卷模块选择加载示意图

根据问卷中前面题目的录入情况，O58 题中应该加载“不愉快的想法”。除了内容加载 3 种错误外可能会出现的错误情况还有：无选择的显示，把几种加载选项全部显示出来；显示的加载项不正确。

（3）跳转测试：是指测试系统中的跳转结果与纸版问卷中的说明要求是否一致。

问卷中的跳转类型有：无跳转说明的选项、题目，即默认回答完该题顺序进入到下一题的选项或题目。选项中注明的跳转，多选题中经常会出现，选择不同的选项对应不同的跳转情况。访员核查点注明的跳转，即根据问卷之前的题目录入情况有不同的跳转路径。

在问卷测试工作中，题目之间的跳转测试是非常重要的一部分测试内容，同时也是最容易混乱出错的地方。所以在跳转测试中有如下几点要求：

1）多选题选项全部覆盖：对于多选题，往往有两种或两种以上的跳转，测试中需要对这些不同的选择进行逐一测试，并核实跳转结果是否与纸版问卷中的说明要求一致。

2）长路径原则：即对于有两种或两种以上跳转情况的题目在测试中要选择长路径以覆盖更多的题目，以下题为例（图 1-12）：

3）反复确认：跳转测试是最为繁琐的测试工作，不仅要看本题的跳转，通常还需

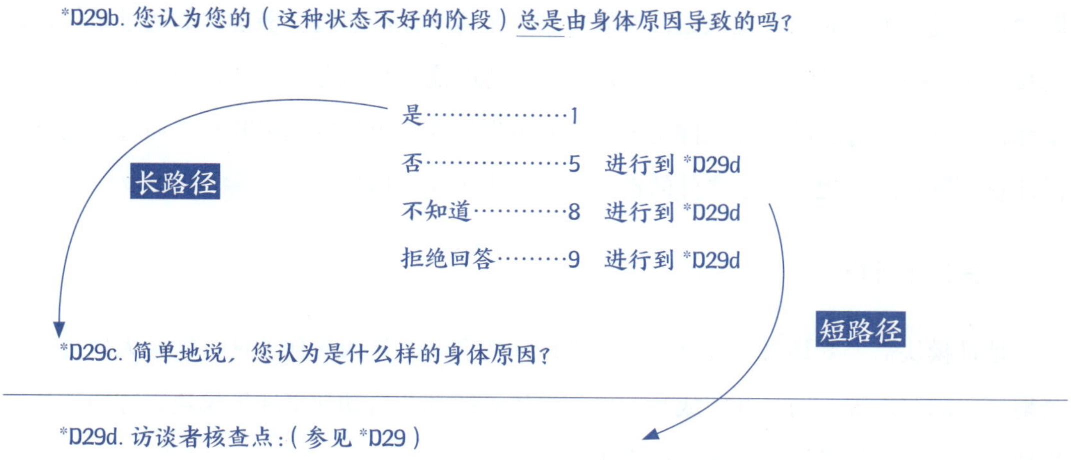

▲ **图 1-12　问卷模块长、短跳转路径示意图**

要根据之前题目的回答决定跳转，测试时需要往前查看，返回找到发生该跳转的相应题目，重新录入所需条件，使其走到之前跳过的这些题目上来进行测试。这样才能保证每一条路径都能走过，每一道题目都能测到。

即使这样，也可能会因为疏忽或者系统的错误而导致测试不能覆盖所有题目，这就可能导致正式调查时出现系统性跳转错误。因此，在进行跳转测试时，必须要在纸版问卷中将测试过的题目注明，以便核对哪些题目测试过了，哪些没有。

（4）校验测试：是指在系统中是否能够按照规则跳出说明或通过。包括：①取值范围：即题目可录入的数值范围。测试时需注意测试两端极值。例如：PR2 题录入范围是［(PR2 ≥ 1) AND (PR2 ≤ 120)］，测试时应分别测试 0、121、中间任意值。②无应答功能键：在问卷模块统一使用 CTRL+D 代表不知道、CTRL+R 代表拒绝回答。问卷中大部分问题允许受访者不知道或拒绝回答，但有个别题目明确注明不允许录入 CTRL+D、CTRL+R，对于这样的题目也要重点测试。③软检查和硬检查：是指录入条件不正确，系统跳出提示。软检查允许提交进入下一题；硬检查不允许提交进入下一题，在系统中表现为 Suppress 按钮在软检查情况下是显示状态，可选择；在硬检查情况下为灰色状态，不可选择。

测试方法为：录入不正确的条件，查看是否出现提示框，是否按照要求出现 Suppress 按钮，显示的提示语是否正确。录入正确的条件，查看是否允许通过。对单选 / 多选题 / 限选题进行测试，单选题的通过条件是该题目必须选择一个且仅选择一个选项时允许通过。测试时应注意该题目如果多选，是否不允许通过。多选题的通过条件是该题目必须选择两个及以上选项时允许通过。测试时需注意该题目只选择一个选项，是否不允许通过。限选题的通过条件是该题目必须选择规定个数的选项时允许通过。测试时需注意该题目选择规定个数之外的选项数，是否不允许通过。

（三）地址模块

地址模块需要受访者的地址信息，地址模块会同时记录居住地址、联系人地址、办公地址、邮寄地址；访员在完成每一份问卷后系统都会自动弹出地址模块，方便访员采集地址信息。地址模块信息举例如表 1-4：

表 1-4　地址模块信息

地址信息	说明
样本编号	编号
回答者姓名	
居住地址	
单元门牌号	
邮寄地址	
省（自治区、直辖市）	加载官方名称、下拉菜单选择
市（县）	加载官方名称、下拉菜单选择
村 / 居	加载官方名称、下拉菜单选择
邮编	位数校验
固定电话区号	位数校验
固定电话	位数校验
手机	位数校验

（四）联系记录模块

联系记录模块实现对访问过程中访员联系受访者情况的记录，该模块会记录访员的联系方式、联系结果、联系时间、联系结果代码（表 1-5）等信息，如果访员选择某些特定的联系结果代码，该模块还会弹出联系观察问卷，要求访员完成这份观察问卷。

表 1-5　CMHS 联系结果代码表

代码	代码含义	子代码	下一步操作	备注
A. 联系过程代码				
0000	未联系			
1001	完成			
第一类、没有联系到受访者				
1100	联系不上	1101	敲门 / 按门铃无人应答	
		1102	无法进入单元楼 / 小区	
		1103	无法通过电话取得联系	
第二类、联系到受访者				
2.1 需要再次联系				
2100	受访者没有拒绝，需要再次联系	2101	受访者没有拒绝，需要再次联系	
	与受访者约定访问时间	2102	日期：年 / 月 / 日 时间：时 / 分	
2.2 遭到拒绝				
3100	拒访	3101	首次拒绝访问	
		3102	第二次拒绝访问	
		3103	第三次拒绝访问	
2.3 无法访问				
4100	受访者身体原因，无法接受访问	4101	年老，丧失语言表达能力	
		4102	受访者或其家人重病 / 住院	
		4103	精神病人	
		4104	智力障碍	
		4105	聋哑	
5100	受访者外出，无法接受访问	5101	旅行	
		5102	出差	
		5103	出境	
		5104	外出上学	
		5105	外出工作	
6100	受访者其他原因，无法接受访问	6101	服丧期间不适合访问	
		6102	服刑、服役、出家	

续表

B. 最终结果代码（除 7900 以外，首次插入代码时不能选此类代码）				
1900	联系不上	1901	联系不上	访员仅在选择六次 11 系列的代码后，方可插入联系不上最终代码
3900	拒访	3901	受访者本人拒绝	访员仅在选择三次 31 系列的代码后，方可插入拒访最终代码
		3902	其他家庭成员干扰	
4900	受访者身体原因，无法接受访问	4901	年老，丧失语言表达能力	
		4902	受访者或其家人重病 / 住院	
		4903	精神病人	
		4904	智力障碍	
		4905	聋哑	
5900	受访者外出，无法接受访问	5901	旅行	
		5902	出差	
		5903	出境	
		5904	外出上学	
		5905	外出工作	
6900	受访者其他原因，无法接受访问	6901	服丧期间不适合访问	
		6902	服刑、服役、出家	
7900	访员原因无法访问	7901	方言问题，无法沟通	
		7902	时间不合适，无法访问	
		7903	地点太远，无法访问	

（五）录音采集模块

计算机辅助调查的优势是可以采集访问过程的录音，现有的硬件和软件均可以很方便地采集录音。可以选择每份文件存储一个样本的访问过程，也可以选择在一个样本的访问过程中，分题录音，从而节省录音核查的成本。中国精神卫生调查由于变量众多，采用了分题录音的方式。通过使用专门的可以分题录音的既有软件来实现（图1-13）。

（六）同步系统

数据同步系统实现访问数据的实时传输功能，该模块由发送接收和录音上传两部分组成，其中发送接收程序实现对问卷数据及并行数据的实时传输，录音上传程序实现对

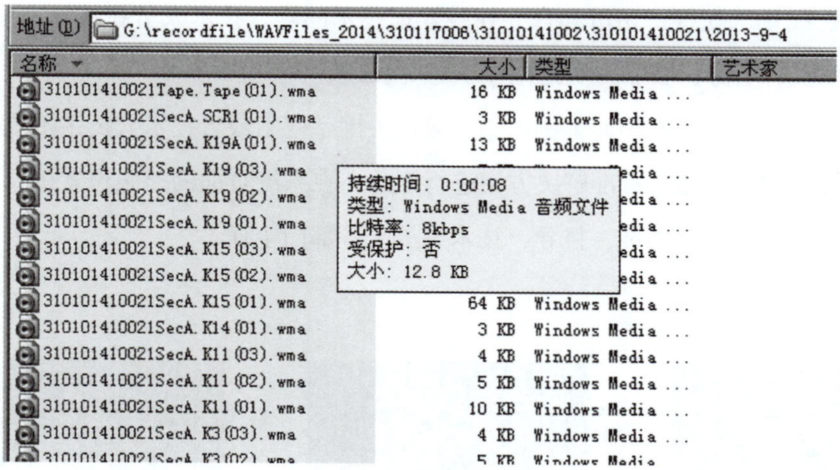

▲ **图 1-13　录音文件存储样式**

访问过程中录音数据的实时传输。

三、调查支持系统

调查支持系统指技术支持系统，用于完成在访问过程中对技术支持问题的在线解答。

调查技术支持系统页面如图 1-14 所示：

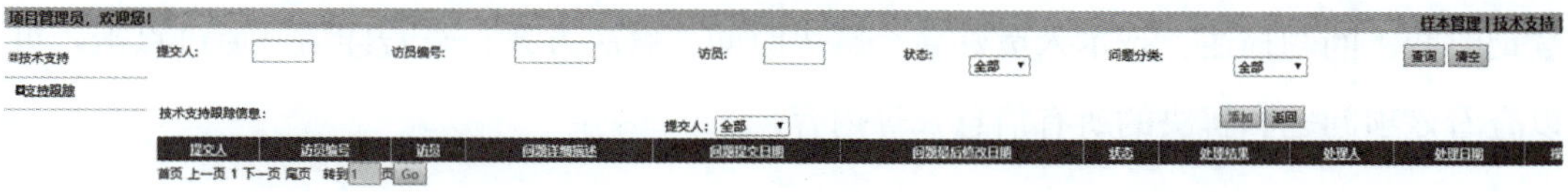

▲ **图 1-14　调查技术支持系统页面**

（一）访员技术支持

根据培训和实地访问的需求，技术支持人员需要为访员安装和更新访问管理系统、操作系统、杀毒软件等。

实地访问过程中，技术支持人员需提供 14 小时 / 天 ×7 天 / 周的在线技术支持，随时解答访员访问过程中遇到的技术问题。

技术支持系统主要功能：

（1）在线技术支持：访员和督导在线登记技术问题，技术人员在线给出解决方案，并且实现访员、督导、技术人员之间多次意见反馈。

（2）每周热点问题或经典案例汇总：通过关键字搜索或者技术人员手工操作，将本周出现次数较多的问题及标准解决方案进行汇总，在系统页面的显眼位置进行显示。

该系统开放对象：访员、督导、技术人员、各部门主任。

技术支持路径如下：

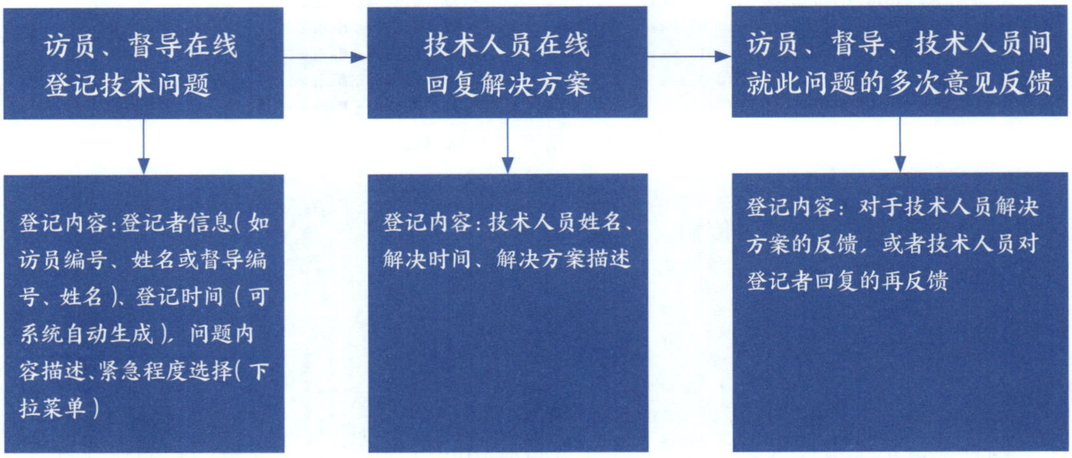

技术支持系统页面列表显示解决状态（已解决、未解决）、编号（登记者的编号）、登记时间、问题描述、技术人员姓名、解决时间、解决方案、查看详情（通过点击，可以查看该项问题和解决的所有信息）等内容。

（二）数据技术支持

技术支持人员还需提供数据支持服务，由于访员录入错误、网络问题或者计算机软硬件问题以及其他原因导致的数据错误或数据不一致问题，技术支持人员需根据实际情况通过技术手段修正数据问题。

（三）核查系统

核查系统需要实现项目对样本核查需求，根据项目制定的核查方案对样本进行筛选，指定核查方式，分配给核查员，完成核查问卷，并由核查督导进行最终审核。

核查系统采用 B\S 架构，主要分为两个部分：一是核查部分，二是审核部分。核查部分主要是核查员通过电话核查或者录音核查的方式来对访员的工作进行筛查。审核部分则是审核员对核查员的工作进行审核，纠正核查员工作中的失误或者错误。其中核查部分又涵盖筛选样本、分配样本、核查样本、核查进度、完成统计等。其中样本的筛选、流向等均采用系统自动控制。在核查员核查完成，并且审核员对核查员的工作审核完成后，执行督导们可以通过核查系统的督导反馈看到某条样本的所有核查记录，并可以进行反馈、存疑等操作。

核查系统需对人员权限进行较好的控制，不同角色的登录人员登录后看到的内容是不相同的，比如核查员只能看到核查样本，审核员只能看到审核页面，而督导们则可以看到分配样本等页面。该系统还包含完成统计功能、录音的上传、同意录音比例等的功能，以及录音的听取、下载等。

1. 数据导入

导入问卷访问单题时长（time of each question，TIEQ）不通过的样本以及核查系统所需的加载信息，如图 1-15 所示：

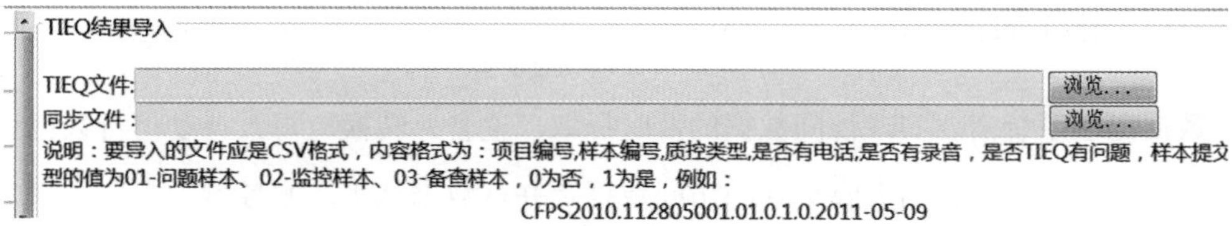

▲　**图 1-15　核查系统加载信息页面**

2. 样本筛选

对所有完访样本按照核查设定的条件进行筛选，并可按比例随机抽取样本，指定其应用的核查方式。对于筛选出的样本，可以分配到对应的核查员。核查员登陆后即可看到需要核查的样本，进入核查问卷，完成核查工作。

3. 核查审核

主要是用来审核核查员的工作，进一步保证核查结果的可靠性。核查员核查完成的样本会进入核查审核模块，该模块同样有 3 个功能，筛选样本、分配样本和审核样本，不同的是操作人员不同，审核督导核查督导在筛选样本和分配样本页面上操作，审核督导在审核页面上对核查员的工作进行审核（图 1-16）。

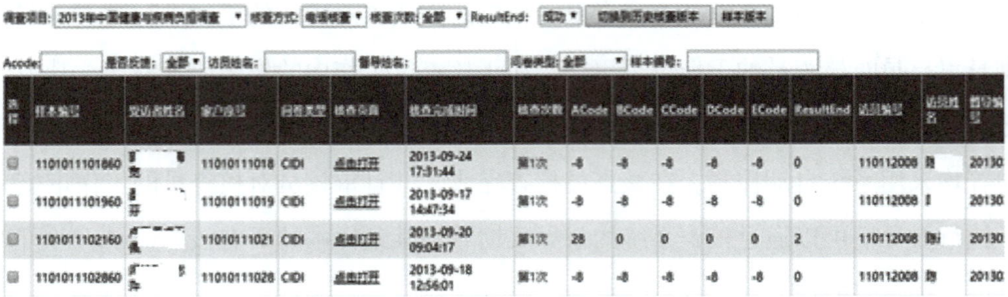

▲ 图 1-16　核查系统审核页面

4. 督导反馈

核查无误的样本会进入督导反馈模块，执行督导们可以在该模块看到核查的所有结果（一条样本的多次核查结果都可以看到），可以通过此模块与质量控制部门进行沟通。

5. 统计报告

对核查结果进行分省、分村居、分访员的汇总统计，展示其完成情况。

（四）数据提取系统

数据提取系统需要实现访问数据的及时提取、整合、转换，每天自动运行数据提取系统中的各子程序，将当天收集到的访问数据及并行数据从生产服务器中提取出来，合并到一个数据文件中，并最终转换成 SAS 格式的数据。

服务器需要在每天空闲时间自动运行提取程序，完成所有数据的提取合并转换工作，并将最终所有数据输出为 SAS 数据库。服务需求传送到对应的业务服务器，并将数据转换为 SAS 格式。

CMHS 项目整个执行过程中产生的原始数据可分为四大类，如图 1-17 所示：

抽样信息数据，指在抽样各个阶段收集的抽样框及样本信息。CMHS 抽样过程共分为 7 个阶段，因抽样所需而采集的数据包括样本县 / 区内的乡镇 / 街道信息，村 / 居信息，整群信息及家户信息等。

调查问卷数据，指通过电子问卷访问而获取的研究数据。CMHS 调查问卷共有五大类：Kish 表问卷，CIDI 问卷，受访者无法访谈原因问卷（A1 问卷），受访者中途退出原因问卷（A2 问卷），以及知情人问卷（B 卷）。

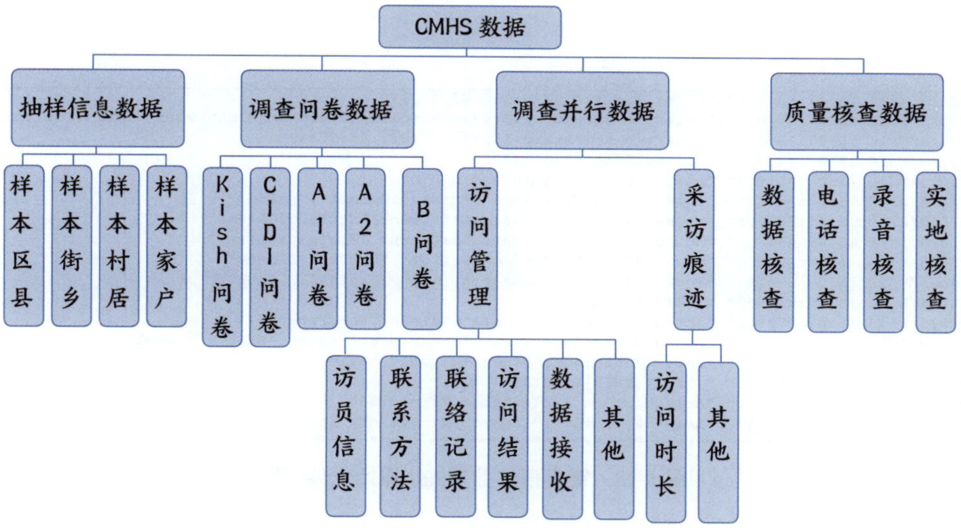

▲　图 1-17　CMHS 的数据种类

调查并行数据，指有关访问调查过程的数据，具体可包括两大类：访问管理（IM）数据和访问痕迹（adt）数据。CMHS 关于访问管理的数据集有 59 个，存储了访员背景信息，样本联系方法，样本的访员分配，访员联络记录，访员的采访结果，数据发送接收情况，酬金的计算与发放等调查过程的详细信息。访问痕迹数据则记录了访员在采用电子问卷采访过程中每一次点击键盘的时间、内容、顺序等信息。根据访问痕迹数据可提取出每一个问卷题目的访问时长等重要数据。

质量核查数据，指在调查过程中为控制调查质量而产生的数据。CMHS 项目的质量核查手段主要有数据核查、电话核查、录音核查和实地核查，每种核查方式都会产生相应的数据。

1. 调查问卷数据

服务器每天凌晨 2 点自动运行提取程序，完成问卷数据的提取合并转换工作，最终输出形式为 SAS 数据库。

2. 并行数据

根据问卷访问过程中形成的 adt 文件，TIEQ 程序每天在服务器上运行，计算出每个样本每个变量的时间，并最终转换为 SAS 数据库。图 1-18 为记录鼠标和键盘操作痕迹的文件，项目组需要从中提出访问用时、功能键调用次数和节点等数据，以便用于质量控制和研究设计的改进。

```
"2013/8/16 15:07:25:915","Enter Form:1","Key:1501021210070       "
"2013/8/16 15:07:25:920","Metafile name:C:\BLproj\Wmhcidichn2013\Wmhcidichn\work\Wmhcidichn.bmi"
"2013/8/16 15:07:25:920","Metafile timestamp:2013年7月18日 23:26:08"
"2013/8/16 15:07:25:923","WinUserName:152527349"
"2013/8/16 15:07:25:923","DictionaryVersionInfo:0.0.0.0"
"2013/8/16 15:07:26:247","Enter Field:Tape.Tape","Status:Normal","Value:"
"2013/8/16 15:07:29:055","Mouse:44,345","Message:LeftDown","HitTest:Client"
"2013/8/16 15:07:29:055","Mouse:44,345","Message:LeftDown","HitTest:Client"
"2013/8/16 15:07:29:254","Mouse:44,345","Message:LeftUp","HitTest:Client"
"2013/8/16 15:07:29:255","Mouse:44,345","Message:LeftUp","HitTest:Client"
"2013/8/16 15:07:32:952","(KEY:)[ENTR]"
"2013/8/16 15:07:32:952","Action:Store Field Data","Field:Tape.Tape"
"2013/8/16 15:07:33:002","Leave Field:Tape.Tape","Cause:Next Field","Status:Normal","Value:1"
"2013/8/16 15:07:33:094","Enter Field:A0","Status:Normal","Value:"
"2013/8/16 15:07:33:170","(KEY:)[ENTR]1[ENTR]"
"2013/8/16 15:07:36:250","Action:Store Field Data","Field:A0"
"2013/8/16 15:07:36:689","Leave Field:A0","Cause:Next Field","Status:Normal","Value:1"
```

▲ **图 1-18　键盘痕迹数据 adt 原始文件示意图**

（五）支付系统

支付系统需要实现对访员劳务及受访者酬金的计算功能，使得访员可以通过支付系统实时查看自己应得的劳务及应支付给受访者的酬金数额。同时，执行督导可实时查看所管辖访员应发的劳务及金额，并生成相应的支付单提交财务部门。

CMHS 支付系统的功能包括：受访者礼品、访员劳务、支付单生成、支付单列表四个模块。

1. 受访者礼品模块

受访者礼品模块主要统计访员做的 Kish 表问卷数量，3 h 内 CIDI 份数，3 h 以上 CIDI 份数，然后统计 CIDI 的礼品份数（图 1-19）。

2. 访员劳务模块

访员劳务模块主要统计访员包干费和劳务费。针对 CIDI 问卷的短卷、中卷、中长卷、长卷 4 种类型分别统计完成数量，按照各自支付标准计算劳务费。除此之外，还要统计 CIDI 卷、B 卷、Kish、A1、A2 以及 Kish 结果代码为中断的问卷数量与劳务费，并且根据已经支付的劳务费计算尚未支付的劳务费。

对于完成 Kish 卷，但未完成 CIDI 卷的情况，给出另外一种支付标准。该情况包括仅完成 Kish、完成 Kish+A1、Kish+A2、Kish+ 中断的 CIDI 问卷四种情形。

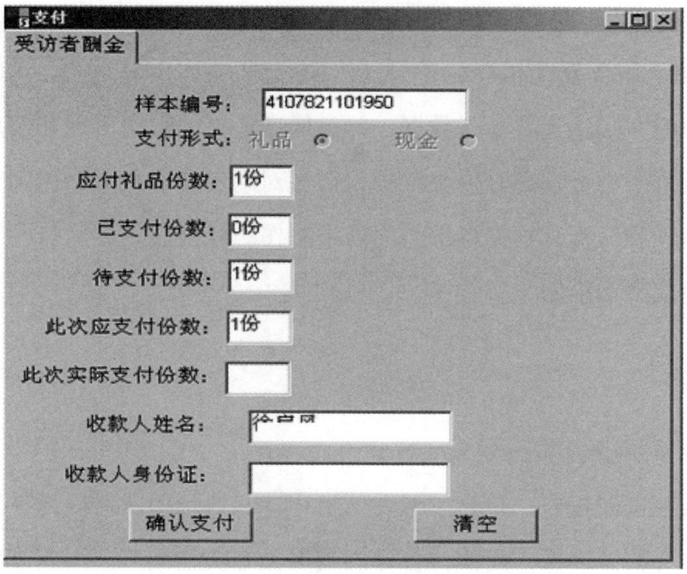

▲ 图 1-19 支付系统中的受访者礼品发放模块

3. 支付单生成模块

支付单生成模块展示访员的劳务总和与已支付总和，操作人员可以设定支付单额度上限，然后系统会计算访员的未结算劳务费，自动生成支付单。

4. 支付单列表模块

支付单列表模块展示所有访员的所有批次的支付历史。

（六）报告系统

1. 报告目的

对于样本众多，访员分布非常分散，而管理团队人数有限且分布集中的调查项目，信息的流通和迅速汲取具有重大的意义。

调查信息报告就是基于这样的目的，对传回的调查并行数据和调查问卷数据及时进行分析，使项目客户和执行团队能够掌握调查进度，发现调查实施过程中出现的系统设置、问卷设计问题，监察访员的不规范行为，并及时进行数据清理，从而为调查实施阶段的决策提供科学依据。

CMHS 调查报告系统的用途在于准确、及时、清晰、完备地将调查过程中的重要信息展示给调查相关部门审阅。该系统以 SAS 公司的企业商业智能（enterprise business intelligence，EBI）服务器为依托，整合了 SAS 分析技术和信息展示功能，以可视化、可定制、可存储的方式达到共享元数据，并可保证连贯的数据呈现和信息控制。

该系统由调查中心数据部开发并维护，通过对问卷调查数据、访问管理数据、采访痕迹等数据的整理和分析，根据各部门的需求制作统计报表，并通过网络平台，以每日更新的频率便捷地展示给用户。

2. 报告内容

报告的内容按照用途可分为四大类：

（1）调查实地进展报告：是为了帮助项目客户和执行团队对项目进展情况有全面把握。客户比较关心整体进展，而执行督导们则更关心实施细节。因此需要从不同维度对调查进展情况分析和报告：

1）访问结果：如未接触、联系不上、拒绝访问、中断访问、完成访问；

2）问卷类型：如完访、未完访，完访中的 Kish 卷、CIDI 卷、B 卷；

3）地域范围：如全国、分省份、分村 / 居；

4）时间跨度：如每日累计、每周累计；

5）管理者：如分督导、分访员。

（2）数据质量监测报告：对调查数据质量进行分析，把数据质量情况汇总报告给项目客户。数据质量的指标主要包括：

1）通用指标报告：包括每个章节获得阳性结果的数量在不同访员之间的比较，阳性诊断结果的比例在不同访员之间的比较，患病率频次报告等。

2）采访时长报告：包括问卷整体采访时长（含均值、标准差、最大值、25 分位值、中位值、75 分位值、最小值），问卷各部分采访时长，问卷整体访问时长少于 40 min 的样本比例，筛查部分少于 5 min 的样本比例，采访用时中位值最长的 20 个问题 / 变量。

3）问题无应答情况汇报：包括问题无应答情况的汇总（出现无应答问题的个数、无应答比例的最小值、25 分位值、中位值、75 分位值、最大值），无应答比例最高的 20 个问题 / 变量。

4）受访者年龄、性别分布情况汇报：

包括访到样本的性别、年龄分布情况，与第六次人口普查资料对比情况等。

（3）访员行为监测报告：对访员的行为进行及时分析，帮助督导监控访员行为，主要包括：

1）各访员有录音文件的比例。

2）各访员平均采访总时长。

3）各访员平均筛查部分总时长。

4）各访员访问时机分布。

5）各访员联系次数分布。

（4）数据清理监测报告：包括清理并行数据的各类报告。

1）结果代码清理：核查是否存在结果代码和完成状态不符，结果代码逻辑矛盾的样本。

2）数据回收清理：查看数据合并记录，查看数据发送 / 接收是否有误，查看是否存在完成访问但没有问卷数据的样本。

3. 提供给项目负责人团队的报告

提供给项目负责人的报表个数为 15 个，线上每日更新，线下每周发送，具体内容如表 1-6：

表 1-6　提供给项目负责人团队的报表

文件夹	报表名称	内容描述	变量数
1. 调查实地进展报告	1.1 采访过程情况汇总	各省非有效住宅的户数、联系成功的户数、完成访问的户数、资格不符样本总数、有效样本的人数、访问成功样本总数	11
	1.2 完访样本比例	各省（包括全国）完访情况	10
	1.2a Kish 调查结果比例	各省 Kish 调查结果统计	6
	1.2b CIDI 调查结果比例	各省 CIDI 调查结果统计	8
	1.3 采访结果频数统计（分省）	各省各类结果代码的分布情况	8
	1.4 采访结果频数统计（分村 / 居）	各村 / 居各类结果代码的分布情况	13
	1.5 完访样本累计统计	各省完成访问样本（1001）的累计统计	6
2. 数据质量监测报告	2.1 各访员筛查部分获取阳性结果的比例	各访员有 0，1，2，3+ 筛查部分有阳性结果的比例	10
	2.2 各访员不同时间段筛查部分获取阳性结果的比例	各访员不同时间段 0，1，2，3+ 筛查部分有阳性结果的比例	12

续表

文件夹	报表名称	内容描述	变量数
2. 数据质量监测报告	2.3 不同访员获得诊断的比例	各访员的访谈对象获得诊断的比例	5
	2.4 采访时长概况	各省采访时长的均值、标准差、最大值、最小值、中位值、上四分位值、下四分位值	11
	2.5 采访时长问题样本比例	各省问卷整体访问时长少于 40 min 的样本比例及筛查部分少于 5 min 的样本比例	5
	2.6 用时最长的 20 个问题	用时最长的 20 个问题列表及采访用时中位值	4
	2.7 问题无应答情况汇总	各省出现无应答问题的个数及无应答比例的最大值、最小值、中位值、上四分位值、下四分位值	10
	2.8 无应答比例最高的 20 个问题	无应答比例最高的 20 个问题及无应答比例	5

4. 提供给项目执行团队的报告

提供给项目执行团队的报表个数为 14 个，线上每日更新，具体内容如表 1-7：

表 1-7　提供给项目执行团队的报表

文件夹	报表名称	内容描述	变量数
1. 采访结果统计	1.1 采访结果频数统计（分访员）	各类结果代码的分布情况	8
	1.2 采访结果频数统计(分村 / 居和访员)	各类结果代码的分布情况	10
	1.3a Kish 调查结果比例（分县 / 区）	各县 / 区 Kish 调查结果分布情况	8
	1.3b CIDI 调查结果比例（分县 / 区）	各县 / 区 CIDI 调查结果分布情况	8
	1.4 采访过程情况汇总 +CIDI 完成率(分村 / 居)	各村 / 居抽样结果、Kish 完成情况及 CIDI 完成情况	14
2. 访员行为的质量检测	2.1 录音文件比例（分访员）	各访员有录音文件的比例	8
	2.2 平均采访时长（分访员）	各访员采访总时长	8
	2.3 访问时机分布（分访员）	各访员访问时间段分布	10
	2.4 联系次数分布（分访员）	各访员联系次数分布	7
	2.5 质量核查情况汇总	各类核查结果分布	5
	2.6 每日 TIEQ 无回答情况表	各省每日 TIEQ 分布及无回答分布	21

续表

文件夹	报表名称	内容描述	变量数
3. 结果代码核查	3.1 结果代码与完成状态一致性核查	查看结果代码与完成状态是否对应	12
	3.2 结果代码与问卷数据条目核查	查看结果代码是否与问卷数据对应	11
	3.3 上下问卷的结果逻辑检查	查看上下级问卷结果代码的逻辑关系	6

5. 提供给项目技术团队的报告（线上每日展示）

提供给项目技术团队的报表个数为 4 个，线上每日更新，具体内容如下表：

表 1-8　提供给项目技术团队的报表

文件夹	报表名称	内容描述	变量数
样本数据条目监测	4.1 问卷数据接收有误	查看问卷数据合并记录，报告数据发送 / 接收有误的样本列表	11
	4.2 问卷数据缺失	将访问管理数据中记录的完访状态的样本代码与调查问卷数据中的样本代码进行匹配，报告有完访状态但没有问卷数据的样本列表	12
	4.3 采访用时数据缺失	TIEQ 数据缺失的样本列表	8
	4.4 没有生成下一级问卷	未能成功生成下一级问卷的样本列表	6

总体来说，在精神卫生类调查中，一个智能化的调查报告系统能够有效地实现信息在多用户间的共享和及时传递，对于各级管理者及时掌握调查进展并进行绩效分析、质量控制具有重要的作用。

（姚佳慧　严　洁）

参考文献

[1] 凯西·施瓦尔贝. IT项目管理 [M]. 杨坤，王玉译. 北京：机械工业出版社，2004.
[2] 刘国燊. 数据库技术基础及应用 [M]. 北京：电子工业出版社，2003.
[3] 栾跃. 项目研发过程中的微软式管理控制——软件开发项目管理的案例解说系列（四）[J]. 程序员，2006，（7）：76-79.
[4] 吴吉义，殷建民. 信息系统项目管理案例分析教程 [M]. 北京：电子工业出版社，2008.
[5] 许江林，刘景梅. IT项目管理最佳历程 [M]. 北京：电子工业出版社，2004.

第二章 现场调查的执行和管理

第一节

调查执行的任务内容

调查执行的任务内容包括调查队伍的组织、调查物资准备、访员队伍培训、调查执行制度化建设、调查进度的管理、质量督导、财务和设备管理等多项内容。一项调查的顺利开展需要借助制度化和程序化的设计来进行规范和引导。

选择调查执行模式、组织调查队伍、确定执行程序均需要考虑项目的目标、内容和要求。

以 2013 年中国精神卫生调查为例，该项目要求访员使用 CAPI 系统入户面访采集个人层面的基础数据。调查对象有 40 964 个住户地址，分布在 157 个县 / 区、628 个乡镇 / 街道、1256 个村 / 居内。调查问卷共 5 种，分别是 Kish 表问卷、复合性国际诊断交谈表（CIDI）、痴呆筛查表（CSID）、受访者无法访谈原因问卷（A1）、受访者中途退出原因问卷（A2）和知情人问卷（B 卷）。各县 / 区的实地入户调查采用与 CDC 慢病调查相结合的方式进行，调查时间的安排由 CDC 负责，设计执行调查的时间为 3 个月。为此，要求调查过程中，将访员招聘、访员培训与实地执行工作交叉进行。所需访员为 1100 人左右。访员每期培训时长为 6 天，包括讲解、练习和考试等环节。

一、现场调查执行模式

根据项目的抽样方案、目标量、调查目的以及项目完成时间，设计并确定项目的执行方案。根据调查队伍的组建，分任务分阶段地进行调查方案的实施。

在现场执行模式上，通常采用执行督导直接管理访员的方式。执行督导需要在访员开展实地入户工作之前，与相关区县负责人取得联系并协调具体入户时间。考虑到访员的人身安全，采用分区县组队的形式组织执行，实际访问时单人入户。在访问过程中采用集中访问和入户访问相结合的方式，可以由村 / 居委会联系相应受访者，再由访员集中访问，也可以由访员提前预约好去受访者家进行访问。从质量上看，单独入户的问卷效果相对较好，但是在执行过程中，集中访问的方式更加节约时间。

访员在获得样本后，需按照访问流程和访问规范开展入户访问工作。访员按照问卷问题，向被访者进行口头提问，并根据被访者的回答记录正确的答案。对访问不成功的样本要及时做好联系记录，并每天将相关数据上传。部分由于网络信号不佳导致无法及时传回数据的访员，也要在当天通过短信或电话的方式向执行督导报告访问进度。

在现场调查的过程中，需将执行方案和现场的实际情况进行整合。在现场执行时可能会遇到各种突发状况，项目管理人员和督导应灵活应变，有效地解决现场遇到的问题，确保现场执行按照计划完成。

二、现场调查执行内容

在现场调查执行过程中，需要完成八个方面的工作内容。

1. 建章立制

全国范围的大规模抽样调查是一项系统工程，工作环节多且涉及人员规模大，为此需要建章立制，规定各项业务流程和人员职责分工。

2. 组建专业队伍

CAPI 模式的入户调查在现场执行阶段需要调查主管、督导、访员、质控人员、在线技术支持人员、数据管理人员以及行政辅助人员等。其中，大多数的访员和核查员需要临时招聘。组建队伍之后必须经过专业化的培训才能执行调查任务。

3. 入户抽样

在以居民为对象的研究中，如果需要在一个住户内随机抽取一个人进行访问，那么这项工作通常是由访员完成的。

2013 年 CMHS 项目在办公室完成了住户地址的抽样，访员需要根据地址寻找住户，这个过程中会出现找不到地址或者找错地址的情况。在找到正确的地址之后，会询问住户是否符合调查资格（例如，在CMHS调查中，非中国大陆常住居民就需要排除在外），然后开始登记住户内的居住人员，开始入户抽样工作。这个环节关系到样本推断总体的精度，为此是现场调查中一项非常关键且需要严格质控的工作。

4. 入户访问

对于访员而言，CAPI模式的调查中，访员入户访问不仅仅是拿着问卷一问一答的形式。实地入户之前需要有样本发放和接收的环节，也可能遇到样本调配和样本解挂的工作，访问过程中也可能出现需要在线技术支持的情境，可能遇到中断访问，再次约访的工作，访问结束之后需要上传数据。

对于督导而言，要对访员的访问进度、访问质量、访问行为规范、样本发放、错误记录、样本调配、样本解挂、费用发放、访员情绪等多个方面进行管理。督导需要在访员实地调查期间保证随时解答现场问题，保证手机畅通，必要时登录网络解决访员所遇到的问题。解答问题的同时及时将各访员普遍遇到的问题进行归纳、整理，包括问卷理解、问题逻辑跳转、技术故障、难以入户等各种常规问题，对访员在访问规范、系统操作上出现的一些错误进行提炼，利用合理的方式通知全部访员，降低重复犯错的概率。在出现因天气等客观原因致使访问工作无法开展、访员本人发生人身/财产意外等突发状况时，要立刻联系相关访员了解情况并进行妥善处理。

对于在线技术支持人员，则需要以24小时 ×7天的方式随时解决访员和督导遇到的技术问题，同时也需要监测服务器安全情况，数据回传情况。

对于数据管理人员，在访员入户访问阶段则需要实时监测数据是否存在丢失或者数据库内个别样本的不匹配情况。

5. 质量控制

质量控制工作在第一份问卷数据回传后即刻开始，每一天都在执行核查、质控信息反馈、访员再培训再指导、质量评估等工作。

6. 沟通协调

沟通协调工作是伴随在整个调查执行过程中的。实地执行期间是需要多单位多部门多人员共同配合的一个工作。除了要和访员进行密切的沟通外，执行部门需要和数据部、设质部、技术部、行政部、项目组保持密切联系，及时对各种紧急情况进行全面了解和处理。同时也需要和实地的村 / 居负责人、带路人、协调人保持密切的联系，以便更准确地了解实地的情况，为现场提供有力的支持。

7. 访员维护工作

访员维护工作非常重要，督导不仅需要在进度、质量上进行严格把控，同时也要对访员进行情绪管理，疏导访员在实地调查中的负面情绪，营造积极的氛围。可以通过开展访员经验分享和访员评优活动提高访员的团队意识，也可以有选择地到实地对访员的访问工作进行考察、指导，以便更好地掌握真实的实地访问情况，核对实际工作进展，及时调整工作计划，也能够起到激励访员的作用。

8. 调查阶段性总结

CAPI 调查模式的一大优势是数据能够及时回传并进行分析。在调查过程中，需要及时总结调查经验，调整管理方法或执行策略，甚至也在必要的时候调整问卷或者增加新的测量工具。

第二节

调查执行制度的建设

大规模的抽样调查是一项需要大规模人员共同完成的系统工程，要保证调查按时、顺利、高质量地完成，需要事先建章立制。在调查开始之前至少需要制订以下制度：保密制度、沟通制度、信息流转制度、例会制度、报告制度、调查任务与职责分工细则、调查执行与质控方案、执行与质控程序、财务和设备管理制度、奖惩制度等，用以规范调查行为，保障调查执行。以下对部分内容作以简要介绍。

一、沟通制度

调查机构应当收集、汇总参与调查相关人员的联络信息，包括单位办公电话、手机号码、电子邮件等信息，提供给调查相关工作人员使用，并及时更新。调查队成员和有关支持部门的负责人应当保持通信联络畅通。

一项调查在准备阶段需要建立沟通制度，沟通制度可以分解为调查机构和客户之间的沟通，调查队伍和受访者、受访单位的沟通，调查队伍内部的沟通制度等。在沟通制度中需要明确沟通的内容、各项内容的负责人、沟通的频率、方式，以及对于争议的解决办法等。

1. 调查团队与项目负责人团队沟通

调查团队与项目负责人团队的沟通首先需明确各部门负责人。一个调查项目团队组建完成后，应明确项目负责人团队及项目执行团队各部门的负责人，同时整理汇总包括项目负责人团队在内的所有参与调查项目相关人员的联络信息，并制作调查项目团队联络表，保障项目负责人团队与项目团队保持联络畅通。联络表应包括的内容如下：部门、姓名、职务、办公电话、手机号、电子邮件、微信、QQ 等信息。建立三级联络通讯录对项目的执行非常重要，包括项目 PI 团队、样本县区协调人员和村居配合人员，随着项目的执行周期延长，各级团队人员变化逐渐频繁，要及时更新通讯录信息，及时掌握人员变动情况，保持联络和信息沟通流畅。

另外，建立调查项目邮件群、微信群或者 QQ 群。调查团队与项目负责人团队最重要的日常沟通手段就是电子邮件，尤其是一些重大事项的讨论及各种方案的确定应通过邮件形式周知调查执行团队和项目负责人团队 / 委托方的所有成员。同时，可以建立工作讨论微信群或 QQ 群，群内的讨论可以更加自由，频率也不受限制，沟通更加及时。但需要注意的是，群中讨论的重要结果也应以文档形式记录并通过邮件通知所有相关成员。

2. 调查团队内部沟通制度

调查项目总协调人应负责协调项目团队内部各部门的工作，包括方案制定、进度把控、冲突处理、预算管理和最终决策。调查项目总协调人根据调查项目具体情况制定详细的工作时间表，将调查工作细分为不同的任务，并明确每个任务具体内容和要求、负责人和任务完成时间点。该时间表应与各部门充分讨论后确定，时间表确定之后需严格执行，不能随意更改拖延。

为了保证调查团队内部运作顺畅，应制定工作流程图，明确信息流转方向。调查团队的内部沟通和信息传递也依据工作流程图进行。

工作流程图是按照样本的生命周期（即从样本被抽取出来到完成访问、数据经核查被确定有效、并完成劳务结算的过程）来制定的。工作流程一般从抽样开始，抽样完成之后，交由数据部门将样本和预加载数据导入系统，由督导按照既定规则发放给访员，访员完成访问之后上传数据，由技术部门负责合并和提取数据。上传至机构服务器的数据流向两个部门，一是质控部门，二是数据部门。质控部门进行核查之后，将核查结果反馈给访员。数据部门则对问卷数据进行实时清理，清理结果中需要访员核实的信息会通过督导发放给访员，并将访员的反馈信息收集整理后提交给数据部门。在调查生命周期的末端，是对样本的有效性、质量给出评级，然后据此进行劳务结算。当劳务费发到访员手中后，清理后的问卷数据和并行数据进入到有效数据库中，调查生命周期结束。

在这个过程中，每一个环节都有专项负责人。对于各环节之间产生的特殊问题或者争议纠纷，则由调查项目总协调人来解决。

3. 调查团队与受访者的沟通制度

调查团队与受访者的沟通主要通过访员作为媒介来实现。在访问过程中，访员代表调查机构和调查项目向受访者介绍调查内容和意义，获得受访者理解和支持。但有部分受访者出于对项目的关注或对访员的不信任需要直接与调查团队进行沟通，因此需要确立调查团队与受访者的沟通渠道和制度。

调查机构需要提供热线电话或者开通 400 热线，并将热线号码印制在受访者知情同意书中或者其他交由受访者保存的材料中，在调查机构的网站上也应公开该热线号码和办公室座机电话，保证受访者在需要时第一时间能与调查团队进行直接沟通。调查团队需要安排专人接听受访者来电，并对电话内容进行记录，对于需要处理的信息及时转发给相关负责人。

除了电话外，还需要让受访者了解调查团队的邮箱地址，该邮箱作为独立的工作邮箱，应安排专人定期查看并回复受访者邮件。

受访者出于对调查项目的疑虑或对访员身份的怀疑，会向调查团队进行求证。调查团队在接到受访者此类来电或来信时，应向受访者阐述调查项目的背景和意义、调查机构的基本情况以及访员的来源和身份信息，争取受访者的信任。另外，受访者对访员身份和调查项目本身有疑问时通常也会向当地卫生部门的协调员或者村居负责人求证，应事先对现场团队中的所有人员介绍清楚项目情况，明确调查时间、内容和方式，如果期间有变动应及时告知所有相关人员，保持信息一致。

一些受访者由于个人或家庭在生活、工作中遇到了巨大困难或不公平待遇，可能会向调查团队寻求帮助。在处理这类问题时应特别注意方式方法，坚持不干涉受访者生活的原则，可以适当表示对受访者诉求的关注，并告知其相应的解决渠道。

二、信息流转制度

与沟通制度相关联的是信息流转制度，需要借此制度来规范信息的流向、确定对信息处理的责任人，规范信息处理的时间。

例如，在中国精神卫生调查中，整个调查队伍不仅包括督导、访员、质控人员、技术服务人员、数据处理人员，还包括各个受访者、受访村 / 居、相关合作机构，传递上来的信息也来源多样，内容复杂，如果没有事先建立信息流转制度，会影响调查进程和调查质量。

在中国精神卫生调查中，需要按照样本的生命周期来规范各个阶段的信息处理负责人。在这个过程中，每一个环节都有专项负责人，对于环节之间产生的特殊问题、交接问题或者争议纠纷，则由项目执行主管来解决。

三、例会制度

为提高调查实施整体工作效率，使各部门信息充分共享，调查机构应在每周安排相关负责人参与项目例会。每期例会应提前制定会议讨论提纲，邀请相关团队成员参加，在会后整理会议纪要存档并发送给所有项目相关人员。

例会的参与者包括客户代表、调查队伍中各个小组的负责人等。例会的召集人由调查执行主管担任。

例会沟通的内容则围绕着调查进度的开展，汇报进展和遇到的难点，解决突发事件，对于下一步的工作进行计划等。例如：

某一期与项目负责人团队的例会："在 A1 问卷直接拒绝中有患有严重躯体疾病，无法语言交流的人群。这一部分人 CIDI 问卷无法做，临床定式访谈（structured clinical interview for DSM-Ⅳ，SCID）也是无法做的。即使做了知情人问卷，现患也是无法判定的。第一负责人给定结论：这些人可以不做。判定严重躯体疾病的标准，在 A1 问卷中，还要继续量化。北大六院团队会继续商定。在 A2 问卷中途拒绝的：有两种情况，可能是时间冲突无法完成，也有可能是不理解问题无法完成访问。在此次天津的预调查中，有 5 个人中断，其中 3 个是受访者因情绪或者智力问题无法理解问卷（2 人是情感障碍，1 人为智力问题）。北大六院团队给出的结论：保留 A2 问卷。"

项目筹备期、执行期、收尾期的例会频率和关注重点有所不同。项目筹备期的例会需要讨论的事项较多，涵括了预算、抽样、问卷设计、技术开发、招聘、培训和实施方案等多个方面。该阶段的例会频率应保持在每周一次或两次，关注重点在调查大方略的制定和各环节具体方案的讨论。项目开始执行之后，例会频率可以固定为两周一次，执行周期短的项目也可以一周进行一次例会，例会的主要内容是执行进展、执行中发现的问题汇报和解决方案讨论。项目收尾期也是项目攻关阶段，该阶段例会应重点关注攻关方案制定及实施效果评估，根据实际情况及时调整攻关策略。

图 2-1 显示了调查准备阶段与项目负责人的工作例会日期，可看出其频率。

除此之外，调查队伍中的各个部门（调查执行部、质量控制部、数据部、技术部、行政部）均需要召开工作例会。部门工作例会关注工作执行过程中的细节，集体讨论决定重大事项，并在例会中约定各自的任务分工和时间表。

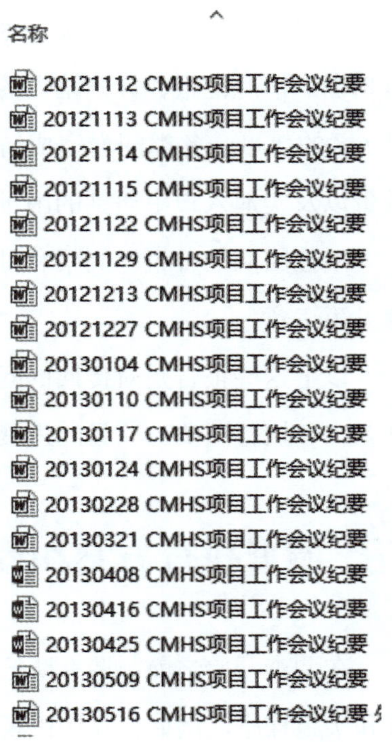

名称
20121112 CMHS项目工作会议纪要
20121113 CMHS项目工作会议纪要
20121114 CMHS项目工作会议纪要
20121115 CMHS项目工作会议纪要
20121122 CMHS项目工作会议纪要
20121129 CMHS项目工作会议纪要
20121213 CMHS项目工作会议纪要
20121227 CMHS项目工作会议纪要
20130104 CMHS项目工作会议纪要
20130110 CMHS项目工作会议纪要
20130117 CMHS项目工作会议纪要
20130124 CMHS项目工作会议纪要
20130228 CMHS项目工作会议纪要
20130321 CMHS项目工作会议纪要
20130408 CMHS项目工作会议纪要
20130416 CMHS项目工作会议纪要
20130425 CMHS项目工作会议纪要
20130509 CMHS项目工作会议纪要
20130516 CMHS项目工作会议纪要

▲ **图 2-1　调查准备阶段例会频率示意图**

四、报告制度

对于全国性的大型调查，信息的流通和迅速汲取至关重要。为此，在项目实施过程中，调查机构安排了调查信息报告制度。

从时效性来看包含了三类报告：日报（执行部）、周报（设质部）和月报（全部门）；从内容上分，需要包括调查进度报告（分访员，分村居，分各种联系结果的报表）、质量核查报告（电话核查、录音核查、数据核查结果和分析）、调查结果描述报告（例如，各种疾病的阳性诊断率、人口分布表等）。

执行部日报的内容在前期侧重于与调查当地沟通情况的汇报；中期的重点是开始和完成实地调查的县 / 区的数量，已经完成各类问卷的数量；后期汇报的内容相较于中期，增加了困难地区（特指那些现场调查配合较差、应答率较低或者存在特殊原因无法顺利进行现场调查的村居）情况的汇报。

执行部月报的主要内容有三个方面：组队、访员培训和入户进展。例如，在组队方面需要报告访员招聘的情况、困难以及解决办法；在访员培训方面，需要报告已开展访员培训的情况汇报，计划培训的批次安排；在入户进展方面，需要报告已开始和未开始县/区的数量，各类问卷完成情况，未完成的原因分布，拒访的情况，各省完访县/区数量以及实地入户中遇到的困难以及解决方案等。

质控团队的日报、周报和月报则侧重于对于质量核查结果的汇报和分析，具体内容参见第三章。

以上这些报告是对传回的问卷数据、调查并行数据和实地访问进展情况的分析，帮助客户和执行团队对项目的进展和质量情况进行及时、全面地把握。

五、调查执行方案和程序

在调查开始之前，调查队伍中的各个小组需要根据本小组的任务和职责制定调查方案和实施程序，例如，在中国精神卫生调查中，抽样组撰写了《抽样设计和执行方案》、技术组撰写了《调查信息系统设计和执行方案》，执行组撰写了《调查执行方案和实施程序》，质控组撰写了《质量督导方案》，数据组撰写了《数据管理方案》。

这些方案和程序不仅规范了调查实施的计划、方式方法，也需要规定调查需要配置的人员、工时、设备、物资，需要获得的其他小组的协助事项，以及时间表和预算。

这些方案需要经过调查执行主管的认可、汇总，并获得调查机构负责人和客户的认可之后方可参照实施。

六、保密制度与数据安全方案

由于CMHS调查中会涉及大量的个人、家户、村居的数据信息，必须认真贯彻执行《中华人民共和国保守国家秘密法》《中华人民共和国保守国家秘密法实施办法》《中华人民共和国统计法》以及《中华人民共和国统计法实施条例》的相关规定。一方面需要根据国家法律法规，结合调查机构的实际情况，制定出严格的数据安全制度，另一方面在调查实施过程中严格执行数据安全制度规定，提高调查团队的数据安全意识，通过切实有效的措施确保数据安全。

1. 数据安全传输、存储和使用

在数据安全制度中，要明确规定数据安全传输、存储和使用的方法，保密内容和保密措施。

保密内容包括：调查项目涉及的抽样信息，包括样本市、区 / 县、乡镇、村 / 居信息以及样本地址信息；调查数据中的保密信息，如受访者的姓名、住址、身份证号、家庭成员信息以及联系方式；调查过程中采集的并行数据，包括访员行为数据和质量监控过程数据；项目实施相关文件，包括项目预算、项目实施方案和相关的技术文档等。

关于涉密文件的传输，在单位内部的电子文件传输仅能在安装了安全软件的电脑上进行，对于保密级别较高的数据采用文件夹映射形式进行查看和使用。所有涉密文件禁止打印，所有电子文件如需向外传输需经过上级主管领导批准并记录。

存储设备管理方面，台式电脑、笔记本电脑、U 盘、移动硬盘及其他存储设备需由调查机构统一购置并进行管理，所有设备均需记录在案。所有设备均需安装安全软件。

服务器及数据库安全方面，需要设置用户操作的管理权限，并且保证服务器设置系统安全、服务器物理位置安全、数据库应用系统安全、数据库数据加密，以及数据库安全备份。

2. 保密协议

保密协议是用来约定和规范参与项目人员在数据采集、整理和使用过程中的行为，具有法律效力。

所有参与调查项目组织和实施的调查团队成员（含全职人员、兼职人员和实习生）、项目负责人及其团队成员均需签署保密协议。

规定需要保密的内容，例如项目抽样的区 / 县、村 / 居、样本户信息和各类调查辅助文件等。保密期限包括签订协议当事人在职期间及离职之后的规定期限，明确签订协议当事人需要承担的保密义务，明确违约所需承担的法律、经济等方面的责任。

第三节

调查队伍的组织

调查队伍由执行主管、执行督导、实地访员、在线技术支持员、质控督导和核查员等组成。

中国精神卫生调查的调查队伍构成如图 2-2 所示。

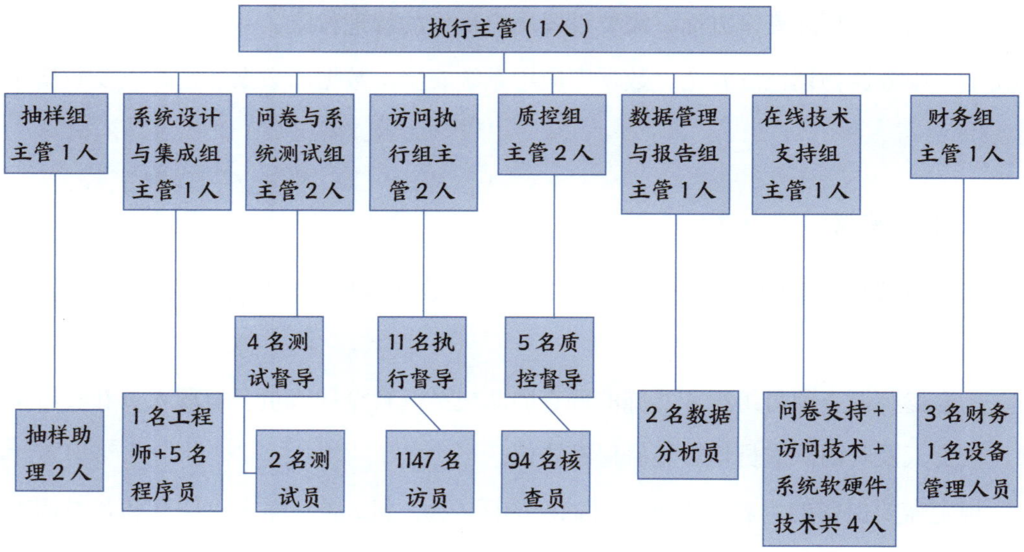

▲ 图 2-2 调查队伍组织结构

一、执行主管

大规模的调查通常由较大规模的调查队伍组成，在这个调查队伍中，需要设立调查执行主管，其主要任务是协调调查队伍中各个小组的工作，并向客户和调查机构负责人进行汇报。

二、执行督导

在实地执行中的每项具体工作由专人进行管理，如执行进展、与合作团队的沟通、培训安排、质量核查反馈、财务、设备回收统计。

（一）督导员职责

1. 执行进展

规划项目执行方式，负责监督全国访问进展，督促困难地区访问进度，解决突发情况。

2. 与合作团队沟通

常规事务沟通，如当地协调情况、礼品邮寄情况、执行进展汇报等。

3. 访员招聘

根据项目所需要访员人数以及项目的执行时间等特点，计划相应的招聘途径和招聘形式，预计访员流失情况并设计应对预案。

督导员需要根据调查任务量、调查地点的数量、调查组织方式、调查时间和调查成本预估每个样本区县需要的访员数量。

例如，CMHS 的访员招聘方案中需要督导填入的数字有：

“考虑到学生访员的特点，为最大程度保证其在访问过程中的人身安全，计划采用团队工作模式，即每个样本县 / 区（共 8 个村 / 居）安排 _____ 名学生访员，同时在一个村 / 居进行访问，其中 1 人同时兼任小组长的职责。入户时，由 1 个调查中心访员和 1 个 CDC 的访员共同入户。

完成该村 / 居的访问后，再集体进入该样本县 / 区的下一村 / 居进行访问。平均每位调查中心访员需要完成 ______ 个村 / 居约 ______ 个样本的访问工作，实地工作时长约为 ______ 天。在该种模式下，计划完成对全国 1256 个样本村 / 居的访问，预计需要学生访员 ______ 名。考虑到访员面试和培训考核的不通过率，需在第一轮电话面试访员 ______ 名，第二轮视频面试访员 ______ 名，参加培训的访员 ______ 名。预计培训成本 ______ 元，分 ______ 次进行培训，为节约培训成本，培训地点选在 ______、______、______、______。”

在此基础上，结合项目要求制定访员招聘手册。内容如图 2-3。

CMHS 项目执行手册：访员招聘

目 录

一、招聘需求 ······························· **1**
（一）合作单位学生访员招聘需求 ······························· 2
（二）其他高校学生访员和社会访员招聘需求 ······························· 2
二、合作单位学生访员招聘 ······························· **3**
（一）工作安排 ······························· 3
（二）应聘要求 ······························· 3
（三）招聘工作流程 ······························· 4
（四）选拔流程 ······························· 5
（五）各单位职责 ······························· 6
（六）小结 ······························· 8
三、其他高校学生访员和社会访员招聘 ······························· **8**
（一）工作安排 ······························· 9
（二）应聘要求 ······························· 9
（三）招聘工作流程 ······························· 9
（四）招聘时间表 ······························· 10
附录一： 2013 年 CMHS 样本点 ······························· 12
附录二： 2013 年中国居民健康与疾病负担调查学生访员招聘启事 ······························· 18
附录三： 2013 年中国居民健康与疾病负担调查学生访员申请表 ······························· 20
附录四： ISSS 督导联络表 ······························· 24

▲ 图 2-3 访员招聘手册内容示意图

4. 访员培训

与访员招聘环节相配合，根据招聘情况计划培训批次和每批的参与人数，安排访员食宿并购买保险，安排培训课程讲师和其他各部门协助人员的工作内容。详细内容参见

第四节。

5. 质量核查反馈

组织执行部督导及时进行质量反馈工作，及时发现、总结访员在工作中的易错点、组织督导做好通知工作，并检验通知结果；同时，也要考察质量核查标准的合理性，以保证访问质量。详见第三章内容。

6. 财务管理

大型流行病学调查中，财务管理是最重要的事项之一，甚至在某种程度上其重要性超过了研究本身。在项目申请阶段做好了经费预算，如何在项目执行阶段严格按照原定预算执行经费是一项非常具有挑战性的工作，需要课题组和单位财务密切配合。通常的财务管理内容包括经费的筹集、预算编制、经费日常支出管理，其中经费支出是最繁琐、工作量最大的内容之一，以下重点阐述调查实施过程中经费支出包括的内容。

（1）问卷设计与测试：在计算机辅助调查中，需要有调查专业人员对问卷电子化设计和计算机程序开发的支出项。在问卷开发完成后，需要进行多轮多人测试，测试投入人员和时间需根据问卷的复杂程度而定。督导在配置测试人员数量和工作时间上要严格按照预算限额进行控制。

（2）调查物资：调查物资种类包括硬件，即电脑 / 平板电脑、服务器、无线网卡（计算机辅助调查）；培训材料、知情同意书、预约 / 留言条、签收单、印泥、背包和服装等；还有一类是受访者礼品。督导在这方面要控制的支出主要集中在培训材料、知情同意书、预约 / 留言条、签收单、印泥、背包和服装等方面。

（3）访员相关支出：是调查执行支出最大的部分，主要由四部分科目组成。一是访员招募，包括招聘网站费用、合作和推荐费用、各种新媒体推广费用等。二是访员培训，包括培训场地、讲师、交通和食宿（非本地访员）等。三是访员劳务和差旅，包括完成每份问卷的劳务以及在调查点产生的交通、食宿和通讯费用。特别需要注意的是，无论是访员访问期间还是培训期间，都需要为访员购买保险。四是访员团队建设和激励，通过征文比赛、摄影比赛、访问质量评优、访问小组评比、访员调查期间团队活动等方式构建良好的团队合作氛围，激励访员高质量完成访问任务。

（4）质量核查：质量核查支出条目根据核查方案而定，如果是比较全面的核查，支出条目包括电话费、电话核查员劳务、录音核查员劳务、实地核查差旅和劳务费等。

（5）特殊费用：调查实施过程中可能会有不可预料的事件发生，需要提前预算出该支出科目，以备不时之需。特殊费用通常会用于：访员在访问现场发生的意外伤害、自然灾害导致的伤害和滞留、交通欠发达地区的特殊交通、协调困难地区的特别协调、访问特别困难地区的攻关等。

（6）其他费用：包括调查项目实施期间的各种会议费、工作餐费、材料费、办公耗材费、访员快递问卷或电脑的费用以及电脑损坏修理费等。此类费用支出通常数额较小，可以一并归为杂费类或行政支出类。

督导们进行财务管理的内容包括：汇总、检查每周财务申请，提交给相关部门，并对各类财务申请最终表进行存档共享；访问中期，组织财务检查工作；访问结束对访员递交的财务票据进行审核、统计；根据项目上级管理部门的要求，配合课题组完成财务阶段报告、结题报告相关事项；配合第三方审计部门开展项目财务审计等。

7. 设备管理

督导们进行设备管理的工作内容包括及时回收完访访员的调查设备，整理所收设备及访问材料，并交回相关部门。

（二）督导素质要求

督导的工作内容较为丰富，需要具备人力资源、培训讲师、财务会计、领导管理等多方面职业素养，是一个对综合能力要求很高的工作。

具体来说，督导需要具备以下基本能力。

1. 全面的规划能力

督导工作贯穿于整个项目的实施过程中，要求督导除了认真踏实地做好每一环节的工作外，还需要有系统全面的规划能力。该能力的培养需要一定的工作经验积累，在工作中督导可以有意识地了解整个项目的运作，锻炼全局思考能力。

2. 组织管理能力

督导是访员团队的管理者，带好访员团队需要良好的组织管理能力。优秀督导带领的访员团队不仅完成率高、访问质量佳，且整个团队具有较强的凝聚力和荣誉感，能够在日常访问工作及攻关工作中互帮互助。另外，还要善于管理财务，熟悉项目预算。

3. 沟通和协调能力

督导是整个执行团队的中枢，需要与执行团队内部各部门以及外部各单位进行沟通协调，沟通协调对象包括各部门工作人员、访员、受访者、相关合作部门的工作人员等。对于不同的对象需要有不同的沟通技巧，例如与访员的沟通，在保持良好的互动关系同时也应不失威严，与受访者沟通应注意所代表的机构 / 项目立场和形象，与相关合作部门工作人员沟通时应做到礼貌谦和、不卑不亢。

4. 表达能力

督导重要工作之一是访员培训，需要督导具有良好的语言表达能力，一方面能够用简练清晰的语言向访员讲授课程内容，同时也能运用语言技巧活跃课堂气氛。通过培训让访员能够掌握访问能力和技巧，也建立起团队意识和合作意识。此外，督导在项目执行中期阶段和结项阶段需要跟项目负责人团队或委托方汇报项目进展、问题及解决方案，汇报和展示需要督导具备较好的语言组织和表达能力，以全面展现执行团队的工作，树立执行团队的专业形象。

5. 写作能力

督导需要较强的方案及报告写作能力，方案和报告的写作包括执行方案、预调查方案、招聘方案、培训方案、攻关方案以及项目执行总结报告等。此类文档需要提交给项目负责人团队、调查委托方及调查团队成员，并且作为项目重要文件存档，需要督导具备良好的文字组织能力，撰写出具有专业水准的方案和报告。

6. 应变及抗压能力

调查执行过程中会遇到各种各样的突发状况，需要督导有灵活应对的能力，例如调查过程中突发的天气或地质灾害、某些地区的大量拒访、访员遭受的人身伤害等，面临突发状况，需要督导全面了解情况并快速提出应对方案。另外，督导在项目实施期间还会遇到各种压力，例如访员招聘压力、完访率压力以及访员负面情绪压力等，作为督导需要有良好的心理素质，有自我调节的能力和心理疏导的办法，将压力逐一化解而不影响正常的工作。

三、访员

（一）访员来源

关于访员的来源，一般分为社会访员与学生访员两类，社会访员是指已经离开学校者，无论是否有工作，统称社会访员；学生访员指在校学生，或处于本升硕或硕升博过渡阶段的学生。两类访员各有非常明显的优劣势，在调查项目组织和管理中，应该结合项目特点进行选择或搭配使用。

1. 社会访员

社会访员的优势在于：社会经验丰富，在突发事件的处理上较为冷静、周到。经济基础较好，对于需要先行垫付费用项目的接受度更高。时间灵活，且可以用于访问工作的时间较长，在需要追访的项目中和执行期较长的项目中更适用。一般居住在样本地，能够有效地自行开展协调工作。对当地民风民俗较为熟悉，易获得受访者的信任。对当地交通状况熟悉，能够较科学地规划访问行程。住宿能自行解决，节省调查项目住宿费用支出。

社会访员的劣势在于：对于问卷较复杂、对计算机操作要求较高的项目，学习能力和接受能力较弱。服从性较差，对其进行组织和管理难度较大，如监督不力，访问质量问题发生的可能性较大。在接受质量督导和干预之后，改进速度较慢，改善空间较小。

2. 学生访员

学生访员的优势在于计算机基础普遍较好，对于复杂的操作系统学习能力强，接受速度快，培训效果较好。在访问现场遇到系统问题时描述较为精准，便于在线技术支持员给出处理建议。对调查工作有热情，能够主动提出改进问卷、系统和调查方法的意见和建议。愿意参加调查机构组织的访员活动，如摄影、征文比赛，能够积极为调查项目提供文字和图像素材。服从性较好，能够按照督导的安排和指导开展工作。在认同调查项目价值和意义的基础上，对调查质量重要性认识较为深刻，在督导指出其访问中存在的质量问题并给予指导后，能够较快改正。在暑假和寒假期间能够全职集中开展访问工作。学生访员属于有组织的群体，多集中在几所大学，通常与项目承担单位存在着隶属关系，在招募和管理上更容易。最后，学生访员的成本可能比社会访员低，通常不需要提供社会保险等支出。

其劣势表现在可以用于工作的时间不够灵活，通常只有暑假和寒假期间可以全职开展调查工作。心理承受能力普遍弱于社会访员，更加情绪化，需要督导每天关注其情绪，并及时给予疏导。经济基础较差，如不能及时发放访员劳务或报销各类费用，将因为资金短缺造成访问工作停滞。

对于该两类群体的访员，在执行时要视调查项目特点、执行时间、周期、样本分散程度等因素来具体决定招聘对象和访员队伍组建方法。

（二）对访员素质的要求

访员在调查过程中扮演重要角色，对调查成本和数据质量都会产生重大影响。访员在调查中的主要工作和作用是：在抽取的样本村 / 居或者家户中根据抽样规则选择受访者；获得受访者配合；引导受访者完成访谈；控制问答过程，提问访题，适时追问；如实记录受访者答案；将调查数据及时传送至调查机构。其中，访员在获得受访者配合中发挥的作用尤为重要，会对覆盖误差和无应答误差产生重要影响。因此，对于访员的基本素质和能力要求需要有特别的考虑。

1. 熟悉当地方言

CMHS调查覆盖全国。方言和民族语言问题是面访调查中要面对和解决的现实问题。虽然目前全国各地普通话普及程度较高，但是在一些偏远地区或者面对年龄较大的调查对象时，方言问题仍是影响调查进行的较大障碍。面访访员熟悉掌握当地方言一方面可以应对只会用方言沟通的受访者，另一方面用方言交流更容易拉近与受访者的距离，获得受访者的信任和好感。

2. 学校、工作地或家乡在或靠近样本市、县

面访中最大的挑战就是如何快速地获得受访者的信任，地域上的靠近使得风俗习惯

与行为方式也更接近，有利于访员敲开受访者的大门，获得较高的应答率。同时，访员在当地的社会资源在一定程度上也能够在调查中发挥作用，甚至在行政协调上起到关键作用。此外，访员对于样本地区地理状况的熟悉，有助于其有效地规划调查路线，提高调查效率。对于调查执行而言，访员在样本地的交通和食宿费用占调查费用支出的比例较大，如果访员家乡、学校或工作地在样本区 / 县，能够在较大程度上减少食宿和交通方面的财务压力。

3. 较强的沟通能力

访员在实地访问过程中需要与多方面人员进行沟通交流，在家户调查中需要与街道干部、村 / 居负责人、物业负责人、带路人、社区保安、受访户等进行沟通，企业调查中需要与各种企业协会、相关管理部门、企业负责人、企业内被调查对象进行沟通。与不同的对象有不同的交流目的，良好的沟通技巧可以帮助访员节约时间，达到事半功倍的效果。

4. 较强的应变能力

访员开始正式现场调查工作后，会遇到很多包括受访者在内的陌生人，要面对各种各样的状况，良好的应变能力是访员安全的保护伞，也是让访问工作顺利进行的保障。

5. 时间规划和管理能力

通常情况下，调查项目要求访员在规定时间内独立或组队完成一定量的调查任务。如何合理安排访问任务,科学规划访问行程是对访员的一大挑战。在实地工作开始之前，访员需要做好访问计划，在有限的时间里高效率地完成访问任务。在现场访问工作中，实际情况往往与事先计划有较大差异，且经常会有突发状况发生，访员需要根据现场情况对计划作出及时调整。

6. 抗压能力

面对面访问是一项有挑战性的工作，访员需要面对陌生的地区、陌生的人、应对陌生的事情。调查面对的受访者中有热情配合的，也有冷漠不合作的，还有怀疑拒绝的，甚至还有恶语相向的。面对不同的受访者，访员需要有抗压能力、心态调整能力，以及在压力环境下保持积极态度高质量完成调查的能力。

7. 团队合作能力

无论是单人访问模式还是组队模式，都需要访员拥有团队合作能力。一方面，访员在执行团队之中，需要和督导有良好的合作。另一方面，在组队模式下，访员需要与其他访员配合和合作。尤其是在组队模式中，队员的团队合作能力对于团队任务的完成效率和质量都会产生重要影响。在队员的挑选上要特别注意其团队合作性和配合性。

8. 外观与举止

访员直接面对受访者，在一定程度上代表了调查项目和调查机构的形象。因此，在对访员外貌和行为举止上有一定的要求，原则上要符合大众审美和一般道德规范。

9. 计算机使用能力

在计算机辅助调查模式下，计算机使用能力是访员必须具备的，包括 Office 软件应用能力，例如 Word 和 Excel。日常通讯工具应用能力，例如 QQ、微信。良好的计算机使用能力也是访员熟练掌握调查访问系统的基础。

访员的确定还需要根据调查所选择的研究工具来确定。例如，在中国精神卫生调查中使用复合性国际诊断交谈表（CIDI）为调查第一阶段的主要研究工具，则可以招募非专业人员作为访员进行访谈。在这样的情况下，建议由各地高校大学生为主，原因在于 CAPI 的调查方式需要较高的计算机使用能力；此外，大学生的调查时间可以比较集中，并且质量督导中发现的问题能够及时有效进行纠正，这方面大学生优于社会兼职人员。在中国精神卫生调查第二阶段中，主要使用临床定式访谈（SCID）为研究工具，则需要招募符合资质的精神科医生作为访员进行访谈。

访员需要由调查机构直接进行招聘、培训并管理，从而达到有效管理的效果。CMHS 的访员招聘启事如下：

2013年中国居民健康与疾病负担调查中国精神卫生调查
访员招聘启事

“中国居民健康与疾病负担调查（CMHS）”是一项将在全国31个省（市、自治区）的161个县/区1256个村/居开展的大型社会调查项目，是国家卫生行业科研专项和“十二五”科技支撑计划的中国精神卫生调查项目。该项目的主要目的在于通过科学、规范的调查，获得全国疾病负担及卫生服务利用的现况数据，为我国医疗制度改革、卫生立法以及各级政府制定相关政策提供科学依据。

2013年，该项目由北京大学第六医院精神卫生研究所、北京大学中国社会科学调查中心合作开展，在中国疾病预防控制中心的支持下进行。北京大学中国社会科学调查中心成立于2006年9月，是北京大学开展中国社会问题实证研究的跨学科平台。北京大学第六医院是北京大学精神病学与精神卫生学的临床医疗、人才培训与科学研究基地，是世界卫生组织（WHO）北京精神卫生研究和培训协作中心，也是中国疾病预防控制中心的精神卫生中心。

为了保证该项目顺利开展，现面向社会及全国高校学生公开招募访员。访员的工作内容和应聘要求如下：

工作内容：参加项目组举办的为期5天的培训，并取得结业证书。在规定时间内，携带调查中心配发的装有结构化问卷的笔记本电脑到指定的家户进行入户调查访问。

应聘要求：

1．诚实守信，服从安排；

2．善于沟通，有较强的团队合作意识，抗压能力强；

3．年龄在20周岁以上；

4．对入户面访调查感兴趣；

5．社会人员常住地在样本市内；

6．熟练掌握调查当地方言；

7．应聘人员需有时间参加于2013年8月至9月举行的为期5天的培训，并且在9—11月期间有连续10天的时间可以参加实地访问工作。

培训地点：北京或与申请地区就近的城市。

参与回报：

1．《世界卫生组织复合性国际诊断交谈表》（WHO-CIDI）访员资格认证；

2．CAPI、ACASI等国际先进调查技术学习和应用；

3．较为丰厚的劳务报酬；

4．表现优秀者可获得调查中心实习证明（适用于高校在读学生）；

5．参与调查中心优秀访员和调查征文/摄影比赛的资格；

6．参与调查中心其他全国大型社会调查项目的机会；

7．深入了解中国民生状况的机会。

申请方式：下载附件中的访员申请表，填写完整后，根据申请省份发送至指定邮箱gisss031@pku.edu.cn，邮件主题请注明“某某申请CMHS某某省访员”。调查中心将会为通过筛选者安排面试。

申请截止日期：2013年9月23日。

访员在经过三轮电话考核后，通过面试考核录用并进行深度培训方能上岗。如果调查周期长，则需要注意在调查过程中根据情况进行访员的再培训，确保访员持续按照要求完成访谈。CMHS 总共收到预备访员简历 3500 多份，经过三轮电话考核，淘汰了 63%，经过正式培训访员共计 1147 名，这 1147 名访员经过考核和再指导全部录用为正式访员。

四、技术支持人员

在计算机辅助调查模式下，调查队伍还需要配置在线的技术支持人员。一方面解决调查信息系统使用过程中的软件和硬件问题，另一方面需要就调查问卷、调查程序、访问规范等问题随时解答访员的疑惑。

在执行期间的任何时间段至少保证 3 位技术支持人员同时在线，随时解决访员遇见的技术问题。

五、质量督导人员

在质量督导方面，质控团队应设有质控主管、数据分析员、质控督导和核查员等各类人员，负责数据核查、电话核查以及录音核查，并通过核查系统及时地将问卷质量问题展示给负责执行的督导，便于执行督导及时地指导访员，纠正其不良访问行为。执行部则需要与质控团队相配合的人员，负责从质控团队接受和反馈信息，执行部的督导们则向访员传递质控的结果，并且规范访员的访问行为。

通常，在执行部要设立 1 名专门的督导来和质控团队对应，而执行部内部则要求每一位督导都具有质量督导的职责。

质量督导人员与执行督导一样，需要控制核查经费的支出，为此要在核查员的人数、工作时间和工作效果方面具有较高的精算能力。

六、数据管理人员

如果调查采用计算机辅助的模式，那么可以在访问完成第一份问卷之后就能获得调查数据，为此，在这种模式下，需要配置数据管理人员。其主要工作职责包括对有效数据的清理，对于不完整数据、奇异值的筛选等任务。对于发现的不完整数据、奇异数据则会通过执行督导反馈给访员，访员再进行核实和反馈，对于有效数据则需要根据项目的需要进行编码、运行各种描述分析，包括调查进度方面的、调查质量方面的，以及调查结果的基本分布方面的分析。

数据管理人员能够及时分析数据对于提高调查质量非常重要，对于计算机辅助调查模式来说必不可少。

数据管理人员通常要有统计学教育背景，并且能够熟练使用各种常用的统计软件。在 CMHS 项目中，要求数据管理人员能够熟练使用 SAS 软件、STATA 软件。

七、行政支持人员

大规模的调查涉及财务、设备、物资保障等工作，尤其是访员劳务的结算需要及时，不能等到调查结束再发放劳务，而是根据一定的周期，只要样本经过核查确认质量没有问题即可发放劳务。除了劳务之外，有的调查还需要发放受访者酬金，也需要专门的人员来负责这类事项。

在计算机辅助调查中，设备的管理需要专人来负责。例如，中国精神卫生调查共使用了 700 余台笔记本电脑，有关电脑的邮寄、回收、维修和登记均需有专人负责。

第四节

调查物资的准备

一、培训脚本和讲义

访员培训前需编写培训讲义，内容需要包括调查目的和调查内容的介绍、调查问卷的结构和具体的题目提问方式、访员一般规范、访问执行流程、调查信息系统使用、财务和设备管理、访员安全等内容。

为了提高培训质量、模拟现场调查过程，调查员培训团队还需要编写模拟练习案例的脚本，用于访员培训的小组练习，从而规范培训流程。

除了培训脚本之外，还需要设计培训期间的考试题、练习题。

使用这些文件的主要目的是针对不同培训教师、培训批次，希望能够得到相同的培训指导，进而达到统一的调查要求。

（一）培训脚本

培训脚本用于课堂练习，目的是通过反复的练习让访员熟练掌握问卷内容、访问规范和访问技巧。脚本的使用方法是，教师在课堂模拟受访者，按照脚本回答问题，访员对问卷中的题目依次进行提问。课后由督导检查访员上传的记录是否正确。一般情况下，培训的脚本要准备 3 ~ 5 套，代表不同特点的受访者。除了课堂练习用的脚本之外，还需要准备一套考试用的脚本。

下面是 CMHS 培训脚本中的一道题目，目的是练习“探询”。

在那段时期，您的心情糟糕到什么程度？是轻度、中等、严重，还是非常严重？
1．轻度　2. 中度　3．严重　4．非常严重
受访者：我觉得特别糟糕。
访员：[那您觉得是中等、严重还是非常严重？]
培训者：访员注意探询
记录答案：3（严重）

下面这道题目的脚本，目的是练习 0 ～ 10 量表题的提问。

请您回顾一下在过去的 12 个月中您兴奋和充满活力 / 急躁或容易发脾气最为严重并且持续了 1 个月以上的那段时期。请看受访者手册第 3 页上有一个从 0 到 10 的量表，"0" 代表没有妨碍，"10" 代表非常严重地妨碍，请您在量表中选择一个数字，让它代表在那段时期里，您这种非常兴奋和充满活力的状况对下列每一项活动的妨碍程度。
受访者：我觉得没什么影响啊！
访员：[那您从 0 ～ 10 中选一个数字？]
培训者：0 ～ 10 的量表需要请受访者给出数字。
记录答案：1

（二）培训前预习测试题

CIDI 问卷结构复杂，题量大，跳转多，而且专有名词不常见，为此需要访员提前预习培训讲义和问卷，以便达到良好的培训效果。为了督促访员提前预习，检查预习的效果，需要编写预习测试题。

1．在朗读问题的时候，什么语速最合适？
2．在访谈中何时采用"澄清"？（请单选）
（1）如果访员不能理解受访者的回答时
（2）如果访员需要解释问题时
（3）在受访者因为不理解问题而不能回答时
（4）如果访员需要定义问题中的一个词汇时
3．一般来说，如果受访者说"我不知道"，你可以探询几次？
（1）3 次　　（2）2 次　　（3）1 次　　（4）0 次
4．在何种情况下应该探询，应如何问，请举一例。
5．受访者手册有什么作用？

6. 受访者给出不必要的冗长回答或提供过于详细的信息而偏离主题，此时你该怎么处理，请列举一例。
7. 如果受访者说他跟他的哥哥（是一名医生）谈论过他惊恐发作的情况，如何记录“看过专业医生”？
   （1）是　　　　（2）否
8. 用 0～10 量表评定功能损害程度，应该评定哪个时间范围？
9. 如果受访者打断访员阅读问题时应该如何处理？
10. 第一次发作的定义是什么？
11. 最近一次发作的定义是什么？
12. 如果受访者说出第一次发作的年龄范围（例如:“我那时 19 岁或 20 岁”),访员应该如何记录?
13. 如果受访者说出一个症状问题的次数范围(例如:“我有 30～35 次发作”),访员应该如何记录?
14. 如果受访者说家庭收入在每月 7000～10 000 元时，访员应该如何记录?

（三）培训结束后的笔试试题

CIDI 问卷访问技术和要求都不同于普通的社会调查，为此，专业且深度的培训至关重要，而通过考试来检查培训效果也不容忽视。考试内容应该涵盖受访者知情同意书中的内容、访问规范和访问技巧、问卷内容、访问执行程序，以及安全守则等方方面面。CIDI 培训后的若干考试题如下：

Q5. 访员完成了受访者 X 的 CIDI 问卷，用时 160 min，应该给受访者发放几份礼物?
　A. 1 份　　B. 2 份　　C. 3 份　　D. 4 份

Q8. 受访者 Y 在接受访问的过程中，有事需要出去一趟，但问卷还没有完成，于是访员中断了访问并和 Y 约好下次访问的时间。访员在约定的时间找到 Y，准备完成中断的问卷，访员点击“访问”后跳出对话框，这时应该点击以下哪个按钮:
　A. 继续访问　　B. 重做访问　　C. 浏览结果　　D. 取消

Q9. 如果受访者 A 在进行了 CIDI 问卷的一部分访问后，觉得时间太长了，拒绝继续接受访问，中断访问后，访员又在不同时间联系受访者 A 3 次都被拒绝了，这时访员应该填写以下哪个联系结果代码?
　A. 3902 受访者家人拒绝　　B. 1005 中断访问
　C. 1003 受访者最终拒访　　D. 3106 受访者或其家人第 3 次拒绝访问

Q12. 在访谈中，朗读问题时什么语速最合适?
　A. 与平时聊天的速度相当　　B. 比平时聊天的速度稍慢点
　C. 比平时聊天的速度稍快点　　D. 有时快有时慢，根据情况决定

Q15. 在访谈中何时采用“澄清”？

A. 如果访员不能理解受访者的回答时　　　　B. 如果访员需要解释问题时

C. 在受访者因为不理解问题而不能回答时　　D. 如果访员需要定义问题中的一个词汇时

Q16. 一般来说，如果受访者说“我不知道”，你可以探询几次？

A. 3 次　　B. 2 次　　C. 1 次　　D. 0 次

Q17. 如果受访者说他跟他的哥哥（是一名医生）谈论过他惊恐发作的情况，如何记录“是否看过专业医生”？

A. 记录“是”　　B. 记录“否”

C. 记录“不知道”　　D. 记录“拒绝回答”

Q18. 受访者今年 46 岁。他在回答最近一次发作的年龄时说，“大约是在两三年前”，访员探询：“您是否可以给出一个更准确的答案？”受访者说：“我记不清楚了”。此时，访员应该如何做？

A. 继续探询“您再努力想想，到底是两年前，还是三年前？”

B. 记录“不知道”

C. 记录“两年前，即 44 岁”

D. 记录“三年前，即 43 岁”

Q19. 受访者在回答家庭收入的问题时说，“收入大约是 7000 元到 10 000 元”。此时，访员应该如何做？

A. 继续探询“您是否可以给一个更加准确的估计？”

B. 记录平均数，即“8500 元”

C. 记录“7000 元”

D. 记录“10 000 元”

Q22. 访员在使用调查中心发放的无线网卡上传数据过程中，需要点击以下哪几个图标才能完成数据上传：

A. 

B. 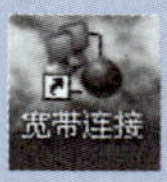

C. 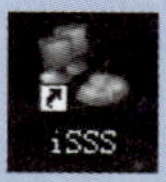

D. 

二、访问相关文件

访问相关文件包括很多种类，对于调查机构和访员之间的约定来说，包括《访员培训协议》《访员协议》《访员保密协议》《访员保险协议》等。在这些协议中，需要明确规定调查机构和访员的责任和义务，以及对争议的处理办法。

访员协议中需要明确规定有关进度、质量和对数据安全方面的要求，例如：CMHS 访员协议中若干相关条款如下：

第八条 乙方的义务：

1．严格遵守甲方制定的工作规程；

2．诚实负责，绝不作假，并坚守计算机辅助的入户面访原则；

3．按照甲方提供的名单寻找受访者，在任何情况下都不得更换受访者；

4．不得找他人代替自己进行访问工作，不得让他人代替指定的受访者回答指定类型的问卷，不得将笔记本计算机交给受访者自填问卷，不得不经访问自行填写问卷；

5．按照甲方要求，在完成访问后向受访者足量发放礼品；

6．在双方约定的时间______年______月______日前完成甲方分配的工作任务量，不可中途退出；

7．在访问期间注意保证自己的人身和财产安全，访问过程中若感觉到危险，应以安全第一为原则，采取适当的保护措施；

8．工作完成或退出访问后的 7 天内，将所有与工作相关的设备和资料通过甲方认可的公司，以快递的方式寄还甲方，快递费用由甲方承担。

第十条 在实地工作期间，乙方负责笔记本计算机、无线上网终端和 SIM 卡的安全使用以及上网资费的有效利用，不得在笔记本计算机上存放、安装与工作无关的软件、资料。

第十四条 乙方完成的问卷，经甲方审核通过，确认为有效问卷，则按以下标准支付访问酬劳：

1．有效的问卷指乙方在访问中未出现第十八条列举的违规作弊行为，且完成的问卷数据不出现第十九条所列举的质量问题。

2．CIDI、A1、A2、B 及 DS 问卷的类型及内容，由甲方在对乙方进行职业道德、业务技术和安全作业的培训中进行规定。

3．若完成量不足或存在质量问题，则根据完成量差额情况或削弱问卷质量的严重程度来决定乙方的报酬。

对于受访者来说，应该得到访问目的和内容的充分告知，并签署同意接受访谈的文书。比如中国精神卫生调查需要给样本村 / 居发放《调查简介》《致受访者的信》《致拒访者的信》《保密声明》，给受访样本发放并要求其签署《知情同意书》。其中《知情同意书》需要一式两份，受访者和调查机构各执一份，按照生物医学研究伦理审查的要求，每位受访者必须在知情并同意的情况下，才能接受访问。

致受访者的信

尊敬的村 / 居民：

在社会高速发展的今天，躯体和精神疾患越来越频繁，种类越来越多样。特别是随着社会压力的逐渐增加，人们的心理问题也越来越严重，抑郁症、焦虑症等也被越来越多的人所熟知。及时掌握居民健康状况，了解各种疾病的患病情况，是政府制定正确卫生政策的必要前提。

中国国家疾病预防控制中心慢性非传染性疾病预防控制中心组织的“中国慢性病及其危险因素监测（2013）”将在全国 31 个省（市、自治区）161 个县（区）的监测点进行调查，调查内容包括身体健康和心理健康部分。心理健康部分是国家卫生行业科研专项和“十二五”科技支撑计划资助的中国精神卫生调查项目，是“中国慢性病及其危险因素监测（2013）”的子项目之一。该调查的主要目的是了解中国居民各种躯体疾病和心理疾病的患病情况，为我国医疗制度改革、卫生立法以及各级政府制定相关政策提供科学依据。该项目由中国疾病预防控制中心慢性非传染性疾病预防控制中心和精神卫生中心合作开展，北京大学中国社会科学调查中心是项目执行单位。

按照抽样程序，您家被抽中为本样本村/居的受访家庭之一。您家将有1名成年家庭成员被邀请参加问卷访问。

为了表示对您支持和合作的谢意，每完成一份家庭成员问卷、成人问卷或知情人问卷，您将分别得到价值人民币 _______ 元的礼品。此礼品将由访员在访问结束后代为发放。

参与本项工作的人员都已接受过严格的培训，了解《中华人民共和国统计法》《中华人民共和国保密法》《中华人民共和国刑法》涉及调查活动的相关内容，并将严格遵守相关法律。本次调查的所有访员和督导员都佩戴有北京大学中国社会科学调查中心统一核发的证件。当访员到您家进行问卷访问时，请您查看他/她的个人证件，如访员工作证或督导工作证。如果您对调查员的身份有任何疑问，欢迎您随时拨打电话：********* 进行核查。如果您想了解更多关于北京大学中国社会科学调查中心的信息，欢迎浏览中心网站：www.isss.edu.cn。

根据《中华人民共和国统计法》第三章第十四条，您所提供的任何信息，在未获得您许可的前提下，我们将绝对保密。科学研究、政策分析以及观点评论所发布的信息，是大量问卷的汇总信息，而非您个人、家庭的案例信息，不涉及您个人、家庭、社区信息的泄露。

您的支持和合作对调查的成功至关重要，在此衷心地感谢您的合作！

北京大学中国社会科学调查中心
2013年7月

《致拒访者的信》在没有接触到受访家庭的时候发放，例如，在单元楼门口通过对讲机拒访的，或者不开门的。可以放在楼下信箱中，或者受访家庭的门上。该信的内容除了要包含《致受访者的信》中的有关项目简介和保密声明之外，还需要补充有关不能替换该户的说明，并阐述他们的回答对项目的重要性。例如，增加这段描述：

“我们要完成如此大规模的调查工作，只依靠调查中心的力量远远不够，更需要您的理解和支持，您的信息和数据是这个项目不可或缺的一部分，您的支持和理解也是这个项目能否成功进行的关键因素。本项调查是对我国居民健康状况的整体分析和描述，是大量问卷的汇总，而非您个人、家庭的案例信息。在您的社区里，有很多和您一样的家庭都是我们的受访户。我们对所有信息都有着严格的保密措施，绝不会泄露任何有关您的信息，否则必将承担相应的法律责任。在此衷心地希望您能够接受我们的访问，帮助我们完成今年的调查。”

保密声明要加盖调查机构的公章，以表示郑重承诺。

保密声明

尊敬的先生/女士：

您好！您的家庭是2013年“中国居民健康与疾病负担调查”在本村/居按照科学程序抽取的受访家庭之一。

“中国居民健康与疾病负担调查”的执行机构为北京大学中国社会科学调查中心。

北京大学中国社会科学调查中心（Institute of Social Science Survey，iSSS）是北京大学的科研、教学、培训和调查实体机构，与北京大学各院系具有同等责任和权利。关于调查机构的详情，您可以登录北京大学的官方网站进行查询：www.pku.edu.cn/schools/yxsz.jsp。

本声明的目的在于向您庄严地保证：北京大学中国社会科学调查中心将严格遵守《中华人民共和国统计法》以及其他相关政策、法规。您为我们的问卷调查提供的任何信息，在未获得您许可的前提下，我们将严格保密，绝不向任何第三方泄露。科学研究、政策分析以及观点评论所发布的信息，是大量问卷的汇总信息，而非您个人、家庭、社区的案例信息，不涉及您个人、家庭、社区信息的泄露。

参与本项工作的人员都已经接受过严格培训，了解《中华人民共和国统计法》《中华人民共和国保密法》《中华人民共和国刑法》涉及调查活动的相关内容，并严格遵守相关法律。本轮调查的所有访员和督导员都佩戴有北京大学中国社会科学调查中心统一核发的证件。如果您对我们的机构或访员有任何疑问，请您拨打北京大学中国社会科学调查中心的热线电话（************）获取详细信息，或者浏览北京大学中国社会科学调查中心网站了解详细情况：www.isss.edu.cn。

非常感谢您的支持和合作！

北京大学中国社会科学调查中心

2013年7月

知情同意书中要写明研究单位、项目负责人、项目简介、过程概述、受访者获益及风险、参与原则、保密原则，并请受访者签字。

知情同意书摘要

[受访者获益及风险]

您没有直接的获益，但会帮助我们更深入提高对各种疾病病因的认识，及早发现一些可调整的危险因素，及早预防。您提供的信息将有助于我们了解我国各类疾病的流行状况及其规律，以及制定预防和控制这些疾病和促进健康的对策与措施，为医学科研做出贡献。对于参与并完成该调查耽误了您的宝贵时间我们表示歉意并一定尽量提高效率，还将在完成调查后赠送您一个小礼物表示感谢。访谈结果可以通过拨打全国统一咨询电话 ******* 进行咨询。

[参与原则]

参加本调查您不需要支付任何费用。您是否参加此项研究，或是否同意录音，或是否在研究过程中中途退出，完全是您的自由。您不会因为拒绝参加或者退出研究而受到伤害或者惩罚，如果有些研究问题令您感到不安，您可以拒绝回答；您任何时候都可以终止访谈，这不会影响您所接受的医疗服务质量。

[保密原则]

我们会对您的个人资料、隐私等严格保密。录音资料严格保密，调查结束5年后销毁。研究结束后，我们不会没有经过您的同意开展上述提到研究以外的任何研究。因此，如果我们想要扩展我们的研究内容，我们会再次跟您联系，得到您的许可，而且我们还需要得到伦理委员会的批准。没有您的同意和伦理学批准，这些研究不能也不会进行。

这项研究和可能的获益及风险我已经充分了解，在签署知情同意书之前，我也问过调查人员我不清楚的所有问题。我自愿接受访谈，同时有权在任何时候终止访谈、收回知情同意书，我知道我的决定不会影响我将来可能接受的医疗服务的质量。如果我出现与研究有关的问题，或者感觉访谈使我受到伤害，我将和黄悦勤教授联系，她的电话是 ********。无论何时，如果我对这项研究有疑问，或者想讨论我的权益问题，可以与北京大学第六医院医学伦理委员会办公室联系（电话：010-********）。

我同意参加这项研究。

在中国精神卫生调查中，由于调查工具能够识别出一些特殊医学状况的人群，为此，还需准备“医疗救助卡”，列举可以最方便地接受医疗救助的方式。

实现方式是在受访者完成 CIDI 后，有提示的窗口跳出时，提醒向受访者发放医疗救助卡并通知家属。

医疗救助卡

亲爱的朋友，通过这次健康访谈我们发现您目前可能处于严重的心理痛苦之中，甚至怀疑生命的价值和意义！为您的健康和安全着想，我们认为您非常需要接受心理健康专业人员的帮助。以下是我们推荐的精神卫生服务资源供您选择：

固定电话请拨打免费电话：010-********；

手机请拨打：***-***-***；

网页：*********

当地精神卫生专业机构名称和地址（由访员询问当地 CDC 人员后填写）。

三、物资准备工作

调查机构应当按照指南和相关技术要求做好调查所需物资储备，由专人负责管理，保持可有效使用状态。调查物资包含访员证、受访者礼品、礼品登记表、劳务发放表、签字笔、铅笔、手表、口哨、印泥、访员 T 恤等。

相关机构应做好调查现场所需物资的印刷、购置、仓储与配送工作。这些物资应在县 / 区调查开始前 2 ～ 4 周进行装包，直接快递至调查县 / 区，在县 / 区安排专人负责验收、存放。

消耗性物品应在完成一次调查后及时补充，确保随时可投入使用。

调查机构应提供调查所需要的交通、通信、办公、会议等条件，保证满足日常和应急工作需要。

第五节

访员队伍的培训

一、培训准备

培训前应提前做好培训准备工作，根据培训批次和培训人数，保证授课在统一的大教室进行；在进行分组练习时，每组间保持适当的距离，不相互干扰。此外，还需为被培训者准备背包、纸笔、饮用水、文件袋、结业证书、访员证、两项协议（《访员培训协议》《访员协议》）以及练习电脑和无线网卡设备等。

1. 行政准备工作

培训准备工作分为北京和外省市两类。在北京培训，所需要做的行政类准备工作如下。

（1）培训教室预定：根据调查中心集中培训批次、课程及人员安排需要预定两种类型的教室：可容纳 100 人的教室和可容纳 60 ～ 70 人的教室。

（2）培训用品的准备：访员背包、T 恤、纸笔、饮用水、文件袋、访员结业证书、访员证、入户材料（《致受访者的一封信》《致村 / 居的一封信》《保密申明》《录音及问卷知情同意书》）和三项协议（《访员培训协议》《访员协议》《访员保密协议》）需加盖调查中心公章。

（3）饭卡预定或盒饭预定：如果在学校就餐，需在培训报到当天为每位访员发放面值为 ××× 元的餐卡，以供培训期间使用，或提前订好餐馆送餐。

（4）访员培训实地入户练习准备工作：访员培训期间的实地入户地点的行政沟通协调工作。

（5）为完成培训通过考试的合格访员报销往返路费。

（6）无线网卡购买工作：访员无线网卡的购买和开通工作需在第一批访员培训前完成。

（7）为非本校访员安排食宿：需要为访员统一安排食宿，以保证培训工作的顺利展开。

在外省市培训，需要增加快递培训和访问用品的工作、增加招聘和培训学生干部的工作。学生干部主要负责：在访员报到日配合调查中心工作人员，如访员培训材料的装袋工作、访员证件的复印工作等；在培训期间，除了参加常规的培训学习之外，需协助调查中心工作人员做各种汇总整理工作；在实地入户练习中，要能独立带领一个小组进行入户练习；在实地入户调查过程中担任小队长，负责当地村 / 居协调、组员积极性调动、与督导及时沟通汇报、困难户攻关等工作。

2. 数据及设备准备

（1）调查中心数据部门需要为每批访员在培训期间提供培训练习所需的样本，每位访员 30 条。

（2）调查中心技术部门需要在培训前完成电脑检测、系统安装、访问系统的安装以及网卡客户端安装工作，大多数校园都已经覆盖 WIFI 信号，对于无线网络的使用可能需要申请临时校园网用户账号，或者接入临时 WIFI 信号源。

3. 访员培训协议的重要性与内容

在全国范围内的大型入户调查项目中，培训内容多、访员规模大、培训时间长，为了尽量降低培训成本，尤其是访员退出所带来的成本，需要在培训前与访员签订培训协议，规定双方的责任与义务。

访员培训协议（摘要）

一、培训日期：2013 年______月______日至 2013 年______月______日，培训时间共 5 天。

二、双方责任与义务

甲方责任与义务：

1．培训课程、培训地点、食宿由甲方负责统一安排；

2．在乙方完成培训且考试合格，成为正式访员后，除出现本协议第三条的情形外，甲方全额承担乙方培训期间的食宿费、往返交通费（硬座标准实报实销，特殊情况下可申请报销硬卧车票）；

3. 在培训期间为乙方购买意外伤害和意外医疗保险；
4. 为乙方提供必要的培训材料和设备；
5. 在培训期间做好培训指导、监督、协调和服务工作。
乙方责任与义务：
1. 服从甲方培训安排和管理，遵守培训纪律；
2. 完成培训课程，掌握计算机辅助面访相关技能，通过结业考试；
3. 保证在培训结束后一周内开展实地入户访问工作，并按时保质完成甲方分配的任务。
三、若乙方提供虚假身份信息、在培训期间学习态度不端正，不遵守培训课堂纪律，不认真学习培训内容，不尊重授课老师，没有通过结业考试，或乙方因个人原因没有完成规定的培训任务，甲方将按照以下办法处理：
1. 甲方有权单方面终止乙方培训；
2. 甲方不提供乙方往返交通费报销；
3. 乙方须归还培训期间发放的所有培训材料、设备及相关物品；
4. 乙方须全额退还甲方已支付全部培训相关费用（包括食宿费 * 元 / 天，保险费 * 元）。

二、培训内容

每期培训时长为 5 ～ 7 天，包括讲解、练习和考试等环节。培训内容包括项目背景、问卷内容、CAPI 系统使用、执行流程、访问技巧、访问规范、质控要求、财务与设备管理制度等内容。

在进行访问规范和技巧的培训时，除了需要安排课堂讲解外，还应配合大量的集体和一对一的练习，并及时进行课堂的考核与辅导。

访问规范与技巧应包含以下几方面的内容：职业道德、访问规范与技巧、调查执行程序、安全守则。

（一）职业道德

访员必须遵守访员的职业道德规范。作为调查项目的重要参与者，访员肩负实地抽样和入户调查的双重任务。访员的工作质量关系着整个项目的成败。没有真实、准确的数据，就缺乏分析的基础，也就无法得出科学的结论。为了保证项目顺利进行，访员务必遵守如下规范：

（1）诚实、负责、不弄虚作假。弄虚作假包含随意更改受访地址、更换受访者和自填问卷三种行为。任何一种行为都是不可接受的。访员必须客观记录受访者的回答，不可擅自替换回答者，更不能自填自答。

（2）对问卷题目保持公平、中立的态度。不擅自引导受访者改变答题立场。

（3）文明礼貌、和气待人、耐心细致、始终如一。

（4）掌握调查抽样、访谈、追问的基本知识和技能。

（5）严格执行每项调查的技术规范，不得擅自更改。

（6）准确完整地保持调查数据的原始形态，不修改受访者答案。

（7）尊重受访者意愿，不侵犯受访者隐私，不触犯受访者禁忌。

（8）遵守保密原则，不得同与本研究无关的任何人提及受访者的任何资料。

（9）不得在调查中进行诸如宗教宣传、商业销售等与调查目的不相干的活动。

熟悉问卷和访员手册对于访问的顺利进行非常重要。当受访者最后同意并抽出时间接受访问时，如果访员自己对于所询问的问题表现得非常陌生，提问时结结巴巴、断断续续，无法及时解决受访者的疑问，就会使受访者认为访员缺乏专业资格，事先对想要了解的问题没有充分理解，从而对访员产生不信任、甚至看不起的想法，这会极大地影响采访过程的顺利进行。相反，如果访员对问卷相当熟悉的话，不仅能显示出自身的专业素养，获得受访者信任，也能使整个访问过程更加流畅，大大缩短访问时间。

在进行访问之前，访员应对问卷上的所有题目进行充分的理解，并在受访者提出疑问时对某些题目的具体含义进行说明。在整个调查过程中，访员都应不断重温问卷、访员手册及其他提示。如发现有任何自己不能理解的地方，都应当尽快联系督导进行解决。

最后，访员必须遵守学术伦理道德规范。调查需要受访者的配合方可完成，在这个过程中，受访者为了科学研究的目的回答了一些个人隐私来接受访问。因此，一定要尊重受访者的隐私，为受访者保密，这是非常严肃的学术伦理问题。实际上，作为一项社会调查研究，受访者是谁这一问题无关紧要，研究者关心的仅仅是受访者这个研究总体的态度和行为。

（二）访问行为一般规范

访问时采用标准化访谈方式，始终保持积极的态度，控制访问的速度，保持中立的态度，如实记录受访者的回复。面对拒访和联系不上的样本户时不应轻易放弃，积极寻找村 / 居协调人的帮助，分时段地进行多次尝试，6 次联系失败后方可申请放弃样本。

1. 亲切、谦和、自信

在接触到受访者和采访过程中，访员要做到态度亲切、谦和，怀有并且表现出充分的自信心。访员应是严肃的、充满生气的并且是自信的。访员的紧张情绪将会使受访者感到不安。

2. 让受访者知情、同意，并对其承诺保密

通常受访者在30秒内即作出是否配合采访的决定，要在短时间内将自己的来意说清楚，熟悉问卷前言对此至关重要。问卷前言务必让受访者知情，包括调查目的、调查机构、访员的身份、调查结果的运用、调查可能给受访者带来的收益和风险等等。在问卷前言说明中必须向受访者交待以下事项：

您是一个专业的采访员；

您是代表一个合法的、有良好声誉的组织；

问卷所要收集的信息是为了进行一项重要的、十分有价值的研究；

受访者的参与对于成功的研究将是至关重要的；

项目人员会为受访者提供的信息严格保密；

受访者的参与完全自愿。

诸如以下文字通常在采访开始时读给受访者听："在我们开始采访之前，我想向您重申这项调查是保密的并且完全是出于自愿。如果我们遇到任何你不愿回答的问题，请您告诉我，我们将继续下一个问题。"

受访者同时也得到一份知情同意书，其中包括对受访者参与的详细解释以及数据收集的保密性。

3. 奠定友好、轻松、互动的访问基调

访员要凭借亲切、谦和、自信、真诚的态度，努力让受访者提供尽可能精确的回答，包括向受访者传达采访目的并建立一种友好而轻松互动的基调。采访员应该在问卷前言说明中就开始奠定这种基调。如果受访者是友好的并且对研究很感兴趣，访员应尽力拉近与他们的关系。

访员应该意识到不同的受访者要求得到关于研究的不同信息；必须能够根据需要适时调整对他们的说明。在刚刚接触到受访者的期间既需要晓之以理，也需要动之以情。

如果受访者有抵触情绪，不妨采用迂回战术，先聊些家常拉近与受访者的距离，再逐渐进入正题开始采访。对受访者提出的所有问题，访员必须坦诚礼貌地进行回答。

4. 建立单独的访问环境

采访应尽可能单独进行，如果受访者是成年人，那么尽量要求其他人（包括受访者家属）离场，以免影响受访者思考的独立性，影响答案的真实性。这一点应当客气、礼貌而又明确地告知其他人。

5. 访谈切忌急躁

把控好整个访谈的进程，注意提问的节奏，确保受访者理解所问的题目都是什么意思。每问完一道题目，不要直接催促答案，而应短暂停顿以方便受访者有足够的时间进行思考。如果受访者缺乏仔细考虑的时间，就可能会说“不知道”或随便给一个回答，从而影响调查的准确性。因此，替受访者留出充分考虑的时间也是很重要的。

6. 态度中立

采访过程中，访员不应对任何问题表示自己的倾向性，不能诱导受访者违背其本来观点。应告诉对方，我们需要的不是正确答案，而是他们的真实想法和生活情况。在提问时，要忠实于问卷原文，不得擅自改动。对于受访者提出的疑问要遵照调查项目对于问卷的题目释义进行标准化的回答。如果遇到没有专门的标准化释义的题目，则可以这样回答受访者的疑问“请以您自己对这个问题的理解为准”“您觉得这个问题的意思是什么就是什么”。

（三）CIDI访问行为特殊规范

CIDI 的访问基本规范包括：按顺序提问；原题提问（如被打断，需重复读题）；从头至尾将题干完整读出；将题干里的所有选项读出；将关键词完整、准确（一字不差）读出；完整、准确（一字不差）读出引导词 / 限定词；根据指导语使用受访者手册；将题干里的所有举例读出；当受访者给出不确切答案时进行追问；控制语速；只根据给出的解释内容进行解释；当受访者对题目的一部分不理解时需要完整地重复读出题目；对受访者给出的答案进行适当反馈；对受访者回答的内容的原话记录，不加工。

在精神卫生类的调查项目中，要培训的访问规范通常会比普通的社会调查更多，更严格。例如，在自我介绍、提问、解释，以及探询方面都有特殊的规定。

1. 自我介绍

在自我介绍中，需向受访者传递以下信息：我是一个专业的访员；我在为一家合法而且有着良好声誉的机构工作；我在收集重要且有价值的研究数据，并对收集到的数据严格保密；受访者的参与对研究成功是至关重要的。这里面，专业性需要访员在与受访者接触的第一时间就能够展现出来，包括开场白、出示证件、穿着、仪表等。

2. 提问

在提问方面，要求访员按照原题提问，关键词、限定词、举例等均需完整而准确地读出。例如："您有生以来有没有跟医生或其他专业人员谈过您这种状况？（其他专业人员主要指心理学家、咨询人员、宗教界人士、中医、针灸师，以及其他专业人员）"这道题目括号内的内容必须读出，否则受访者理解的专业人员可能只会想到心理学家。再如，"我们刚才询问了过去30天中，您在多大程度上感到紧张不安、高兴不起来，容易生气及其他情绪问题。在过去12个月中，是否有一个月您的这些情绪问题比过去30天更严重？"这道题目中的第一句话就属于引导语，对于受访者回答也是能够产生关键影响的一句话，不能省略。

3. 解释

在访问过程中，受访者可能会有无法理解的词汇，或者无法回答的情况，向访员提出一些问题，此时，访员要按照既定的规则进行解释。

（1）只能采用电脑屏幕上出现的解释语言，任何过多的解释都是不允许的。例如："您是否为子女提供经济帮助？"如果受访者提问哪些算经济帮助，访员在访问电脑中按F1功能键，电脑显示出的解释文字为："经济帮助包括给钱，帮助付医疗费、学费、分担分期付款。不包括共同承担的住房成本或食品开支"，访员需要把这段解释文字读给受访者，而不能随意回答"就是给子女钱"。

（2）如果某一道题目没有事先给出解释，就采取受访者自己的定义，而不能用访员的定义。例如，访员提问："您的健康状况怎么样？是非常好，好，一般，不太好，还是不好？”受访者问：“怎么样算是非常好？”访员需这样回答：“这个并没有特定的含义，就按您的理解回答吧。”

4. 澄清和探询

当受访者因为不理解全部问题或问题的某部分而不能给予回答时需要澄清。当受访者表现出理解了问题但给出的回答却不符合问题的意思时需要探询。

如果怀疑受访者没有听清楚整个问题，这个问题就应该重述一次。例如，如果受访者的答案与问题不相关，或是没有理解问题的某个方面，应该重读整个问题或是受访者没理解的那部分。当受访者问及问题的某一特定部分时，访员可以只重复那一部分。当受访者要求重述某一项备选答案时，访员应该重述所有的备选答案。只有当受访者明确排除某个选项时访员才可以省略那个答案选项。

访员必须仔细地倾听确认自己理解受访者的回答，以决定是否有必要澄清或探询。

例如：“您曾有通过喝酒来摆脱这些问题困扰的时候吗？”受访者回答：“有时候”，此时访员记录答案“是”。

例如，“首先，在您的一生中有没有一段时间，您使用［药物］经常干扰了您的工作或影响了您在学校、工作或家庭中的职责？”受访者回答：“有时候。”此时，访员需要探询：“您是说经常干扰您的工作吗？”

在以上两个问题中，受访者都是回答“有时候”，第一个问题不需要探询，因为问题中相关的时期是“曾经”，“有时候”对于这个问题表示的是肯定的回答。而在第二个问题中，这个回答需要探询，因为访员并不清楚受访者是否听到问题中的“经常”这个词。

访员应该严格按照问卷上的言语提问或者采用中性的探询，以免对问题的回答造成偏倚。重复问题时，采用一种中性的方式是很有帮助的，常常可以使过渡很流畅。访员可以使用的探询语言包括：“您能告诉我那是什么意思吗”“您能告诉我更多的信息吗”“您是怎么想的”“哪一个答案更接近”“您估计最接近的是哪一个”“您能告诉我其他的吗”“您能再具体一些吗”等。

常见的探询情境有：

（1）“不知道”：当受访者回答“不知道”时，要在接受“不知道”这个答案之前再次探询受访者。可以用像“您是怎么想的？”或“您估计最接近的答案是什么呢？”这类探询来鼓励受访者回忆，如果探询三次，受访者还是不能回答，就记录“不知道”。

对于这个原则的例外情况就是探询症状的问题。在 CIDI 的许多地方，都会问受访者是否经历过一系列的症状。如果受访者对其中的某个问题回答“不知道”，访员就不需要探询，直接记录“否”就可以了。如果受访者不能立即回忆起是否经历过某个症状，就假定这个症状没出现过，或是症状太轻没什么临床意义。

（2）不一致：如果受访者前后所说的有所不同，访员不应该表现出不满意或是不信任，而是要问清楚，必要时修改前面或当前回答的编码。

5. 反馈

对受访者在访谈过程中的行为表现要用中性言语提供反馈。这是一种维持对访谈控制的方法。虽然反馈在保持受访者兴趣和集中注意力方面有一定的好处，但是使用太多的反馈或是使用不合适的反馈有可能会对受访者的回答造成偏倚。

反馈有助于维持注意力，吸引受访者避免离题、分心或不恰当的提问。当受访者提出不适当的要求，如询问建议、信息，或是访员的个人经历，访员可以使用建议性语句：“在这个研究中，我们对你的经历非常感兴趣”“我们完成访谈之后再谈这个。”

受访者给出不必要的冗长回答或提供过于详细的信息而偏离主题时，可以使用建议性语句：“我还有许多问题要问，我们先回到这些问题上来”“如果您想更多地谈谈这个问题，我们可以在访谈结束后讨论”。为阻止一些不合适的回答或交谈，保持沉默是很有效的一种方法。

在整个访谈过程中可以使用简短反馈，以表示接受受访者对于封闭问题的回答。在长系列问题、开放性问题或是对受访者来说很困难的问题上，为加强受访者的兴趣和注意力，可以使用长反馈。建议性的语句包括：“您说的很有用 / 是有帮助的信息”“我明白了，您说的这个很有帮助”“我把那个写下来 / 我把那个记录下来”。

（四）CIDI特殊的访问技巧

CIDI 不同于一般的社会调查，其主要目的在于诊断，为此有关诊断的内容，有很重要的访谈技巧。

1. 重复问题系列

CIDI 中有四种类型的问题系列反复出现，包括治疗史、0 ～ 10 分制功能受损评分、躯体因素、首次发病及最后一次发作情况等。

（1）治疗史：大多特定障碍单元的结尾是一系列的关于寻求精神障碍治疗的问题。这些问题询问是否由于该障碍而寻求过专业帮助，第一次寻求专业帮助的年龄，在求助过程中的转变，以及在过去12个月当中的治疗情况。

治疗问题的开始通常是问受访者是否对医生或其他专业人员说过这一部分所讨论的问题或症状,包括在办公室面对面的会谈或是通过电话进行的咨询。如果还有其他人，比如受访者的父母或监护人曾经代表受访者向专业人员说过他的问题或症状，也应当包括在内。

有时候人们会在一种非正式的场合而不是在办公室见面或专门的电话咨询与作为医生或其他专业人员的家庭成员、朋友或熟人谈话。如果谈话或互动的目的是为受访者寻求专业建议或指导，就应当编码为“是”。

一系列关于治疗的定义如下：

医生：毕业于医学院校的有执照的内科医师或精神科医师。

其他专业人员:心理学家、咨询人员、宗教界人士、中医、针灸师和其他专业人士。

治疗：专业人员对情绪问题提供了咨询或是在专业人员的指导下服用处方药。

开处方：受访者接受医生的处方或是打电话给药剂师以获得药物，不包括医生所给的任何使用非处方药或治疗的建议。也不包括服用别人的处方药。

“咨询师”的定义是那些将他们自己定义为咨询师的人。比如,受访者去见一个“婚姻咨询师”。

正在接受培训的专业人员也应当被计算在内（比如，把去看正在受训的医生算作去看医生）。

（2）12个月内的0～10分制功能受损评分：大多数特定障碍单元与慢性躯体疾病单元均包括了一系列0～10分的评分问题，让那些报告在过去的12个月内有精神障碍的受访者说出在过去的12个月中最严重的一个月或几个月里这些障碍对其生活及活动的影响程度。这些平行的问题使研究者可以从对日常生活影响程度的角度比较不同的精神障碍，确定哪种最严重。有些精神障碍，比如抑郁或惊恐障碍可能是发作性的，只持续1周、2周而不是整整1个月。尽管如此，CIDI想让受访者从整个月的角度来想，如果精神障碍对受访者活动的严重影响只持续几天的时间，他可能会将整个月损害等级评定为中等程度。

要求受访者给出一个在 0 ～ 10 分之间的等级评分，0 是指没有干扰，10 是指非常严重的干扰。在受访者手册中给受访者提供了一个图示（视觉模拟评分法），同时也用文字对 0 ～ 10 分值范围进行了等级划分：1 ～ 3 分表示轻度，4 ～ 6 分表示中度，7 ～ 9 分表示重度。如果受访者使用一个词（如，“中度”）而不是使用一个数字表示，要再次探询最适当的数字。如果他或她仍然用一个词来回答，就根据那个词在相应等级里的位置给一个中间的数字（比如，轻度给 2 分，中度给 5 分，重度给 8 分）来表示。如果受访者主动说出问题的内容范围并不适用于他们（比如，受访者说他从不做家务），则选择“不适用”，编码为 97。

（3）躯体因素的问题（又称作器质性的排除标准）：许多精神障碍单元包含询问可能导致症状的躯体原因的有关问题。当受访者提及情绪不稳定或有精神疾病时，应当排除躯体疾病。仔细并全面地记录受访者的答案是很重要的，因为精神卫生专业人员会回顾这些材料并且可能影响诊断。

（4）首次发作及最近一次发作：所有的特定障碍单元均评估症状的首次发作及最近一次发作。症状首次发作的信息通常是通过询问受访者第一次出现一个特殊的症状或问题的确切年龄来得到的。如果受访者记不住他的确切年龄，就让他们说一个大概的年龄。与之相似，关于发作的问题还要询问受访者第一次向医生谈到某个问题的时间。

对于最近一次发作而言，访员需询问受访者最近一次出现某个特殊的症状或问题的确切年龄。最近一次发作的问题有时有不同的格式，询问受访者在过去的 1 个月里、过去的 2 ～ 6 个月里或是 6 个月之前是否出现过该问题。如果受访者的障碍或问题只持续了 1 年，那首次发作及最近一次发作的年龄可能是相同的。

如果受访者对首次发作及最近一次发作的回答只是一个范围，访员应当探询：“你认为哪一个更接近？”如果在探询之后受访者仍然提供不了一个确切的年龄或年份，访员应当把时间范围的下限作为首发时间记录，而把上限作为最近一次发作的时间。一些受访者会通过说出首发的年份来告诉你发作的年龄。如果这种情况反复出现，你应该为自己及受访者做表来计算他们的年龄。

2. 探询症状的问题

当受访者对某个问题回答“不知道”时，为了从受访者获得一个可编码的答案，通常访员要进行探询。有一个例外就是在询问症状问题时。在整个 CIDI 工具的很多部分，让受访者回答“是”或“否”来确定他们是否体验过一系列的症状。如果一个受访者对这些条目中的一条回答“不知道”，访员就不应当再进一步询问，只是简单地记录一个“否”的回答。如果一个受访者不能立刻回忆他是否有过一个症状，就假定症状并没有出现过或是症状太轻而没有显著意义。

3. 对回答的探询及记录范围

对所有的只回答了一个范围的问题应该进行探询：“您认为哪一个更接近”。如果在探询之后受访者仍然不能提供比这个范围更精确的答案，访员应当根据某些规则来记录答案。正如上面提到的，用范围的下限作为首次发作的时间，用其上限作为最近一次发作的时间。对于症状持续时间的问题，在探询后仍得不到确切的答复的情况下，应该记录范围的上限。对于其他任何可能从受访者得到一个范围性答案的问题，比如收入，访员应当记录范围的中间值。

4. 强调关键词

在问题中反复使用一些词用来评定不同精神障碍的发病率。这些词出现在 CIDI 的许多问题中，他们对于问题的含义至关重要。缓慢地朗读这些问题以便受访者理解问题的含义非常重要，访员强调这些关键词也将有助于受访者理解整个问题。一般来说这些词汇是一些描述频率、强度及持续时间的关键词。访员应当熟悉并强调工具中下列的一些词汇及短语：

频率：时常，经常，通常。

强度：任何、很多、大部分。

持续时间：曾经，总是。

5. 状态的改变

CIDI 测量的众多障碍的一个重要特点是受访者与常态的偏离状态。正如在探询中提到的，当在询问许多症状时，是在寻找相对于正常状态而言的变化。比如，在询问关于进食障碍的问题时，询问受访者在暴食时是否是由于感到尴尬才单独吃东西。如果受访者回答说他从来都是单独吃的，就编码为“否”，因为这并没有反映出受访者的惯常行为发生了变化。

（五）CIDI每节要点和每个问题的目的

在访员培训中占据较大比例的是问卷内容培训。问卷内容培训需要提前准备每个章节的内容要点和测量目的，还需要准备课堂和课后练习的脚本，并实施多轮练习。

关于章节内容要点的编写形式如下。

1. 筛查章节要点

本节的目的是搜集受访者的基本信息，这将决定在后面的访谈中，是否询问受访者一些关于感觉或者经历的特殊问题。

本节由一般的健康问题开始，随后是一系列重要的，关于生活中各种情绪问题的是非题。对这些是非题的回答结果将会决定访谈余下部分的内容。受访者利用受访者手册提供给访员按分等级来回答问题的视觉协助工具，同时访员会大量使用参照卡对答案进行记录。其他部分的问题将会对所有受访者进行提问，不受筛查部分答案的限制。

2. 每个问题的目的

SC19：以下的问题是关于你的健康问题的，这些问题可能在你一生中任何时间里发生过。建议你在开始回答每一个问题之前，做仔细的考虑，这对于本次研究而言很重要。准备好了么？

这是一个重要的问题。我们需要受访者了解有必要仔细考虑自己的答案。如果受访者暗示当时不愿意认真回答问题（例如，我不知道今天能不能认真回答，我很累了），那么访员应该重新安排一个更好的访谈时间。如果受访者对 CAPI 工具中的这个问题回答“不能”，访谈将中止。

SC20-SC35 诊断性筛查问题：本系列中所有的问题都与本问卷后面各节有关。受访者对于本系列问题中任何一个问题回答“是”时，访员都应该将其记录到访员参照卡上。在后面的访谈中，访员将要根据这些回答的结果，决定是否询问某个具体小节的问题。这几个问题是调查中最重要的几个问题。

访员一定要认真仔细地阅读这些问题。利用访员的反馈去强调认真思考的重要性。对于每一个回答“是”的答案，访员都需要检查是否在参照卡上作出了正确的标记。本节中，有一些问题我们称之为“第二次机会”的问题。在这些问题中，我们给受访者一次以上的机会表述他们的症状，用这些症状对受访者进行筛选，使其接受特定的诊断部分的调查。对任何一个问题回答“是”都会使受访者接受特定的诊断部分的调查。只有当受访者第一个问题回答“否”时，才询问后续问题。受访者对任何一个问题回答“是”都会要求其在随后的访谈中，继续回答更详细的问题。

（六）调查执行程序

培训访员按照标准化的程序进行访问。在执行程序中，对样本整个生命周期的一系列工作任务和工作要求、职责和相应的负责人都做出规定，并在培训中详细进行指导。样本的生命周期在访员端，从接受到样本开始，确认和熟悉调查地区，联系当地村/居，预约受访户，户内抽样，进行访问，发放受访者酬金，数据上传，中断访问后的预约，样本调配，到质控信息反馈终止。

（七）安全守则

访问时访员应当注意三个安全要素：人身安全、数据安全和设备安全。其中，数据安全守则包括：“每天”及时进行发送接收，电脑禁止外借，禁止下载，不要使用陌生 U 盘、移动硬盘或其他移动存储设备，禁止浏览陌生网站等。设备安全守则包括：使用电脑包、书包，注意防水、防雨、防摔，妥善保管无线网卡，注意使用电脑过程中的小孩打闹，邮寄时对电脑设备的包装要求，以及选择正规的快递公司等。

三、培训组织工作

培训组织工作包括培训方式及讲师安排、培训流程和培训期间工作。

1. 培训方式及讲师安排

在对培训访员人数预估后，根据访员的特点、访员的可利用时间及项目整体执行进程安排，为访员安排培训批次和培训时间。建议采取集中培训的方式进行培训，学生之间可在进入实地前提前熟悉，为实地执行打好感情基础，同时也可以进行学生间的模拟互练。为了保证培训效果，建议每批次的培训不超过 60 人。在中国精神卫生调查中，为了保证项目按期高质量完成，并充分发挥合作单位在招募学生访员并组织集中培训方面的优势，将访员的培训分为三个阶段：第一阶段是北京市高校学生集中培训及合作单位所在院校学生集中培训；第二阶段是社会招聘访员培训；第三阶段为补充访员培训，具体时间依实地访员退出时间和补充访员招聘到位时间而定。

在讲师团队安排上，需要组建两个培训讲师小组，一部分讲师主要负责项目介绍、动员、问卷和技巧讲解、练习、参加结业仪式。另一部分讲师负责 CAPI 系统介绍、结果代码讲解、一般访问技巧和规范、分组练习、入户训练、执行 / 质控 / 财务制度讲解、考试和结业仪式组织等方面工作，并做好培训过程中的一切组织和管理工作。

2. 培训流程

（1）动员会：为了更好地激发学生访员对于项目的热情，增强认同感，由调查机构负责人和项目第一负责人进行培训前动员。动员会重点介绍项目的意义和价值，对数据质量的要求，对团队合作的期望。动员会形式要考虑到访员的特点，多种形式相结合。

（2）CIDI 培训：介绍使用复合性国际诊断交谈表（CIDI）的目的与方法，对 CIDI 做整体上的介绍，并分章节进行讲解，对该工具的特殊技巧做重点强调。

（3）模拟练习：每个章节的讲解结束后，由一名组长带领 20 名以内的访员进行练习。

（4）双人互练：CIDI 问卷全部讲解结束后，安排 2 小时进行双人互问的全问卷练习。

（5）模拟访谈：由精神科医生（或讲师）扮成受访者，接受访员的访问。其他工作人员负责记录访员在访问中出现的问题，并在访问结束后做点评。

（6）访问系统、访问技巧及制度培训：由调查中心讲师负责完成访问管理系统、访问设备使用、访员一般规范和技巧、执行流程、质控制度、财务制度等方面培训。

（7）实地入户训练：将访员分成 3 至 4 人的小组，由小组长带队在指定的村 / 居进行实地入户练习，以锻炼访员在真实情境下进行访问的能力并检验课堂培训的效果。实地练习结束后，请访员把在访问中遇到的各种问题进行记录，由小组长汇总提交给督导，由培训讲师安排时间统一解答。

（8）笔试：考核访员关于 CIDI 的使用情况、访问规范、质量核查规则、问卷关键概念解释、数据传输、财务等方面知识的掌握程度。

（9）总结会：培训讲师根据本批次访员在实地入户练习和笔试中遇到的问题，准备相关的会议主题，采用互动的形式进行讨论。

（10）录像教学：为了使“访员一般规范和入户访问技巧”的培训课程更加生动形象，由调查中心工作人员编剧，模拟现场可能遇到的各种拒访情况和艰苦的调查环境，并组织拍摄该课程教学片。

（11）个别指导：对于在小组练习中表现欠佳，但是学习态度诚恳的访员，由组长负责利用课间或晚间时段有针对性对访员进行个别辅导。

CMHS 项目的培训日程表如表 2-1，可供参考。

表 2-1　CMHS 项目访员培训日程表

日期	时间	内容
9 月 3 日	8：30—17：00	1．访员报到　2．领取培训材料　3．领取电脑
9 月 4 日	8：30—8：40	项目主管及合作单位负责人讲话
	8：40—9：20	项目介绍
	9：20—9：40	调查中心介绍
	9：40—10：10	项目实地执行程序
	10：10—10：40	CMHS 访问管理系统介绍
	10：40—11：40	CAPI 全流程
	11：40—13：00	集体照相及午餐
	13：00—13：30	联系结果代码讲解
	13：30—15：30	访员规范和入户访问技巧
	15：30—16：00	精神卫生与精神障碍名词解释
	16：00—16：30	A1、A2 问卷的使用
	16：30—17：00	CIDI 概述
9 月 5 日	8：30—9：30	CIDI 各章节要点及特殊访谈技巧
	9：30—12：00	CIDI 访谈练习（1）
	12：00—13：00	午餐
	13：00—17：30	CIDI 访谈练习（2）
	18：00—20：00	2 人互练
9 月 6 日	8：30—12：00	CIDI 访谈练习（3）
	12：00—13：00	午餐
	13：00—17：30	CIDI 访谈练习（4）
	18：00—20：00	2 人互练
9 月 7 日	8：30—12：00	CIDI 模拟访谈
	12：00—13：00	午餐
	13：00—15：30	考试科目一：CIDI 认证访谈
	15：30—17：30	A1、A2 问卷 / 知情人问卷练习

续表

日期	时间	内容
9月8日	8：30—9：00	质量督导方法
	9：00—9：30	调查行政管理
	9：30—10：00	小组长培训
	10：10—11：00	考试科目二：笔试
	11：00—13：00	午餐
	13：00—15：30	考试科目三：情景模拟考试
	15：30—16：00	考试总结
	16：00—17：00	1. 签署《访员协议》 2. 颁发证书

3. 培训期间的其他工作

（1）访员报到接待：每批访员培训前一天为报到日，需在培训地接待访员，主要工作包括：发放培训材料、培训日程表、T恤、收集身份证和银行卡复印件以及处理可能发生的突发事件。

（2）课堂指导和监督：培训期间必须随堂听课，主要目的在于维护课堂秩序并保证培训质量。工作人员要进行访员点名、监督访员课堂纪律、随时解答访员问题、组织模拟练习、课堂资料分发、访员培训期间相关问题解决等。对于在小组练习中表现欠佳，但是学习态度诚恳的访员，由工作人员或安排小组长利用课间或晚间时段有针对性地对访员进行个别辅导。

（3）每日培训工作总结：培训期间，每天培训工作结束后，所有讲师需参加当日总结讨论会，时长为1小时左右，目的在于及时汇总培训过程中的各种问题：访员对课程的接受度、讲师需要改进的部分、访员课堂表现、需要额外补充或进行调整的培训内容、需要给予特别关注和补充培训的访员。通过每天的总结讨论，力求每天的培训稳扎稳打，及时解决问题，保证培训质量。

第六节

现场调查执行流程

一、与各方沟通

在进入现场的至少 10 天之前，需要与合作单位沟通调查准备工作的进展。例如，表 2-2 是每天更新的与区县 CDC 的联系记录摘要。

表 2-2　CMHS 督导与区 / 县 CDC 沟通记录表

序号	区县	第三阶段抽样	第四阶段抽样	联系人	联系时间	联系结果
15	XXX 县	通过		XXX	7.29	正在收集信息，预计 8 月 10 日提交下一阶段的抽样框信息，抽出来以后和 XXX 联系，已说明邮寄礼品的事情，可以按照联系表上的地址邮寄，联系手机即可
47	XXX 区	通过		XXX	7.31	8 月 5 日开始调查，预计有 CDC 访员 20 人，分 10 组做 Kish
50	XXX 县	通过		XXX	7.25	下周去洛阳观摩，观摩结束后 8 月 1 日左右可确定具体入户时间，约定 8 月 1 日上午再联系
54	XXX 区	通过	通过	XXX	7.31	与 XXX 主任联系，预计 8 月 8 或 9 日开始，需要下周再联系
55	XXX 区	通过	通过	XXX	7.26	原本预计 8 月 1 日开始，但由于第四阶段需要重新抽样，所以计划本周五下午或者下周一开始。7 月 30 日所有访员到区疾控中心集合，与慢病队长会面了
57	XXX 县	通过		XXX	7.31	预计 8 月 4、5 日开始调查，具体的分组等情况明天再联系 XXX，会有更进一步的消息

续表

序号	区县	第三阶段抽样	第四阶段抽样	联系人	联系时间	联系结果
60	XXX 县	通过		XXX	7.31	联系了 XXX 副主任，他是带队人，他预计 8 月 15 号左右开始访问工作
77	XXX 市			XXX	7.31	预计 8 月 10 日之后开始，带队人是疾控中心 XXX 主任，目前具体事务由 XXX 负责
101	XXX 区	通过		XXX	7.29	今天拿到第三阶段的信息表，正在收集第四阶段的信息，可能还得等 3 天左右
102	XXX 区	通过		XXX	7.29	第四阶段抽样框信息已经上报，正在抽，抽出来告诉我们
104	XXX 县			XXX	7.29	预计 8 月 5 日培训，培训结束后马上开始（6 日或 7 日），可以邮寄礼品和访员物资了
110	XXX 市	通过	通过	XXX	7.27	7 月 29 日下午启动正式调查

在进入现场的一天或者两天前，需要与各方沟通确认准备工作是否就绪。例如，在 CMHS 实地入户前，督导需要确认完成的沟通工作任务见表 2-3 和表 2-4。

表 2-3　CMHS 项目入户前需确认事宜清单

一、北大六院与区 / 县 CDC 沟通
1. 区 / 县 CDC 主要协调人姓名、联系方式，以及协调费发放名单
2. 区 / 县 CDC 协调费是否已转账
3. 礼品及入户材料是否已经邮递至区 / 县 CDC
4. 是否已请区 / 县 CDC 将访问用材料和礼品运至村居
5. 是否已告知区 / 县 CDC，调查中心将直接与其联系访问事宜
二、调查中心与区 / 县 CDC 沟通
与慢病调查负责队长联系，沟通内容包括：
1. 介绍 CMHS 访员情况：人数、组长姓名和联系方式，所有其他访员姓名和联系方式
2. 询问 CMHS 样本村居实地工作开展时间安排、每个村 / 居停留时间
3. 了解慢病调查访员人数和分组情况，建议将所有慢病访员分为两大组，一组做与 CMHS 重合的样本，人数和 CMHS 的访员人数一致，以便提高效率
4. 询问 CMHS 访员到区 / 县 CDC 报到时间
5. 首次进入村 / 居的集合时间和地点
6. 是否已运送受访者礼品到每个村 / 居委会存放，如不能帮忙运送，需要确认 CMHS 访员方便到 CDC 领取受访者礼品的时间、地点和联系人

续表

7. 区 / 县 CDC 是否还有其他需要特别交代的事宜
8. 慢病调查队的住宿地点
三、与访员沟通
1. 跟所有访员确认一遍，是否能在规定时间到达规定地点
2. 跟所有访员再确认一遍电脑是否能正常使用
3. 跟所有访员确认一遍，是否收到样本
4. 跟小组长再次沟通与 CDC 交往要点和技巧
5. 与小组长交待区 / 县 CDC 组队方式和工作安排，协助小组长做出 CMHS 访员工作计划
6. 确认访员的交通工具，交通距离和时长，当日的天气
7. 确认访员的计划地住宿地点

表 2-4 CMHS 项目入户首日晚上需沟通事宜清单

一、区 / 县 CDC
1. 与区 / 县 CDC 慢病调查大队长汇报 CMHS 入户进展，如因访员人数问题或其他问题耽误了 CDC 入户进度，要解释情况并表示歉意，介绍 CMHS 团队的处理方案，保证后期调查能顺利进行
2. 沟通接下来几个村 / 居的 CDC 工作安排，介绍 CMHS 访员的工作安排
3. 代表访员们对区 / 县 CDC 工作人员的协助和照顾表示感谢
二、访员
1. 是否能跟上 CDC 的入户速度、CDC 配合态度如何、村 / 居配合情况如何
2. 区 / 县 CDC 慢病调查队伍的当天总结会的情况、交流的经验和第二天的计划是什么
3. CMHS 完成 Kish 数量、Kish 是否有抽样不一致的情况
4. 受访户配合情况如何、拒访与联系不上的局面是否比较严重
5. 当地方言问题，民俗问题是否影响到访问
6. 访员的吃、住、行
7. 访员情绪等（近日会制作出每个村 / 居入户首日组长需要汇报的情况表格，供组长填写并以邮件方式发给督导）
8. 突发情况和特殊需求，督导提出解决方案并及时汇报项目主管

二、调查样本的加载

CMHS 项目采用计算机辅助面访的调查方式，因此需要在完成 CMHS 的各阶段抽样后，将样本信息加载到计算机系统中，并给调查中心其他部门提供数据支持。

1. 样本编码

在抽样完成之后，需要给出各阶段的样本编码，该工作前期由调查中心抽样人员完成，后期由 CDC 工作人员在提供数据时给出。样本的编码规则如下：

（1）省、县 / 区为国标码。

（2）村 / 居委两位码，第一位为顺序码，第二位为合并村 / 居顺序码。

（3）家户为顺序码，按照一个村 / 居家户的排列进行顺序编码。

（4）个人为家户顺序码。

最终的个人编码 = 六位县 / 区国标码 + 两位村 / 居顺序码 + 两位家户顺序码。

其中 CDC 的最终的家户代码为两位码，由于计算机辅助调查系统设计的需要，由调查中心抽样人员将家户代码更改为三位码，由于在访问过程中可能有两个访员同时入户完成 Kish 表问卷，因此在家户样本后加入一位数字为第几份 Kish 表问卷。因此，最终的进入调查系统的样本编码为：

最终的个人编码 = 六位县 / 区国标码 + 两位村 / 居顺序码 + 三位家户顺序码 + 一位问卷份数码。

2. 分配Kish码

为保证样本内个人样本抽取的随机性，CMHS 在样本户内使用 Kish 抽样方法。因此需要给每个样本家户分配 Kish 码，需要同时给 CMHS 样本和 CDC 慢病调查样本分配 Kish 码。

3. 提供各类信息

（1）技术部需要的表格：主要是为了将抽样信息、受访者联系信息、访员督导等信息加载到计算机系统中。包含的信息主要有：

样本数据库（tsample_line）表格，包含存储样本代码、家户代码、问卷类型、结果代码、访员代码、督导代码等信息，共计 11 个变量。

地址数据库（tsample_line_address）表格，包含调查样本的姓名，各级地址信息和联系办法等，共计 14 个变量。

加载信息数据库（tcapi）表格，包含 3 个变量，其中所有问卷加载信息存储在一个变量（字段）里。

代码数据库（tcodes）表格，内容为各种代码和其代表含义的对应表，共计 4 个变量。

村 / 居列表，包含 CMHS 的样本村 / 居，以及该县 / 区中的非样本村 / 居的各级地址代码及名称，共计 11 个变量。

（2）CDC 慢病调查需要的样本表格：主要是为了整理 CDC 所需要的信息，导入 CDC 的网络系统中。包含样本姓名、地址、联系办法等 9 个变量。

（3）执行部需要的表格：为了方便督导和访员掌握样本的情况。包含样本姓名、地址、联系办法等 16 个变量。

（4）数据部需要的表格：该信息主要是数据部在报告系统中加载村 / 居名称等使用，包含的信息有 CMHS 截至当天的村 / 居累计表和当天抽取的样本村 / 居表，以及各村 / 居预计访到率等 13 个变量。

三、家庭户样本发放

执行督导在接到调查启动通知后，在第一时间联系访员，进行样本发放和入户工作安排。实地调查工作流程见图 2-4。

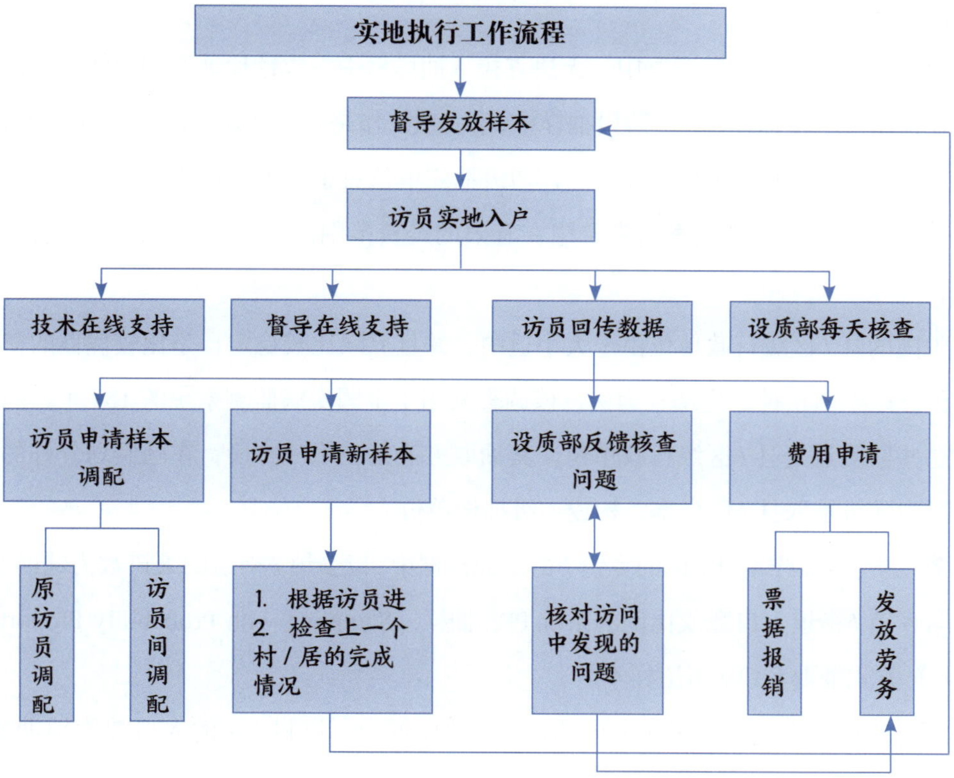

▲ 图 2-4　CMHS 实地调查工作流程图

在样本发放策略上建议采用分批发放而不是一次性发放的模式，分批发放可以督促访员尽可能地提高回答率，而不是将难以访问的样本都留下。

从发放程序上来讲，要根据调查问卷的种类和先后产生的次序进行发放。督导首先需要将 Kish 表问卷发给访员，安排访员先进行 Kish 表问卷，登记样本家户的家庭成员信息，从而筛选出符合访问的受访个人；之后根据各小组访问情况发放各类问卷，以合理安排好实地工作进度。

样本发放的权力由执行督导掌握，除了发放样本之外，还涉及样本调配的工作，例如，原本发放给访员 A 的样本，由于访员 A 生病，需要调配给访员 B 来进行访问，这种情况均由执行督导来负责安排和处理。

四、家户内的抽样

中国精神卫生调查采用分层、多阶段、不等概率的抽样设计。其独特之处在于中国精神卫生调查与中国疾病预防控制中心慢性非传染性疾病预防控制中心合作，采用了在全国疾病监测系统的 157 个疾病监测点（Disease Surveillance Point，DSP）基础上的二重抽样设计。

由于在一般性的全国调查中，无法直接从抽样框中一次性地抽取到个体，为此，多数需要采用多阶段抽样。在多阶段抽样中，第一项工作是需要确定初级抽样单位（Primary Sampling Unit，PSU）及其抽取方法，初级抽样单位对于一个变量的误差具有很高的贡献率。当前的概率抽样调查通常希望在有限的经费范围内，尽可能多地抽取初级抽样单位。

中国的县 / 区级行政单位由于大小适中，并且界限比较稳定，是比较优良的初级抽样单位。以中国精神卫生调查为例，该调查采用了全国疾病监测系统的 157 个疾病监测点，这些监测点是县 / 区级行政单位，其抽取方法是在第一阶段，在已经划分好的各个经济层中随机抽取县 / 区样本，构成初级抽样单位。

第二阶段：在样本县 / 区的乡镇 / 街道抽样框中，以乡镇 / 街道的人口数为辅助变量，按照与乡镇 / 街道人口数成比例的系统 PPS 抽样（Sampling with Probability Proportional to Size）方式抽取乡镇 / 街道样本。

第三阶段：在样本乡镇 / 街道的村 / 居抽样框中，以村 / 居的人口数为辅助变量，

按照与村 / 居人口数成比例的系统 PPS 抽样方式抽取村 / 居样本，即为全国疾病监测系统的村 / 居样本。

第四阶段：在全国疾病监测系统的样本村 / 居抽样框中，随机抽取中国精神卫生调查的村 / 居样本。

第五阶段：在每个村 / 居样本中，分为若干个片群，随机抽取片群样本。

第六阶段：在每个片群样本中，随机抽取样本家户。

第七阶段：在样本家户中，按照 Kish 表抽取一人进行调查。

此处进入 Kish 表的人员需要满足：拥有中国国籍，在该家户中居住满 6 个月的非聋哑的 18 岁及以上的成人。

Kish 表主要有以下 8 种抽选表。使用规则如下。

1．填写住户成员情况

访员先要询问住户成员的基本情况，包括性别、年龄和与户主的关系。然后，将成员进行排列并对符合被访问条件的成员编号，然后依次填入住户家庭成员情况登录表中。接下来，电脑内置的程序将符合调查资格的人员进行排序。排序遵循的原则是：男性在前，女性在后；年龄大的在前，年龄小的在后。也就是说，要把年龄最大的男性排在第一位，次年长的男性排在第二，以此类推；年龄最大的女性排在年龄最小的男性后面，其他女性也按年龄从大到小依次排列。

Kish 表的登记地址中所有人员，调查资格按照以下原则界定：

（1）年龄满 18 周岁，含 18 周岁。

（2）在此地址内累计居住满 6 个月及以上。

（3）拥有中国国籍，港澳台居民除外。

（4）不包含聋哑人群。

（5）不包含妊娠期妇女。

登记的内容包括如表 2-5 所示。

表 2-5　Kish 表登记内容

姓名	与户主的关系	年龄（周岁）	性别	是否为内地居民	累计居住时间是否大于6个月	是否为聋哑人	是否为妊娠期妇女	外出原因
XXX	XXX	XX	X	X	X	X	X	XXX

2. 根据抽样表抽取被访者

每个样本的抽样表包括以下内容：抽样表的编号、住户中成年成员数目和抽取成年住户成员的号码。其中抽样表的编号分别为 A1、B1、B2、C、D、E1、E2 和 F 这 8 种，即共有 8 种抽样表。每种抽样表占抽样表总数的比例分别为：1/6、1/12、1/12、1/6、1/6、1/12、1/12 和 1/6。每一份问卷的抽样也都有一种抽样表，问卷也因此被分为 8 类（图 2-5）。电脑内置的 Kish 表抽样程序会从住户内符合调查资格的家庭成员中按照 Kish 表的抽样规则抽取访问对象。

抽选表A	
该居住单位中合格成员的总数	入选的受访人的顺序号
1	1
2	1
3	1
4	1
5	1
6或更多	1

抽选表B1	
该居住单位中合格成员的总数	入选的受访人的顺序号
1	1
2	1
3	1
4	1
5	2
6或更多	2

抽选表B2	
该居住单位中合格成员的总数	入选的受访人的顺序号
1	1
2	1
3	1
4	2
5	2
6或更多	2

抽选表C	
该居住单位中合格成员的总数	入选的受访人的顺序号
1	1
2	1
3	2
4	2
5	3
6或更多	3

抽选表D	
该居住单位中合格成员的总数	入选的受访人的顺序号
1	1
2	2
3	2
4	3
5	4
6或更多	4

抽选表E1	
该居住单位中合格成员的总数	入选的受访人的顺序号
1	1
2	2
3	3
4	3
5	3
6或更多	5

抽选表E2	
该居住单位中合格成员的总数	入选的受访人的顺序号
1	1
2	2
3	3
4	4
5	5
6或更多	5

抽选表F	
该居住单位中合格成员的总数	入选的受访人的顺序号
1	1
2	2
3	3
4	4
5	5
6或更多	6

▲ **图 2-5　Kish 表**

五、入户访问

调查的进度管理工作采用督导直接管理访员的方式进行，每个村 / 居的访员队伍由 3 ~ 5 人组成，其中 1 人为组长。每组成员同时进入同一村 / 居开展访问，督导根据村 / 居实际情况进行该村 / 居的样本安排。

访员收到样本后先开展 Kish 表问卷调查，完成后，根据系统自动判断情况，继续该村 / 居的其他各类问卷的访问，包括 CIDI 问卷、A1 卷、A2 卷、B 卷等，访问过程中可视情况进行问卷调配，以合理安排工作，提高工作效率。

调查期间，不同地区应该加强沟通交流，分享经验，弥补缺陷。督导应及时将各小组反应的问题汇总，统一分享给各组成员，其他组成员遇到相同问题时可依照问题解答指南进行处理。

督导直接管理访员的优点是可以有效了解调查中的实际情况，解决访员的困难，合理安排工作，并且能够进行有效的质量督导。与这种直接管理方式不同的是委托合作方进行管理，这种间接管理的方式不利于质量的督导，不利于获得访员对于调查机构和项目的认同，从而降低管理效率，也影响质量督导的效果。建议采用执行督导直接管理访员的方式来实现入户访问。

以上都是入户访问的关键节点性的工作，实际实施过程中，还有若干非常细致的工作，例如，在访员入户之前，督导需要给访员发一份通知，通知内容涉及调查对象、调查的时间、调查物资的准备、生活提醒等方方面面。

CMHS 访员入户通知（摘要）

亲爱的同学，你好！CMHS** 省 ** 市 ** 区的调查将在 ** 月 ** 号正式开始入户，请仔细阅读下面的说明：

一、入户准备（摘要）

1. 组长跟督导沟通好集合时间和地点，确认给受访者的礼品已运达。组员听从组长安排，远途的同学买好车票，保证在指定时间到达集合地点。

2. 确认电脑、电源线完好，检查录音功能，保证设备能够用于访问工作。在调查开始之前找调查中心技术人员更新系统。

3. 出发之前确认自己带好电脑（已更新）、电源线、网卡（有的需要带上）、访员证、身份证、学生证、培训手册、受访者手册等调查可能用到的物品。

4. 访员劳务会在调查中期或者后期发给访员，具有一定的滞后性，因此出发之前请大家带足自己的生活费用（包括吃饭、住宿、交通、通信等）。

二、调查提醒（摘要）

1. 每一次联系都要有联系记录。拒访和联系不上的情况自己要做记录，来不及现场插结果代码时，当天调查结束后要补插并修改正确的时间。

2. 严重拒访和多次联系不上等信息，首先由组员记录，统一汇报给组长，组长负责将这些信息进行整理，汇报给督导，每天汇报督导样本完成情况。

3. 注意问卷和数据质量，不出现读题不规范、代答、代访等问题。一定保证自己的录音、电话采集率，无回答率不能过高。质量是调查的生命线，也跟大家的劳务息息相关。

三、生活提醒（摘要）

1. 组长负责安排好组员的住宿、伙食，组内可以一起协商解决。对于村居给大家安排住宿的情况，在离开该村/居之前也要付给一定的住宿费用表示感谢；对于没有给大家安排住宿的村居，请大家组内协商，听从组长安排。

2. 组员遇事要与组长沟通，听从组长的安排，禁止私自行动和擅作主张。组员汇报给组长，再由组长汇报给督导，得到批准后才能行动。

3. 对于十分配合的村/居，我们需要表示感谢的时候，首先要跟组长汇报，再由组长跟督导沟通，在保证礼品足够发给受访者的情况下，酌情派送。

4. 万事开头难，大家刚开始入户的时候，时间、进度方面会尤其紧张，有时候甚至会工作到晚上，需要大家提前做好心理准备。

如有其他问题请直接联系督导：

**** 联系方式：******

2013 年 CMHS 项目的第一批入户调查从 2013 年 7 月 22 日开始，除因客观原因暂停的 4 个县/区以外，其他 153 个县/区全部于 2013 年展开实地入户访问工作，暂停的 4 个县/区于 2014 年 7—8 月间恢复实地执行，并于 9 月 21 日结束。调查采用督导直接管理访员的方式，督导由调查中心的专职督导担任，每个县/区的访员队伍由 3 ~ 5 人组成，其中 1 人为组长。表 2-6 至表 2-9 展示了 CIDI 调查的入户接触结果，以及分省份统计的完成问卷数量。

表 2-6 CMHS 项目 Kish 问卷完成情况

样本接触结果	样本数	百分比（%）
1. 完成	32 552	84.4
2. 访问中断	40	0.1
3. 联系不上	1350	3.5

续表

样本接触结果	样本数	百分比（%）
4. 拒访	4152	10.8
5. 身体原因，无法接受访问	216	0.6
6. 语言原因无法访问	108	0.3
7. 无法判定是否为居民住宅	164	0.4
8. 完访数据丢失	7	0.0
9. 质量问题，废除样本	4	0.0
小计　符合调查资格样本	**38 593**	**100**
10. 地址中无符合资格成员	376	
11. 地址错误 / 地址不存在	540	
12. 非住宅	142	
13. 空置房屋	1313	
合计抽样户数	**40 964**	

表 2-7　CMHS 项目 CIDI 问卷及 A1、A2 问卷的完成情况

样本接触结果	数量（个）	百分比（%）
完整的 CIDI 问卷，经多方检验有效的问卷	28 140	72.91
完整的 CIDI 问卷，但是因质量问题删除	189	0.49
完整的 CIDI 问卷，但是因访问非本人删除	7	0.02
中断的 CIDI 问卷，同时完成了 A2 问卷	647	1.68
开篇拒访的 CIDI 问卷，但是完成了 A1 问卷	923	2.40
因住院、智力障碍无法完成 CIDI，直接进入第二阶段进行调查	207	0.54
小计	**30 113**	**78.04**
CIDI 完成，但传输丢失*	70	0.18
强拒访，未进入第二阶段	1041	2.70
外出，多次联系不上	1105	2.86
其他	223	0.58
合计（即完成的有效 Kish 问卷数）	**32 552**	**84.36**
符合调查资格户数	**38 593**	**100**

* 问卷数据丢失主要由于个别访员在上传数据过程中意外网络中断，后来又未继续发送所致。

表 2-8　CMHS 项目知情人问卷完成情况

问卷情况	问卷份数	百分比（%）
完成	1503	85.15
联系不上	40	2.26
拒访	89	5.04
因受访者外出，无法接受访问	80	4.53
无知情人	34	1.92
废卷	19	1.07

表 2-9　CMHS 项目 Kish 问卷、CIDI 问卷分省完成情况

省份	Kish 问卷		CIDI 问卷	
	完访数	百分比（%）	完访数	百分比（%）
北京市	505	1.6	413	1.5
天津市	351	1.1	298	1.1
河北省	1620	5.0	1444	5.1
山西省	1321	4.1	1152	4.1
内蒙古自治区	873	2.7	668	2.4
辽宁省	1178	3.6	1099	3.9
吉林省	1077	3.3	965	3.4
黑龙江省	1511	4.6	1204	4.3
上海市	537	1.6	381	1.4
江苏省	1353	4.2	1160	4.1
浙江省	1311	4.0	1176	4.2
安徽省	1347	4.1	1233	4.4
福建省	1015	3.1	859	3.1
江西省	990	3.0	896	3.2
山东省	2028	6.2	1770	6.3
河南省	1854	5.7	1693	6.0
湖北省	1179	3.6	1012	3.6
湖南省	1313	4.0	1155	4.1
广东省	1050	3.2	759	2.7
广西壮族自治区	1039	3.2	844	3.0
海南省	280	0.9	257	0.9
重庆市	381	1.2	298	1.1

续表

省份	Kish 问卷		CIDI 问卷	
	完访数	百分比（%）	完访数	百分比（%）
四川省	1659	5.1	1378	4.9
贵州省	1039	3.2	959	3.4
云南省	1220	3.7	1124	4.0
西藏自治区	305	0.9	162	0.6
陕西省	1062	3.3	901	3.2
甘肃省	1080	3.3	1014	3.6
青海省	639	2.0	613	2.2
宁夏回族自治区	310	1.0	255	0.9
新疆维吾尔自治区	1125	3.5	998	3.5
全国合计	32 552	100.0	28 140	100.0

六、数据传输

在数据传输阶段，一方面采取一定措施保证数据安全，要求调查机构、调查组和调查员在调查期间，不得擅自对外披露调查信息、被调查者的个人信息。无论是从对数据保密性，还是对数据安全性的考虑，访员在进行数据传输时应注意以下 5 点。

（1）对调查机构提供的和访问中收集的所有信息严格保密；

（2）每天及时对数据进行发送接收；

（3）访问设备只能自己使用，禁止外借；

（4）访问设备只能用于访问工作，不可用于其他个人用途；

（5）不可使用陌生 U 盘、移动硬盘或其他移动存储设备。

另一方面要保证数据传输的及时和通畅。建议要求访员每天进行数据上传，对于处于偏远地区的访员，要求最迟不超过 3 天进行一次数据上传。

数据管理人员应及时对实地传回的访问数据进行清理，对于上传数据不完整、或者数据上传缺失、数据上传间隔时间过长的访员要及时通知到执行督导和访员本人。对于访问数据质量、访问进展等各类情况也要进行分析与反馈，以便调查主管和客户了解进展情况。

关于数据传输监测通常以日报或周报的形式发布给技术部门和督导。如表 2-10、表 2-11、表 2-12 所示，需要列举出具体的样本编号和出错的状态。

表 2-10　发送接收出误样本列表

样本编号	iSeq	dtadded	lvDisposition_Notes	访员编号	村 / 居名称	省名称	访员姓名	督导姓名

表 2-11　输出不一致样本列表

样本编号	vMergeId	blvalid	FROM

表 2-12　结果代码完成状态，但没有数据样本列表

样本编号	访员编号	结果代码	完成状态	是否有问卷数据

关于数据传输情况的监测，除了问卷数据之外，还要监测电话、录音的采集率，录音文件的数量等（图 2-6、图 2-7）。

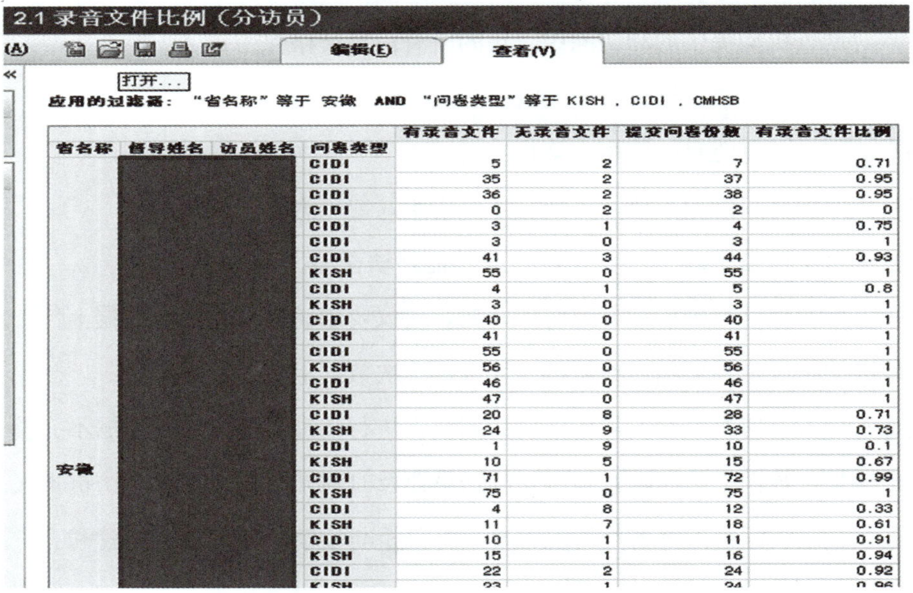

2.1 录音文件比例（分访员）

(A)　编辑(E)　查看(V)

打开...

应用的过滤器：“省名称”等于 安徽 AND “问卷类型”等于 KISH，CIDI，CMHSB

省名称	督导姓名	访员姓名	问卷类型	有录音文件	无录音文件	提交问卷份数	有录音文件比例
安徽	[redacted]		CIDI	5	2	7	0.71
			CIDI	35	2	37	0.95
			CIDI	36	2	38	0.95
			CIDI	0	2	2	0
			CIDI	3	1	4	0.75
			CIDI	3	0	3	1
			CIDI	41	3	44	0.93
			KISH	55	0	55	1
			CIDI	4	1	5	0.8
			KISH	3	0	3	1
			CIDI	40	0	40	1
			KISH	41	0	41	1
			CIDI	55	0	55	1
			KISH	56	0	56	1
			CIDI	46	0	46	1
			KISH	47	0	47	1
			CIDI	20	8	28	0.71
			KISH	24	9	33	0.73
			CIDI	1	9	10	0.1
			KISH	10	5	15	0.67
			CIDI	71	1	72	0.99
			KISH	75	0	75	1
			CIDI	4	8	12	0.33
			KISH	11	7	18	0.61
			CIDI	10	1	11	0.91
			KISH	15	1	16	0.94
			CIDI	22	2	24	0.92
			KISH	23	1	24	0.96

▲ 图 2-6　数据上传情况监测

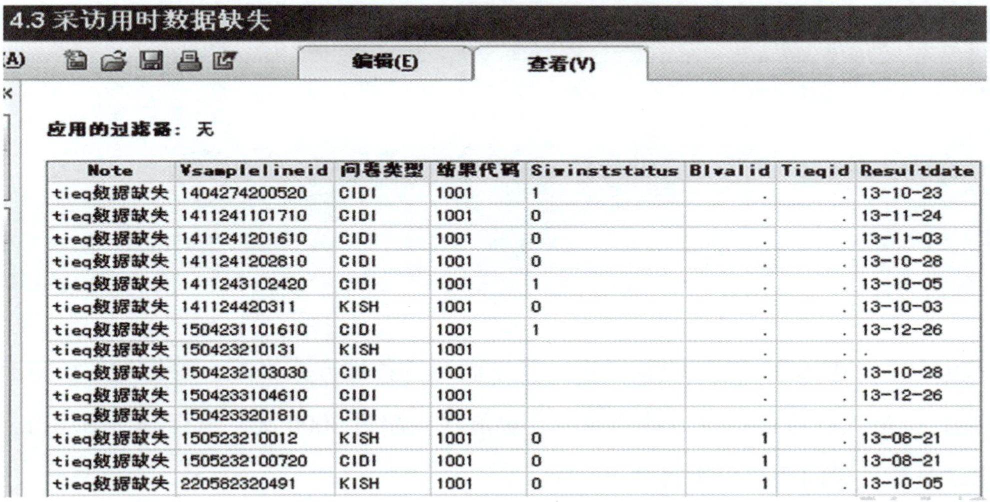

Note	Vsamplelineid	问卷类型	结果代码	Siwinststatus	Blvalid	Tieqid	Resultdate
tieq数据缺失	1404274200520	CIDI	1001	1	.	.	13-10-23
tieq数据缺失	1411241101710	CIDI	1001	0	.	.	13-11-24
tieq数据缺失	1411241201610	CIDI	1001	0	.	.	13-11-03
tieq数据缺失	1411241202810	CIDI	1001	0	.	.	13-10-28
tieq数据缺失	1411243102420	CIDI	1001	1	.	.	13-10-05
tieq数据缺失	141124420311	KISH	1001	0	.	.	13-10-03
tieq数据缺失	1504231101610	CIDI	1001	1	.	.	13-12-26
tieq数据缺失	150423210131	KISH	1001		.	.	.
tieq数据缺失	1504232103030	CIDI	1001		.	.	13-10-28
tieq数据缺失	1504233104610	CIDI	1001		.	.	13-12-26
tieq数据缺失	1504233201810	CIDI	1001		.	.	.
tieq数据缺失	150523210012	KISH	1001	0	1	.	13-08-21
tieq数据缺失	1505232100720	CIDI	1001	0	1	.	13-08-21
tieq数据缺失	220582320491	KISH	1001	0	1	.	13-10-05

▲ 图 2-7　采访用时数据缺失情况监测

七、质控信息反馈

数据质量是调查的生命，是决定调查项目成功与否的关键因素，调查质量的控制是整个项目执行的重要组成部分，执行督导需要高度关注访员的访问技巧与规范，以保证获得高质量的数据信息。执行督导通过质控部门提供的质控结果来进行访问质量管理，并根据质控结果与访员进行沟通，以规范访员的访问行为和保证访问数据质量。

执行督导可通过电话、短信、邮件、QQ 信息滚动提醒等渠道定时或不定时地提醒、警告访员，根据不同的情况采用统一提醒或单独提醒的形式与访员进行沟通反馈。

统一提醒是指执行督导通过 QQ 信息、短信、邮件等方式定时或不定时地向所有或部分访员统一发送相关质量信息，提醒访员在访问过程中规范访问行为，避免产生相关质量问题。

单独提醒是指执行督导通过 QQ 信息、短信、邮件、电话等方式给出现质量问题的访员单独发送相关质量信息，或直接电话提醒、警告访员在访问过程中需要针对性地规范自己的访问行为，并告知相关访问行为可能导致的后果。示例如下。

ISSS-XXX 11 : 16 : 17
陈 XX，你好！国庆期间你有 10 份样本出了 TIEQ 问题（单题访问时长问题），我们对于问卷中的每一道题都有标准的访问时长，如果你的一份问卷中有30%以上的题目在单题时长上不符合标准，就被算为TIEQ问题，且要扣除一半的问卷费用。

如果连续2天出问题，就要停止工作1天。

陈XX 12：35：59

好的，我会尽量注意。因为很多年纪大点的老乡都听不明白普通话，我按原题读，他们不明白，每道题都得解释半天，所以我只能用我们方言的说法说出来，他们才理解。问卷时间问题，我一定会注意。

2013年CMHS的CIDI调查工作，督导们通过各种方式提醒、警告过的访员有近500名，提醒人数占访员总人数的50%，提醒次数超过3000次。执行督导平均每人与50名访员就质量问题至少沟通过600次。

经执行督导各种方式的沟通反馈，大部分访员都能够了解到问卷质量的重要性，在提醒或暂停之后，质量有所提高。

当然也有极少部分访员在经过多次提醒和暂停访问后问题依旧，最后只能放弃这小部分访员，重新安排其他访员继续。项目执行期间累计暂停过20位访员的工作。

八、调查执行督导每周总结

现场调查问题复杂，事项琐碎而且繁多，在调查制度、程序的规定之外，经常也有事先没有规定到的细节或者调查的突发情况，为了保证调查的顺利进行，要求调查执行督导每周通过工作例会的形式进行总结和交流。执行督导的工作例会关注执行过程中的细节，集体讨论决定重大事项，并在例会中约定各自的任务分工和时间表。

例如，调查执行督导组的某一期工作例会纪要摘要如下。

调查执行组例会纪要

时　间：2013年8月14日　下午5：30—6：50

地　点：445督导办公室

参会人：执行组全体成员，分别为：×××、×××……

记录人：×××

主要内容：

1．关于支持系统中CIDI问卷的样本调配技术组今天已经添加个人样本中调配成功和调配失败的导出、条件筛选功能。

督导在一周个人样本调配中发现的问题：调配的个人样本中，留下的个人联系方式，有一些是家里的；有一些根本联系不上。很多种情况是外出打工的人，自己没有固定的联系方式，经常会用公共电话跟家里联系。调配的个人样本中多数都是省内调配。另外访员的手里面还有一些其他的样本。

会上提出的一些解决办法：先由访员打电话联系看看可不可以做。需要调配过北京的样本，都先调配过来。督导一起汇总统计已经完成调配的个人样本。另外针对完成调配的样本做一份表格给访员，让访员及时填写信息反馈。

2．上周给拒访户邮寄信件的效果反馈

上周三邮寄走的信件，据访员反映，收到信件的有些受访户已经接受访问，该措施有一定效果。下周会继续关注陆续收到邮件的受访户。

出现的问题：对于农村地区，平信一般只是寄到村里，村里经常不能及时送出或者根本就不送。

解决办法：下周继续统计拒访户的地址，对于农村地区能否由平邮改为快递？

3．对于已经上报完成但完成率不高的村／居情况和解决办法

基本上分为两种情况：一是拒访率高的村／居，二是全家外出打工比较多的村／居。

具体的解决办法：针对拒访率高的村／居，不要轻易接受访员汇报的拒访，要换不同的访员过去多方验证，并且继续试着访问。全家外出打工比例比较高的村／居，要和村／居委会的人员核实情况，也可以请其他访员过去核实。另外需要强调的是，XXX 户是我们完成量的底线。

4．关于周末作业——完成村／居情况分析以及进度报告的说明

周末之前一定要上交，如果有更好的分析进度的方法请提出，如果没有就按照这个执行。对于进度报告有困难的情况，要逐个访员进行分析。及时梳理思想，清楚哪些地区有问题需要支援，尽早想办法。

5．新一轮的访员评优

基本上还是按照上一次的标准，各位督导先把候选者的名单提交上，然后再细分各个奖项。主要参评的是第二大批培训的访员。需要督导们尽快把名单提交上。

6．完成核查的停止访问访员结算

对于已经退出或者是完成访问的访员，已经通过核查判定为合格的，要尽快按照协议的内容，对停止访问访员进行账目结算。

7．统计新退出和完成的访员名单

继续由 ××× 负责统计，做一个新增的退出和完成访员的信息表，周日之前完成，下周一的时候报给核查组。

8．近期核查

现在对于判定为有严重问题，上了黑名单的访员，要采取全部普查的方式。暂时先不要和这部分访员结算。

目前 ××× 提出，核查组核查出的问题要先交给督导与访员核实，听访员是否有合理的解释，然后再对访员的问题性质作出判断。不过已经核查出严重问题的这 ××× 位访员，确定需要做全面核查。

9．从访员中选拔督导的结果反馈

据目前大家的沟通结果看，基本上很少有访员可以做督导，或是因为个人素质的原因，或是因为访员已经找到合适的工作。

10．近期在督导和访员的沟通中反映出的一些问题和督导需求：

（1）访员对于样本的发放有一些抱怨。

（2）未来希望可以有一个访员可以自己看到自己进度情况的系统。

（3）有督导提出能不能再多给督导一些解挂的权限，方便解决一些访员简单而又比较着急的解挂申请。

（4）有督导提出，在问卷或是联系记录中针对会挂起的情况，可不可以设置一个提示框，让访员可以核实一遍甚至两遍之后再选择。

总结下周需要完成或是开始的事项：

1．已经完成个人样本调配的信息的整理，尽快做表，发给访员，让访员填写信息反馈；

2．统计拒访户的信息，继续给他们发信件和报告；

3．第二大批访员评优的候选名单的提交；

4．已经完成核查，没有严重问题的停止访问访员结账事宜；

5．统计新退出和完成的访员报给核查组。

第七节

调查进度的管理

实地执行工作根据样本分布情况按照分级负责和属地管理原则进行督导管理区域划分。进度管理是实地执行工作的主要内容，执行主管应实时关注全国实地样本整体访问进度，地区执行督导则着重监督负责区域的调查进度。

实地执行工作进展安排分为 3 个阶段，调查前期、调查中期和调查后期，每个阶段工作安排应视实地情况进行考虑。

一、调查前期

实地调查前期的重点是对整体执行流程、系统和问卷稳定性的观察，各地区应先派出先遣部队进入实地开展访问工作，以测试整体执行的流畅情况（包括对行政协调是否已落实到位进行跟进和确认，考察当地食宿交通，规划更加合理高效的调查顺序与路线），及时汇总先遣部队在访问过程中遇到的问题，汇编成执行指南共享给所有实地入户人员，以提高实地工作效率与质量。

就执行督导而言，在接到调查启动通知后，应该在第一时间联系访员，进行样本发放和工作安排。在样本发放策略上，建议采用分批发放而非一次性发放的模式，分批发放可以督促访员尽可能地提高应答率，而不是将难以访问的样本都留到访问终结前进行攻关或直接放弃。就发放地点而言，可以先发放应答率较高的农村地区样本，以提升访员的信心。一旦遇到由于方言或地点原因无法完成的样本，要尽快调配回调查机构，由督导将样本再次发放给有能力完成访问的访员。

就访员而言，在访问初期阶段，对问卷内容和访问管理系统还不够熟悉，缺乏访问经验和技巧，难免会对访问工作产生畏难情绪。同时，访问初期也是访员与样本点进行沟通和协调比较密集的阶段，在出现协调困难时，访员情绪较容易受挫。针对该阶段的特点，督导在监控访员访问进度的同时，需要做好心理抚慰与鼓励工作，及时了解访员在工作现场遇到的问题，给予合理的建议和指导。此外，该阶段需要加强技术团队的在线支持工作，保证及时解决访员遇到的技术问题，帮助访员尽快熟练操作访问系统，学会处理简单的技术问题，增强访员对系统操作的信心。

二、调查中期

实地调查中期，整体执行趋于稳定，实地调查已全面铺开，问卷数据每日回传量较大。在此阶段，执行督导工作应根据数据部提供的各访员、各村 / 居的进度报表进行各村 / 居的进度管理，还应借助质控部门提供的各类核查数据对各访员的访问技巧和规范进行监督。

在这一阶段，每周观察访问进行情况至关重要，访问进度统计表中，不仅要统计成功完成的样本数，也需要统计各种未能成功访问的情况，以便做出进一步的行动决策。质控监测多数以日报形式发布在报告系统，在调查中期，督导员要及时根据质控情况对访员进行再培训和再指导，提升访问质量。

在此阶段已累积 1000 份以上的样本，此时需要监测 CIDI 中各种精神障碍的诊断结果，以免调查出现偏差。参考图 2-8 至图 2-14，表 2-13 至表 2-17。

表 2-13 阳性诊断统计表（摘自某期周报）

Disorder		Stem		Unweighted Prevalence（Stem=Yes）		Unweighted Overall Prevalence	
Disoder group	Diagnosis	%	SE	%	SE	%	SE
Anxiety Disorder	Panic disorder	XXX	XXX	XXX	XXX	XXX	XXX
	Generalized anxiety disorder with hierarchy	XXX	XXX	XXX	XXX	XXX	XXX
	Specific phobia	XXX	XXX	XXX	XXX	XXX	XXX
	Social phobia	XXX	XXX	XXX	XXX	XXX	XXX

续表

	Disorder	Stem		Unweighted Prevalence (Stem=Yes)		Unweighted Overall Prevalence	
Disoder group	Diagnosis	%	SE	%	SE	%	SE
Anxiety Disorder	Agoraphobia without panic	XXX	XXX	XXX	XXX	XXX	XXX
	Post-traumatic stress disorder	XXX	XXX	XXX	XXX	XXX	XXX
	Obsessive compulsive disorder	XXX	XXX	XXX	XXX	XXX	XXX
Impulse Disorder	Bulimia	XXX	XXX	XXX	XXX	XXX	XXX
	Binge	XXX	XXX	XXX	XXX	XXX	XXX
Mood Disorder	Major depressive disorder with hierarchy	XXX	XXX	XXX	XXX	XXX	XXX
	Dysthymia with hierarchy	XXX	XXX	XXX	XXX	XXX	XXX
	Bipolar I/II/Sub-threshold	XXX	XXX	XXX	XXX	XXX	XXX

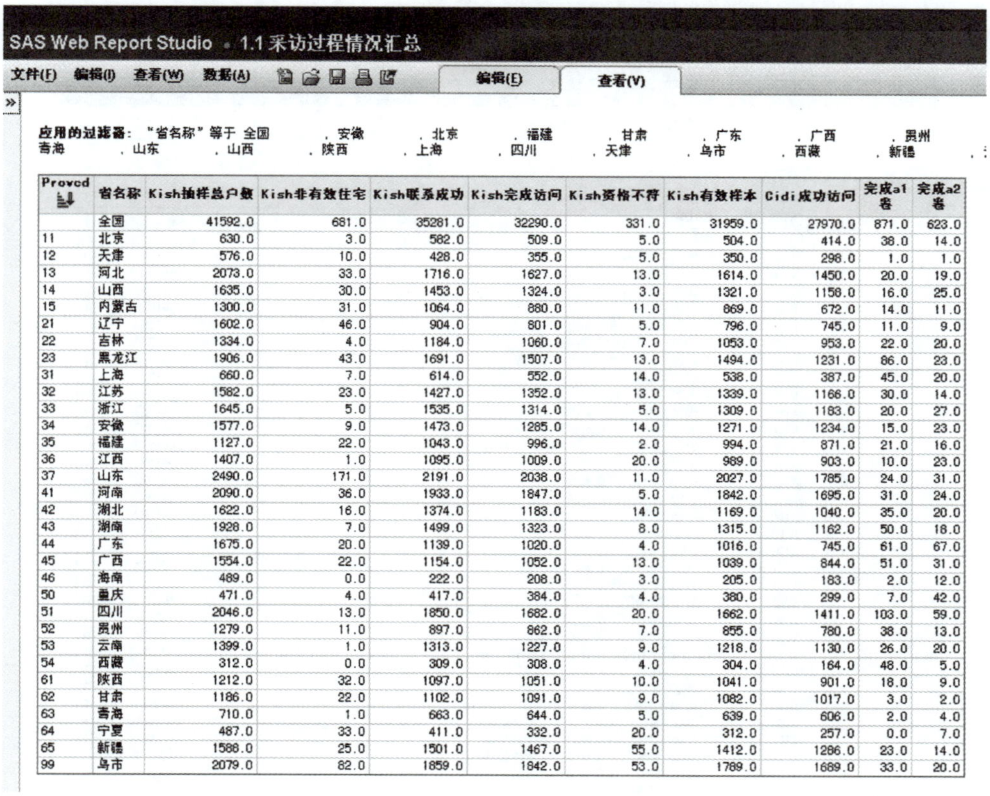

Provcd	省名称	Kish抽样总户数	Kish非有效住宅	Kish联系成功	Kish完成访问	Kish资格不符	Kish有效样本	Cidi成功访问	完成a1卷	完成a2卷
	全国	41592.0	681.0	35281.0	32290.0	331.0	31959.0	27970.0	871.0	623.0
11	北京	630.0	3.0	582.0	509.0	5.0	504.0	414.0	38.0	14.0
12	天津	576.0	10.0	428.0	355.0	5.0	350.0	298.0	1.0	1.0
13	河北	2073.0	33.0	1716.0	1627.0	13.0	1614.0	1450.0	20.0	19.0
14	山西	1635.0	30.0	1453.0	1324.0	3.0	1321.0	1158.0	16.0	25.0
15	内蒙古	1300.0	31.0	1064.0	880.0	11.0	869.0	672.0	14.0	11.0
21	辽宁	1602.0	46.0	904.0	801.0	5.0	796.0	745.0	11.0	9.0
22	吉林	1334.0	4.0	1184.0	1060.0	7.0	1053.0	953.0	22.0	20.0
23	黑龙江	1906.0	43.0	1691.0	1507.0	13.0	1494.0	1231.0	86.0	23.0
31	上海	660.0	7.0	614.0	552.0	14.0	538.0	387.0	45.0	20.0
32	江苏	1582.0	23.0	1427.0	1352.0	13.0	1339.0	1166.0	30.0	14.0
33	浙江	1645.0	5.0	1535.0	1314.0	5.0	1309.0	1183.0	20.0	27.0
34	安徽	1577.0	9.0	1473.0	1285.0	14.0	1271.0	1234.0	15.0	23.0
35	福建	1127.0	22.0	1043.0	996.0	2.0	994.0	871.0	21.0	16.0
36	江西	1407.0	1.0	1095.0	1009.0	20.0	989.0	903.0	10.0	23.0
37	山东	2490.0	171.0	2191.0	2038.0	11.0	2027.0	1785.0	24.0	31.0
41	河南	2090.0	36.0	1933.0	1847.0	5.0	1842.0	1695.0	31.0	24.0
42	湖北	1622.0	16.0	1374.0	1183.0	14.0	1169.0	1040.0	35.0	20.0
43	湖南	1928.0	7.0	1499.0	1323.0	8.0	1315.0	1162.0	50.0	18.0
44	广东	1675.0	20.0	1139.0	1020.0	4.0	1016.0	745.0	61.0	67.0
45	广西	1554.0	22.0	1154.0	1052.0	13.0	1039.0	844.0	51.0	31.0
46	海南	489.0	0.0	222.0	208.0	3.0	205.0	183.0	2.0	12.0
50	重庆	471.0	4.0	417.0	384.0	4.0	380.0	299.0	7.0	42.0
51	四川	2046.0	13.0	1850.0	1682.0	20.0	1662.0	1411.0	103.0	59.0
52	贵州	1279.0	11.0	897.0	862.0	7.0	855.0	780.0	38.0	13.0
53	云南	1399.0	1.0	1313.0	1227.0	9.0	1218.0	1130.0	26.0	20.0
54	西藏	312.0	0.0	309.0	308.0	4.0	304.0	164.0	48.0	5.0
61	陕西	1212.0	32.0	1097.0	1051.0	10.0	1041.0	901.0	18.0	9.0
62	甘肃	1186.0	22.0	1102.0	1091.0	9.0	1082.0	1017.0	3.0	2.0
63	青海	710.0	1.0	663.0	644.0	5.0	639.0	606.0	2.0	4.0
64	宁夏	487.0	33.0	411.0	332.0	20.0	312.0	257.0	0.0	7.0
65	新疆	1588.0	25.0	1501.0	1467.0	55.0	1412.0	1286.0	23.0	14.0
99	乌市	2079.0	82.0	1859.0	1842.0	53.0	1789.0	1689.0	33.0	20.0

▲ 图 2-8　采访进度统计表（分省）内容示意图

1.2 采访结果频数统计（分村居和访员）

编辑(E) 查看(V)

应用的过滤器： “结果代码” 等于 1001 AND “Provnm” 等于 北京 AND “Siwinstid” 等于 CIDI

Provnm	Commid	Commnm	访员代码	Iwernm	Siwinstid	结果代码	样本总数	百分比	频数统计
北京	11010111	[redacted]	110101005	[redacted]	CIDI	1001	37	29.73%	11
			110101006		CIDI	1001	37	16.22%	6
			110112003		CIDI	1001	37	16.22%	6
			110112008		CIDI	1001	37	13.51%	5
			110112010		CIDI	1001	37	13.51%	5
	11010112		110101005		CIDI	1001	39	17.95%	7
			110101006		CIDI	1001	39	10.26%	4
			110112002		CIDI	1001	39	10.26%	4
			110112003		CIDI	1001	39	12.82%	5
			110112009		CIDI	1001	39	7.69%	3
			110112010		CIDI	1001	39	12.82%	5
	11010121		110101001		CIDI	1001	21	28.57%	6
			110101005		CIDI	1001	21	19.05%	4
			110112003		CIDI	1001	21	23.81%	5
	11010122		110101006		CIDI	1001	22	45.45%	10
			110112002		CIDI	1001	22	4.55%	1
			360923003		CIDI	1001	22	22.73%	5
	11010131		110101001		CIDI	1001	32	18.75%	6
			110101005		CIDI	1001	32	12.50%	4
			110101006		CIDI	1001	32	3.13%	1
			110112003		CIDI	1001	32	15.63%	5
			110112008		CIDI	1001	32	6.25%	2
			130227003		CIDI	1001	32	12.50%	4
	11010132		110101001		CIDI	1001	29	20.69%	6
			110101005		CIDI	1001	29	13.79%	4
			110101006		CIDI	1001	29	10.34%	3
			110112003		CIDI	1001	29	13.79%	4
			110112010		CIDI	1001	29	10.34%	3
			130227003		CIDI	1001	29	6.90%	2
			110101005		CIDI	1001	29	44.83%	13

▲ 图 2-9　完访样本统计表（分村 / 居访员）内容示意图

1.3 采访结果频数统计（分省）

编辑(E) 查看(V)

应用的过滤器： “省名称” 等于 全国 AND “问卷类型” 等于 KISH . CIDI

Provcd	省名称	问卷类型	结果代码	结果代码意义	频数统计	样本总数	百分比
00	全国	KISH	0000	未联系	2813	41592	6.76%
00	全国	KISH	1001	完成	31959	41592	76.84%
00	全国	KISH	1008	条件不符	331	41592	0.80%
00	全国	KISH	1100	联系不上	312	41592	0.75%
00	全国	KISH	1900	最终：联系不上	980	41592	2.36%
00	全国	KISH	1999	中断已经完成的访问	44	41592	0.11%
00	全国	KISH	2100	没有拒绝，需要再次联系	62	41592	0.15%
00	全国	KISH	3100	拒访	162	41592	0.39%
00	全国	KISH	3900	最终：拒访	2242	41592	5.39%
00	全国	KISH	5900	最终：身体原因，无法接受访	206	41592	0.50%
00	全国	KISH	7900	最终：访员原因无法访问	68	41592	0.16%
00	全国	KISH	8100	最终：地址错误/地址不存在	535	41592	1.29%
00	全国	KISH	8200	最终：非住宅	146	41592	0.35%
00	全国	KISH	8300	最终：空置房屋	1364	41592	3.28%
00	全国	KISH	8400	最终：无法判定	161	41592	0.39%
00	全国	KISH	9999	废卷	207	41592	0.50%
00	全国	CIDI	0000	未联系	275	32211	0.85%
00	全国	CIDI	1001	完成	27971	32211	86.84%
00	全国	CIDI	1003	拒访情况观察	871	32211	2.70%
00	全国	CIDI	1005	中断访问	623	32211	1.93%
00	全国	CIDI	1100	联系不上	26	32211	0.08%
00	全国	CIDI	1900	最终：联系不上	145	32211	0.45%
00	全国	CIDI	1999	中断已经完成的访问	39	32211	0.12%
00	全国	CIDI	2100	没有拒绝，需要再次联系	82	32211	0.25%
00	全国	CIDI	3100	拒访	39	32211	0.12%
00	全国	CIDI	3900	最终：拒访	793	32211	2.46%
00	全国	CIDI	4100	因外出，无法接受访问	36	32211	0.11%
00	全国	CIDI	4900	最终：因外出，无法接受访问	818	32211	2.54%
00	全国	CIDI	5900	最终：身体原因，无法接受访	290	32211	0.90%
00	全国	CIDI	6900	最终：其他原因，无法接受访	14	32211	0.04%
00	全国	CIDI	7900	最终：访员原因无法访问	125	32211	0.39%
00	全国	CIDI	9999	废卷	64	32211	0.20%

▲ 图 2-10　未完访样本分布统计表（全国）内容示意图

1.3 采访结果频数统计（分省）

编辑(E)　查看(V)

应用的过滤器："省名称" 等于 全国 AND "问卷类型" 等于 KISH , CIDI

Proved	省名称	问卷类型	结果代码	结果代码意义	频数统计	样本总数	百分比
00	全国	KISH	0000	未联系	2813	41592	6.76%
00	全国	KISH	1001	完成	31959	41592	76.84%
00	全国	KISH	1008	条件不符	331	41592	0.80%
00	全国	KISH	1100	联系不上	312	41592	0.75%
00	全国	KISH	1900	最终：联系不上	980	41592	2.36%
00	全国	KISH	1999	中断已经完成的访问	44	41592	0.11%
00	全国	KISH	2100	没有拒绝，需要再次联系	62	41592	0.15%
00	全国	KISH	3100	拒访	162	41592	0.39%
00	全国	KISH	3900	最终：拒访	2242	41592	5.39%
00	全国	KISH	5900	最终：身体原因，无法接受访	206	41592	0.50%
00	全国	KISH	7900	最终：访员原因无法访问	68	41592	0.16%
00	全国	KISH	8100	最终：地址错误/地址不存在	535	41592	1.29%
00	全国	KISH	8200	最终：非住宅	146	41592	0.35%
00	全国	KISH	8300	最终：空置房屋	1364	41592	3.28%
00	全国	KISH	8400	最终：无法判定	161	41592	0.39%
00	全国	KISH	9999	废卷	207	41592	0.50%
00	全国	CIDI	0000	未联系	275	32211	0.85%
00	全国	CIDI	1001	完成	27971	32211	86.84%
00	全国	CIDI	1003	拒访情况观察	871	32211	2.70%
00	全国	CIDI	1005	中断访问	623	32211	1.93%
00	全国	CIDI	1100	联系不上	26	32211	0.08%
00	全国	CIDI	1900	最终：联系不上	145	32211	0.45%
00	全国	CIDI	1999	中断已经完成的访问	39	32211	0.12%
00	全国	CIDI	2100	没有拒绝，需要再次联系	82	32211	0.25%
00	全国	CIDI	3100	拒访	39	32211	0.12%
00	全国	CIDI	3900	最终：拒访	793	32211	2.46%
00	全国	CIDI	4100	因外出，无法接受访问	36	32211	0.11%
00	全国	CIDI	4900	最终：因外出，无法接受访问	818	32211	2.54%
00	全国	CIDI	5900	最终：身体原因，无法接受访	290	32211	0.90%
00	全国	CIDI	6900	最终：其他原因，无法接受访	14	32211	0.04%
00	全国	CIDI	7900	最终：访员原因无法访问	125	32211	0.39%
00	全国	CIDI	9999	废卷	64	32211	0.20%

▲ 图 2-11　未完访样本分布统计表（分村 / 居）内容示意图

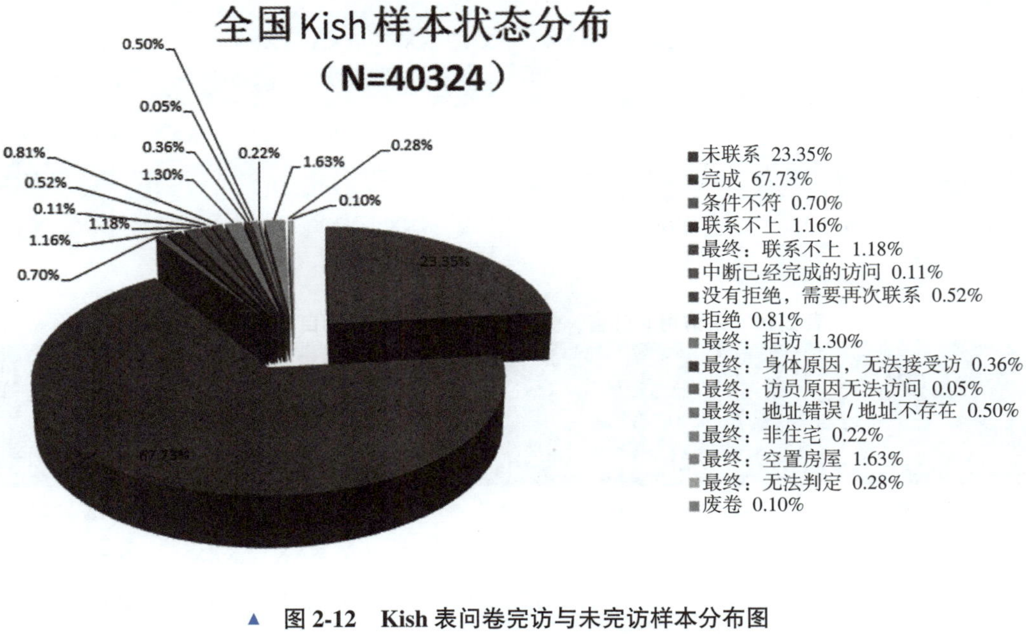

▲ 图 2-12　**Kish** 表问卷完访与未完访样本分布图

表 2-14 各访员阳性诊断统计表（摘自某期周报）

访员编号	访谈总个数	筛查部分没有阳性结果		1个筛查部分有阳性结果		2个筛查部分有阳性结果		3+个筛查部分有阳性结果	
Interviewer ID	n	%	SE	%	SE	%	SE	%	SE
110101001	XXX	XXX	XXX	XXX	XXX	XXX	XXX	XXX	XXX
110101005	XXX	XXX	XXX	XXX	XXX	XXX	XXX	XXX	XXX
110101006	XXX	XXX	XXX	XXX	XXX	XXX	XXX	XXX	XXX
110112002	XXX	XXX	XXX	XXX	XXX	XXX	XXX	XXX	XXX
110112003	XXX	XXX	XXX	XXX	XXX	XXX	XXX	XXX	XXX
130205001	XXX	XXX	XXX	XXX	XXX	XXX	XXX	XXX	XXX
130205002	XXX	XXX	XXX	XXX	XXX	XXX	XXX	XXX	XXX
130227001	XXX	XXX	XXX	XXX	XXX	XXX	XXX	XXX	XXX

表 2-15 各访员不同时间段阳性诊断统计表（摘自某期周报）

访员编号	完访样本序列号	完访样本量	筛查部分有阳性结果的个数				筛查部分有阳性结果的比例			
Interviewer ID	Interview #s	n	0	1	2	3+	0	1	2	3+
110101001	#1-3	XXX	XXX	XXX	XXX	XXX	XXX	XXX	XXX	XXX
110101001	#4-6	XXX	XXX	XXX	XXX	XXX	XXX	XXX	XXX	XXX
110101001	#7-8	XXX	XXX	XXX	XXX	XXX	XXX	XXX	XXX	XXX
110101005	#1-4	XXX	XXX	XXX	XXX	XXX	XXX	XXX	XXX	XXX
110101005	#5-8	XXX	XXX	XXX	XXX	XXX	XXX	XXX	XXX	XXX
110101005	#9-12	XXX	XXX	XXX	XXX	XXX	XXX	XXX	XXX	XXX
110101006	#1-5	XXX	XXX	XXX	XXX	XXX	XXX	XXX	XXX	XXX
110101006	#6-10	XXX	XXX	XXX	XXX	XXX	XXX	XXX	XXX	XXX
110101006	#11-15	XXX	XXX	XXX	XXX	XXX	XXX	XXX	XXX	XXX

表 2-16 采访用时分省、分问卷模块统计表（摘自某期周报）

问卷类型模块	省份编码	省份名称	各基本描述统计量						
TYPE	PROVCD	PROVNM	Mean	Std Error	Max	Q3	Median	Q1	Min
CIDI	00	全国	XXX	XXX	XXX	XXX	XXX	XXX	XXX
	11	北京	XXX	XXX	XXX	XXX	XXX	XXX	XXX
	13	河北	XXX	XXX	XXX	XXX	XXX	XXX	XXX

续表

问卷类型模块	省份编码	省份名称	各基本描述统计量						
TYPE	PROVCD	PROVNM	Mean	Std Error	Max	Q3	Median	Q1	Min
CIDI	15	内蒙古	XXX	XXX	XXX	XXX	XXX	XXX	XXX
	22	吉林	XXX	XXX	XXX	XXX	XXX	XXX	XXX
	23	黑龙江	XXX	XXX	XXX	XXX	XXX	XXX	XXX
	37	山东	XXX	XXX	XXX	XXX	XXX	XXX	XXX
	41	河南	XXX	XXX	XXX	XXX	XXX	XXX	XXX
	42	湖北	XXX	XXX	XXX	XXX	XXX	XXX	XXX
	61	陕西	XXX	XXX	XXX	XXX	XXX	XXX	XXX
	62	甘肃	XXX	XXX	XXX	XXX	XXX	XXX	XXX
	63	青海	XXX	XXX	XXX	XXX	XXX	XXX	XXX
CIDI_ad	00	全国	XXX	XXX	XXX	XXX	XXX	XXX	XXX
	11	北京	XXX	XXX	XXX	XXX	XXX	XXX	XXX
	13	河北	XXX	XXX	XXX	XXX	XXX	XXX	XXX
	15	内蒙古	XXX	XXX	XXX	XXX	XXX	XXX	XXX
	22	吉林	XXX	XXX	XXX	XXX	XXX	XXX	XXX
	23	黑龙江	XXX	XXX	XXX	XXX	XXX	XXX	XXX
	37	山东	XXX	XXX	XXX	XXX	XXX	XXX	XXX
	41	河南	XXX	XXX	XXX	XXX	XXX	XXX	XXX
	42	湖北	XXX	XXX	XXX	XXX	XXX	XXX	XXX
	61	陕西	XXX	XXX	XXX	XXX	XXX	XXX	XXX
	62	甘肃	XXX	XXX	XXX	XXX	XXX	XXX	XXX
	63	青海	XXX	XXX	XXX	XXX	XXX	XXX	XXX
CIDI_ag	00	全国	XXX	XXX	XXX	XXX	XXX	XXX	XXX
	11	北京	XXX	XXX	XXX	XXX	XXX	XXX	XXX
	13	河北	XXX	XXX	XXX	XXX	XXX	XXX	XXX

表 2-17　采访用时最长的 20 道题目（摘自某期周报）

次序	变量名	变量标签	采访用时中位数（s）
1	FD23A	请看受访者手册第 10 页中从 0 到 100 的量表。这里 0 表示一个人可能会有的最糟糕的健康状况，100 表示最好的健康状况。请您用这个 0 到 100 的量表中的一个数字来估计下列疾病对人的健康状况的影响：您给一个腿部骨折，但其他方面健康的人打多少分？	38.52

续表

次序	变量名	变量标签	采访用时中位数（s）
2	SC31	下面的问题是有关集中注意力方面的问题，这些问题通常在 7 岁前便开始出现。不能集中心思做事，很快对游戏或者工作失去兴趣，做事情很难善始善终，不能集中注意力听别人对您说话，这些都是这类问题的表现。在您上学的最初几年里——请注意是指在您 5 岁到 7 岁的时候——您是否有过一段至少持续 6 个月或者更长时间，您以上注意力方面的表现比一般的孩子更为明显？	31.80
3	CC54	在接受专业治疗的有情绪问题的人中有百分之多少的人得到了帮助？	24.66
4	SC27A	有些人会对某些东西感到害怕，尽管他们知道这些东西并没有真正的危险。请看受访者手册第 5 页，您有生以来是否曾有过一段时期，您比大多数人更害怕下面的某些东西或场景？（您有生以来是否曾有过一段时期，您比大多数人更害怕……）第一组：虫子、蛇、狗，或任何其他动物？	23.81
5	FB2INTR1	下面我们想了解一下您家人的健康状况，包括您父母、兄弟姐妹、孩子。我已经回顾过这些，但是请您提醒我，您的家人都还健在吗？健在的一共有几位？	22.55
6	CC28_1	下面的问题是关于“医学无法解释的慢性疼痛”。（缓慢地读出）就是说疼痛持续了 6 个月或者更长的时间，变得非常严重以至于干扰您的正常活动或者导致产生很大的情绪痛苦，而且医生找不到躯体原因来解释。根据这样的定义，您是否曾经有过这样的“医学无法解释的慢性疼痛”？	22.25
7	SC34	有些孩子非常难离开父母或者其他有情感依恋的人，一旦离开，他们就会感到很烦乱，担心一些不好的事情会发生。将其和亲人分开，他们或一直待在家里不去上学或没有亲人陪伴就不去别的地方。在您 5 岁以后，是否曾有至少一个月或更长时间，有这些问题？	21.92
8	CC51	在出现情绪问题时，有的人会找专业人员帮助，有的人不会去，如果您出现了严重的情绪问题，您是肯定会去，很可能去，很可能不去，还是肯定不去寻求专业人员的帮助？	21.13
9	FD11A	请看受访者手册的第 9 页，在（天数为 *FD10a 中的数字）天中，您在下列各个方面遇到的困难有多大：集中注意力做 10 min 的事，是没有，轻度，中度，还是严重困难？	21.09
10	NSD6A	有的人会有这样的经历，在自己的物品中发现一些东西却记不起曾经买过它们？在过去的 30 天里，您存在这种情况有多频繁——是大部分时间，有时，偶尔或从来没有？	21.06
11	SC24	有些人会持续几天以上比平时更高兴、兴奋和精力充沛，他们感到脑子快，话很多或不能安静地坐下来，有时会做一些对他们来说是不平常的事情，如开快车或大手大脚地花钱，您是否曾经有过像这样持续几天以上的兴奋状况？	19.48

CMHS2013/08 各类进度报告/执行月报　　第1/1页

选择	文件名称	附件	发布时间
☐	CMHS项目执行月报_20131120_send IMH	CMHS项目执行月报_20131120_send IMH.docx	2013-12-10 21:10
☐	CMHS项目执行月报_20130920_send IMH	CMHS项目执行月报_20130920_send IMH.docx	2013-10-23 08:42
☐	CMHS项目执行月报_20131020_send IMH	CMHS项目执行月报_20131020_send IMH.docx	2013-10-23 08:42
☐	CMHS项目执行月报_20130820_send IMH	CMHS项目执行月报_20130820_send IMH.docx	2013-08-22 10:42
☐	CMHS项目执行月报_20130721_send IMH	CMHS项目执行月报_20130721_send IMH.docx	2013-07-22 13:29
☐	CMHS项目执行月报_20130621_send IMH	CMHS项目执行月报_20130621_send IMH.docx	2013-06-24 17:54
☐	CMHS项目执行月报_20130520_send IMH	CMHS项目执行月报_20130520_send IMH.docx	2013-05-21 11:30
☐	CMHS项目执行月报_20130319_send IMH	CMHS项目执行月报_20130319_send IMH.docx	2013-04-26 08:46
☐	CMHS项目执行月报_20130420_send IMH	CMHS项目执行月报_20130420_send IMH.docx	2013-04-26 08:46

▲ 图 2-13　执行月报

CMHS2013/07 质量控制/执行部反馈文档/日报

选择	文件名称	附件
☐	TIEQ无回答日报表1211	TIEQ无回答日报表1211.xlsx
☐	TIEQ无回答日报表1210	TIEQ无回答日报表1210.xlsx
☐	TIEQ无回答日报表1209	TIEQ无回答日报表1209.xlsx
☐	TIEQ无回答日报表1206	TIEQ无回答日报表1206.xlsx
☐	TIEQ无回答日报表1205	TIEQ无回答日报表1205.xlsx
☐	TIEQ无回答日报表1204	TIEQ无回答日报表1204.xlsx
☐	TIEQ无回答日报表1203	TIEQ无回答日报表1203.xlsx
☐	TIEQ无回答日报表1202	TIEQ无回答日报表1202.xlsx
☐	TIEQ无回答日报表1128	TIEQ无回答日报表1128.xlsx
☐	TIEQ无回答日报表1127	TIEQ无回答日报表1127.xlsx

▲ 图 2-14　质控日报

在调查中期，访员会进入疲惫期，这个时候需要对全体访员进行一次大规模的访员激励，例如启动访员评优工作。

在此阶段，也有可能发现有些访员的质量提升较难，这个时候需要补充新访员，并开展新访员的培训工作。

在调查中期，也需要产生一系列专题报告，包括调查执行进度、调查质量以及项目经费支出情况等。数据的初步探索性分析也可以在此阶段启动。

三、调查后期

在实地调查后期，大部分地区的访问工作进入尾声，访问困难地区进度缓慢，访员进入访问疲惫期。在此阶段，执行督导应该对访问困难村 / 居情况进行分析，针对各村 / 居的不同情况采取相应的拒访攻关策略；此外还应通过访问简报、团队影响、访员征文和摄影大赛等方式对访员进行工作状态调节，调动访员的工作热情。

在此阶段，督导带领优秀访员攻关是最繁重的一项工作。CMHS 在调查后期的攻关工作如表 2-18 所示。

表 2-18　CMHS 项目调查后期督导实地攻关情况摘录

督导姓名	访问困难地区	主要困难原因	攻关时间
XXX	安徽 XXX 区	住户严重拒访，村 / 居不配合	XXX
XXX	浙江 XXX 区	住户严重拒访	XXX
XXX	黑龙江 XXX 区	住户严重拒访，村 / 居不配合	XXX
XXX	吉林 XXX 区	住户严重拒访	XXX
XXX	内蒙古 XXX 区	住户严重拒访	XXX
XXX	四川 XXX 区	住户严重拒访	XXX
XXX	云南 XXX 县	住户严重拒访	XXX
XXX	上海数个县 / 区	住户严重拒访	XXX
XXX	湖北 XXX 区	住户严重拒访	XXX
XXX	江西 XXX 区	住户严重拒访	XXX
XXX	宁夏 XXX 区	住户严重拒访	XXX
XXX	宁夏 XXX 区	村 / 居不配合	XXX
XXX	青海 XXX 县	外出打工人多	XXX
XXX	山东 XXX 区	村 / 居不配合	XXX
XXX	山东 XXX 区	村 / 居不配合	XXX
XXX	天津 XXX 区	住户严重拒访、村 / 居不配合	XXX
XXX	陕西 XXX 市	住户严重拒访	XXX
XXX	陕西 XXX 区	住户严重拒访	XXX
XXX	河北 XXX 区	住户严重拒访	XXX
XXX	河北 XXX 区	住户严重拒访	XXX

第八节

无应答与拒访转化

一、应答率的计算

访问状态可分为符合访问资格、不符合访问资格、不确定是否符合访问资格三大类。符合访问资格的样本可以继续分为完访和未完访两类。未完访是指已确定抽样单元内存在符合访问资格的样本，但因各种原因无法继续完成问卷，具体可分为拒访、未联系上、其他原因（因方言问题、身体原因）无法完成访问三类。不符合访问资格包括地址错误、建筑物类型不符合访问资格（空房、商用建筑等）和家庭户（受访地址）内没有符合访问资格的人员（例如，某调查限制人员资格为 18 ～ 65 岁，如果某个地址的居住人员均为 65 岁以上，则属于“地址内无符合调查资格人员”）。不确定是否符合访问资格的情况包括无法到达访问地点（例如灾害原因或门禁等）、无法根据已有信息判定受访地址的资格等。

计算应答率的方法较多，目前多数调查采用美国民意调查协会的标准 *。该标准包括应答率（response rate，缩写为 RR）、合作率（cooperation rate，缩写为 COOP）、拒绝率（refusal rate，缩写为 REF）及联系率（contact rate，缩写为 CON）。

计算这些率需要以下样本数：

I = Complete interview，即完成访问的有效样本

P = Partial interview，即完成部分访问的样本

R = Refusal and break-off，即拒绝或中断访问的样本

NC = Non-contact，即未联系上的样本

---

*The American Association for Public Opinion Research.2011. *Standard Definitions: Final Dispositions of Case Codes and Outcome Rates for Surveys.7th edition*. AAPOR

O = Other，其他

UH = Unknown if household/occupied household unit，即不确定是否为符合资格的住户

UO = Unknown，other，即其他种类的不确定是否符合调查资格的样本

e = Estimated proportion of cases of unknown eligibility that are eligible，即在不确定样本中，估算的符合资格样本的比例。

计算应答率有 6 种方法，其中第 1 种计算方法是最保守，计算出的应答率最低的方法，在调查过程中，为了保证尽可能地实现调查目标，通常都采用这种计算方法：

$$RR1 = \frac{I}{(I+P)+(R+NC+O)+(UH+UO)}$$

在调查结束后，因为研究需要，有的情况下需要将完成部分访问的样本进行梳理，根据完成的变量数量来确定是否属于有效样本；也有的时候需要对于不确定是否符合调查资格的样本进行估算，估算其中符合调查资格的样本比例，为此会有第 2、3、4 种计算应答率的公式：

$$RR2 = \frac{(I+P)}{(I+P)+(R+NC+O)+(UH+UO)}$$

$$RR3 = \frac{I}{(I+P)+(R+NC+O)+e(UH+UO)}$$

$$RR4 = \frac{(I+P)}{(I+P)+(R+NC+O)+e(UH+UO)}$$

二、联系结果代码

为了准确计算调查应答率，需要设计详细的联系结果代码。

中国精神卫生调查的联系结果代码的编写参考借鉴了世界精神卫生调查（WMHS）哈佛大学版代码的全部内容，并结合实地访问中可能遇到的情况进行了增加。全部结果代码按问卷类型分为三类：分别是 Kish 表问卷联系结果代码、CIDI 问卷联系结果代码和其他种类问卷联系结果代码。

在每种问卷结果代码中，分为过程代码和最终代码。过程代码是可重复选择，以区分在访问过程中遇到的各类情况；最终代码则表示该份样本的最终状态，当一个村 / 居

的实地访问结束时，所有样本都必须是最终代码。

三、村/居完访情况日常监控

在调查过程中，调查机构通常会尽可能地接触和完成每一个样本的访问，但是在访问过程中，不可避免会遇到拒访、联系不上或不确定是否符合调查资格的情况，为此调查机构通常会根据调查时点所处的社会环境，设定一个最低的应答率标准，例如，中国精神卫生调查考虑到问卷的长度、问卷内容的敏感性，以及当前的入户难度，设定的应答率标准是不低于70%。在调查过程中，考虑到会因为完访的样本存在质量问题而废弃的情况，项目主管要把目标定得再高一些。

为了避免应答样本在地区上的分布偏态，调查机构在执行过程中，要对村/居完访情况进行日常监控，也就是说，除了要在总体上保障应答率之外，还要分省市、分县/区、分村/居来检查应答率的分布，从而尽可能地避免样本总体出现流失性偏差，降低调查样本的代表性。

执行督导和项目主管的重要任务之一就是每天关注村/居实地访问情况的统计，对于应答率低的村居要重点攻关。

四、样本放弃原则

为了尽可能提高应答率，首要的方法就是放弃样本的决定权不能在访员那里，而应该在执行督导手中，参见图2-15。

访员在结束一个村/居的访问工作时需要与负责督导进行沟通，得到督导的确认通知后方可结束该村/居的访问工作，进入下个访问村/居开展工作。督导根据实地传回的访问数据、质控数据、报告数据与访员对该村/居的每个样本情况进行沟通，对于未完访的样本需要经过组内攻关、督导核实、质控核实后方可放弃。

五、拒访的转化

在以概率抽样为原则的入户调查中，拒访是一个普遍难题。

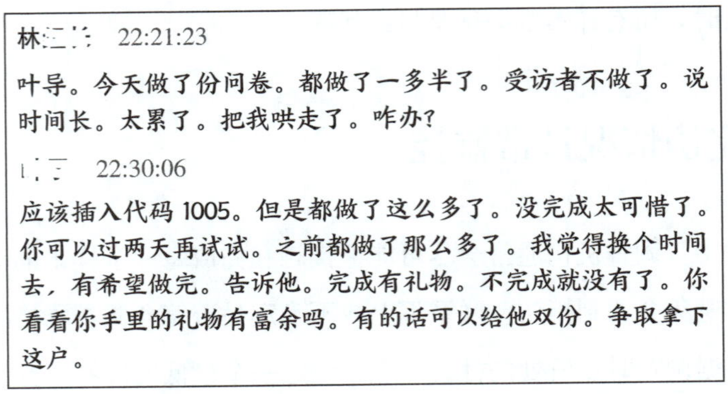
林 22:21:23

叶导。今天做了份问卷。都做了一多半了。受访者不做了。说时间长。太累了。把我哄走了。咋办?

22:30:06

应该插入代码 1005。但是都做了这么多了。没完成太可惜了。你可以过两天再试试。之前都做了那么多了。我觉得换个时间去，有希望做完。告诉他。完成有礼物。不完成就没有了。你看看你手里的礼物有富余吗。有的话可以给他双份。争取拿下这户。

▲ **图 2-15** 由督导决定是否放弃拒访的样本

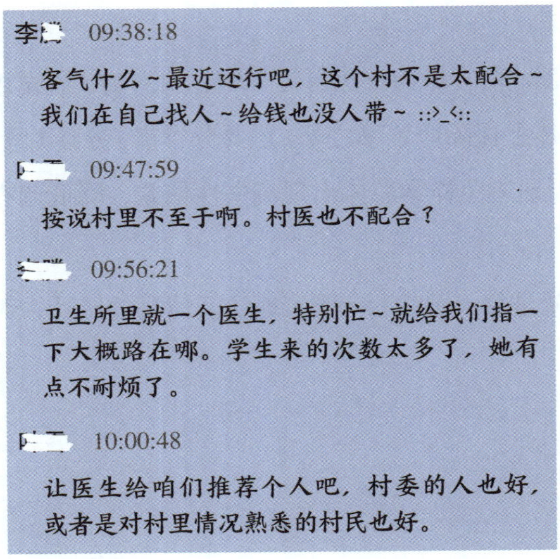
李 09:38:18

客气什么~最近还行吧，这个村不是太配合~我们在自己找人~给钱也没人带~ ::>_<::

09:47:59

按说村里不至于啊。村医也不配合？

09:56:21

卫生所里就一个医生，特别忙~就给我们指一下大概路在哪。学生来的次数太多了，她有点不耐烦了。

10:00:48

让医生给咱们推荐个人吧，村委的人也好，或者是对村里情况熟悉的村民也好。

▲ **图 2-16** 访员与督导关于如何攻克拒访的交流截图

在 CMHS 项目中，河南省访员被派往江苏攻关 4 个完成率低的村 / 居，面对的主要问题是村 / 居中短期外出的人多和拒访，为了约到这些受访者，访员在江苏驻扎了 3 周，最终将每个村 / 居的完成率提高到了 75%（图 2-16）。

在浙江杭州抽中的某样本区由于常被各类调查抽中，所以辖区内的居民对调查非常排斥，当地的 3 个女访员屡次受挫，无法按时按量完成访问，因此由督导带队，与 4 位从各地挑选出来的优秀访员一同去攻关，遇到拒访不轻言放弃。遇到受访户不在家，就在楼下等，每过来一个人就询问是不是受访户，经过 3 周的努力，最终该区完成率达到 54%。

那么，如何才能尽可能地降低拒访率呢?

在调查过程中，执行主管会将完成率定得比客户的要求更高一些，例如，预期目标是村子的完成率在 80% 以上，社区的完成率在 70% 以上。随着常规访问的进行，部分进展缓慢的困难地区，问题逐渐暴露出来，为了尽可能提高应答率，一个重要的方法就是采取办法对拒访情况进行转换。例如，针对拒访情况严重的地区，可以采取以下策略进行攻关。

1. 同地区访员更换

督导安排同县 / 区内的不同性别、不同性格的访员去攻克拒访户，尤其是有经验的，应答率高的访员则会被调配攻关。

2. 提高受访者激励

对于可以用更多礼品打动的受访户，在与督导申请后，可以发放多份礼品或礼金。

3. 不同地区访员更换

在同地区访员尝试无效的情况下，督导可以安排拒访攻关能力强的访员，提高访员劳务费（提高单份完访问卷劳务，根据不同地区可提高 1.5 ~ 2 倍劳务），去攻克拒访户。

4. 村/居干部或有声望人士协助

对于缺乏信任的受访户，可以请村 / 居干部协助证明，或者请村里有声望的人士协助说明调查的意义，从而获得受访户的信任，完成访问。

经过几轮的攻关后，对访问情况仍不乐观的地区进行总结分析，对于重点地区，应派督导直接奔赴样本实地，在对实地情况检查的同时，带领优秀访员一同进行再次攻关。

5. 拒访在访问开始之前和访问过程中都有可能发生，应根据不同情况具体应对

如果受访者不愿参加研究，而又不能确定是为什么时（例如受访者反复说“我没有兴趣”），访员可以选择一个话题（例如，时间或者研究的重要性等）与受访者交谈，从而通过交谈来理解受访者是因什么原因不愿意参加研究，以便与他们再次接触。当知道他们为什么犹豫不决时，如何处理可参考以下建议。

（1）如果受访者从未接触过：最好的方式是尽可能少地谈及以前与其家人的接触。如果必要，可以说明上一次这项研究并没有引起其家人充分的注意。表示希望这次是一个合适的时间，并解释这项研究，不要再提及其家人对参加这项研究的态度。

（2）如果受访者曾经接触过：必须帮助他们解开疑惑和担忧。确认访员的身份和所代表的组织机构的声誉和身份，解释调查项目并不是销售东西，并且所有的信息将遵守最严格的保密纪律。

集中于项目的积极意义。一旦受访者的担忧被解开，请迅速将焦点转到参加这项研究的积极方面。例如:“这个调查的问题都很有趣”“研究很重要”。

解释再次联系的原因。例如:“我知道我们已经和您联系过。这是一项重要的研究,我们需要您的帮忙”“我们再次与您联系是因为我们需要您的帮助”“我和您联系有两个原因:第一,因为您对我们的研究非常重要,我们需要您的帮助;第二,因为我要回答您对这项研究的任何问题”“我知道您说过您不感兴趣,但我想更多地解释一下这项研究。对我们而言您的想法和意见对这些问题是非常重要的”“我们曾经拜访过只是时间不太适合”等。

(3)为什么不能换别人:另一个重要的问题是要说明为什么不能“采访别人”。强调随机抽样的重要性,强调这种机会的独一无二性,以及受访者的参加对这项研究的重要性,这只是向该地区少数人提供的机会等将会比只解释受访者是如何挑选更加有效果。

(4)访问过程中的拒访转化:如果拒访发生在访问过程中,那么请一定要珍惜此次访问机会,不要轻易接受拒绝访问。对于受访者给出的“我不知道”“拒绝回答”,需要至少“追问”3 次。

相比较而言,关于受访者的职业状况、婚姻状况以及收入、支出等的大部分问题受访者通常不愿意回答。此时,采访员可以先解释这些个人背景资料的作用再开始提问这些问题:

“下面的问题是用于分类的(保证得到受访者正确的回答)。您的回答将遵守严格的保密机制并且只在统计研究中被用到。”

如果受访者特别提出为什么你要知道他们的年龄、收入或者其他个人信息,可以说:“我们在各地采访了不同年龄、不同职业和不同性别的人。我们将把这些采访综合起来研究是否男性的选择异于女性,是否年轻人的经历不同于年长者。为了达到这些目的,我们需要知道一些受访者的个人信息。因此我们才会谈论到这些类型的问题。”

如果需要进行进一步的保证,可以补充:

“正如我所提到的,采访是完全保密的。结果报告只是所有采访的综述,无须提到任何个人。”

如果受访者中途提出中断访问,采访员可以说“我们剩余的访问不会超过 30 min,还剩______道题,再给我一点儿时间好吗”。如果受访者在听了你的劝说之后,还是坚持要拒绝,那么需要判断这个访问在中断之后是否还能够约到受访者再次继续访问,然后致谢结束访问。

第九节

访员的激励

对于一项大型调查来说，访员的激励具有重要作用，一方面获得访员对调查机构和调查项目的高度认可，保证调查顺利执行；另一方面也可以获得更高质量的调查数据。

访员激励方式有以下 3 种可供参考。

一、日常激励

在调查期间，执行督导的一个重要任务就是访员日常激励。在入户调查拒访率越来越高的时代，访员经历拒访会造成比较大的心理负担，会打击其自信心，为此，执行督导要及时给予心理上的疏导，并积极提供解决困难的建议。可以通过建立访员小组，让其和有经验的访员一起交流的方式来解决困难、激励访员。一项成功的调查离不开访员，为此，日常激励非常重要。

注意：有经验的督导对于访员日常激励的效果非常明显。调查机构需要投入精力维护有经验的执行督导。

二、特殊激励

1. 访员评优

访员评优也是一项比较有效的激励措施，可以在调查中后期开始启动评优工作，在调查结束后公布访员评优结果。评优标准主要是问卷质量、电话采集率、培训期间表现，并参考问卷的数量、是否参与支援等标准进行评定。

评优结果需要以公开的方式进行发布，例如在调查机构的网站上进行公布。

2. 摄影和征文比赛

鼓励访员通过摄影、撰写文章、心得等方式来表达对调查工作的感悟和对社会的观察，这也是一种有效的激励方式。可以面向全国访员征集参赛作品，经过逐级评选，选出优秀作品，以公开的方式进行发布。

需要注意的是，在摄影作品使用之前，需要签署肖像权使用授权书。

肖像权使用同意书

兹有 ______________（身份证号：________________________）同意北京大学中国社会科学调查中心（以下称为甲方）在以下摄影作品中的就本人（以下称为乙方）的肖像权使用事项如下：

一、甲方使用乙方以下摄影照片中的肖像，限于甲方中心网站的宣传、访员简报、北京大学举办的摄影展及参加的其他展示活动。

二、同意甲方将有乙方肖像的作品印刷成册（非正式出版物），甲方承诺摄影照片仅用于非盈利的中心宣传和科研项目宣传中。

乙方同意肖像用于甲方中心网站宣传、访员简报、北京大学举办的摄影展及参加的其他摄影展活动中，不作为其他目的使用。

乙方同意甲方使用如下摄影作品中的肖像：

摄影作品粘贴区

摄影人：________________ 身份证号码为：__________________________

乙方：（签名）

访员征文既是激励访员，增强其对项目意义、项目质量高度认同感的一种途径，也是伴随问卷数据的一种可供分析和研究的资料。例如，CMHS 访员征文中有许多关于当时社会生活的观察。

“家”（访员征文摘录）

大部分的“家”是正常的，可有一些“家”却是异于平常的。

访问中，我们曾到过这样一个村子，那里的夫妻普遍是男小女大。不是因为浪漫的爱情，不是因为特殊的风俗，究其原因，不过是简单得不能再简单的理由——贫困。那个村子山高路远、交通不便，农民只有在土地里刨食。适婚年龄的女孩大都举全家之力嫁出了这个山沟沟，男孩却被“剩”了下来，贫困使他们在婚配的自然选择中处于绝对劣势。男子们光棍多年后，或许会等到一个死了丈夫的寡妇，或许等到一个被外出务工发财后的丈夫抛弃的女人——一个个看似特殊却又合情合理的家庭就这样产生了。

勇强（化名）的“家”就是这样的一例，勇强今年55岁，其妻子华妹（化名）却已73岁了。十年前，华妹的前夫患癌症去世，女儿又已远嫁他乡，“我一个人在家，连吃的水都弄不回来”，华妹说，体弱的她选择了再嫁。

提起这个老婆，勇强也很开心:“打了一辈子光棍，总算有个家了，干农活回来，能吃上一口热饭。”两人九年前抱养了一个小女儿，虽然小女儿略有残疾，华妹又年老多病，但勇强仍然十分开心。三个没有血缘关系的人，三个苦命的人，因为对“家”的共同渴望，就这样走到了一起。看来，人们不管出于什么样的目的而结合，家总是能给人带来希望和幸福的。

“根”（访员征文摘录）

一位坚强的母亲，为照顾26岁的身患精神分裂症的儿子而赋闲在家，精打细算地过着紧巴巴的日子。我问她:“辛苦吗？”

她说:“看他一天不发病，一天过得挺开心，我就高兴。”

不知道这位懵懂的儿子能否体会到母亲的坚守与深爱，但是，当看到他拉着母亲的衣角发嗲地叫着:“妈妈，给我五元钱，我去买豆腐干吃。”——那清澈的眼神，那不经世事的憨态，你能看出来，即便身为精神病患者，他仍是一个有“根”之人。

孤独无依的人们拼命寻找他们的“根”。“根”在家中，“根”在爱里——我想，我们只有找回了久违的“根”，精神病患和心理疾患才会真正痊愈，才会真正健康，才能真正品出快乐的味道是什么。

关于他们，关于生活（访员征文摘录）

我的五六十个访户里，有88岁高龄的老人，有比我小的弟弟妹妹，跟他们的接触谈话中，可以略微知道不同的生活状态，不同的处世态度，甚至是不同的人生经历。

我接触到了很多不会讲普通话、没读过书的农村妇女们，发现她们往往想得比较少，生活里的重心基本就是家庭，而长时间劳累付出，却未必能得到什么。有时感动于她们的无悔付出，有时心酸于她们的劳碌身影。

而上了年纪的老人家，总在不经意间微微透露着他们独有的心事——担心年长的自己拖累孩子，偶尔会感叹自己没用，却还是一心一意为孩子着想。越衰老，越没安全感，无所依傍，发呆、念叨，好像是我们经常能看到老人家们的生活状态吧。像PS村留守老人特别多，他们的孩子们都外出打工去了。难以想象，六七十岁的高龄老人们，如何度过一个又一个孤单的年头。

除了这些操着地道闽南话的奶奶和阿姨们，也遇到了很多生活比较艰辛的农村人。在HT镇，有做家具生意、长年无休、每天工作时间长达十几个小时的中年男子，他说一个人的付出可以换来一家人的安逸生活挺好的，尽管他也向往着有几天的假期可以出去旅游；有在工厂里长时间工作的中年妇女，每天都加班到九点、十点，为了这个访问请了一个晚上的假，还担心一个女孩子走夜路不安全特意载我回去……在CW镇，有坚强勤劳的单亲母亲和她懂事的女儿，相依为命地互相扶持，让人动容；有满身疾病的老妇人诉说着她一生的亲离子散与艰辛生活，唯一留在身边的是养女，住的是破瓦房……在DQ镇，有独居的老奶奶倾诉着她一生失父丧偶的悲惨遭遇，而现今子女又都不愿留在身边，说到伤心处，眼眶泛泪地抱着我……

面对着他们，顿时感觉到自己的微不足道，我们能做的，如此之少，只是一句安慰，一个拥抱，一声祝福。

在访员征文中，还有很多内容是表达对调查难度的体会，还有他们处理调查难题的方法和心态。这些访员所看、所想、所感、所悟在调查中可以激励更多的访员，从而使调查能够顺利地、高质量地完成。

关于访问（访员征文摘录）

访问的难度，不单因内容的敏感，农村人的知识水平低，更多的是大部分人对这些调查的不认同。想必每个访员都遇到过怀疑、拒绝，甚至斥责。

印象深刻的一次是，一位四十几岁的叔叔做完访问之后，冷淡地说，我只是看你一个女孩子出门不容易而已，不然你说你们做这些调查有什么意义，你们所谓的研究只是拿着老百姓的钱做点书面的东西，又能实际帮忙解决什么问题？再说，我看这些题目设置得也挺不科学的，你们直接去精神病院问就可以了，农村人整天就想着养家糊口，哪里管得了这些，这样收集的数据又能多准确，真不知道你们做这些有什么意义……噼里啪啦的一大堆话，客气而生分地数落着。

好在我已经接触过好些人了，有点经验，虽然做访问但也有自己的原则。我礼貌地回应，你不是这个领域的，你认为的没意义也只是个人看法而已，我们不能因为自己的主观判断就否决掉别人的努力啊，这个世界，总要有些开拓者，不是么？很多事情，并不是因为有百分百的意义才去做，而是因为坚持才看到一分又一分的意义！

3. 物质奖励

主要是提高酬劳的方式。考虑到兼职访员工作时间较短、人员流动性强的特点，建议采取访员组织扁平化管理，薪酬级别简约化，减少薪酬的级别数量。薪酬的级别要根据访问的表现、访问的难度和访员的等级来制定。如同一级别的访员分别访问两种难度类别的样本，在单份样本的薪酬上就会有所差别，通常会上调 1.2 ～ 1.5 倍。在访问表现方面，要结合质量监控的结果、应答率、所用成本、支援的力度、是否有其他突出贡献等方面进行综合评估，给予不同的薪酬。

4. 树立榜样

在调查机构中，与访员关系最紧密的执行督导是他们行为的标杆，但更直接的榜样应该是与他们一样身处一线的访员。因此，在访员中选择工作态度端正、访问技巧扎实、问卷质量过硬的访员作为榜样是非常必要的。榜样可以起到排头兵的作用，为整个访员队伍起好头、带好队。需要注意的是，选择的榜样必须具有说服力，否则会出现表彰一人，失去整个团队的现象。如，在调查执行期间，对于应答率和访问质量排名前几位的访员在访员群中、机构网站以及公众账号上进行表彰，并邀请其介绍访问技巧和经验。在调查结束后，也可以特邀优秀访员参与结项仪式和总结会，介绍访问见闻和经验，提出调查项目改进建议。

5. 访员月报

在调查过程中，编辑发布访员月报既能够保障访问顺利进行又能够帮助访员解决访问中遇到的困难，疏解压力，维护高度的责任感和对项目意义的高度认同感（图 2-17）。访员月报的内容包括：①访问进展（全国、分省）：图表展示各省份的进展情况，每个

访员心声

：虽然我们彼此并不相识，但我们为了同一个目标一起努力奋斗，一起收获喜悦，一起分享经验。相信多年后的今天，这段经历仍然会是我们的美好回忆。预祝项目取得圆满成功，祝项目组的工作人员和所有访员工作顺利，万事如意！

：走过牙话的每一寸土地。感受事里浮朴的乡士气息，访问那些质朴的村民，珍惜每一次了解这里的难得机会！

这个世界不一定是有钱人的，也不一定是有权人的，但一定是属于有心人的。2011 年，我与大家都很用心，很努力在做 CFPS 工作，充满热情与担当。

：我相信我们的工作一定卓有成效。作为这个社会变化的见证者与记录者。我真的非常自豪。2012 来了，祝大家新年快乐的同时，我会更用心接受项目的任务，将面访工作做得更好！

：来顺，去顺。访问顺。一顺百顺：天地顺。人情顺。风调雨顺：现在顺，将来顺。一帆风顺，千顺万顺汇成北京大学中国社会科学调查中心项目顺！

：我付出，我快乐；我经历，我成长；祝福我的朋友们健康快乐！

：作为北京大学 CFPS 的一名访员我深感自豪和荣幸。因为督导们的付出，负责，热情、关怀深深地感动了我。在这里，我想说让我们一起奋斗，一起努力，一起共创辉煌，一起迎接美好的未来吧！祝福大家新年快乐，工作顺利，国家欢乐，万事如意！

：鱼大妈的类风湿关节炎好了吗？今年我多想在她的卷子上填写健康啊。单身汉小平家变成两人世界了吗？我多想在他家访问两个人啊。年近八旬的张大伯您还能接受我的访问吗？村子里的养猪养鸡场建好了吗？那条困扰村民几十年的路修通了吗……我梦见江上架起一座彩虹一样的桥，我背着采访包，和村民们一一从桥上走过，直奔那桃花盛开的村庄，走近我要访问的村民家。

：访问，倾听老百姓内心的声音。调查访问，得到的不仅仅是答案，还有一份友情、一份活动、一份回忆，去听，去看，去感受最真实的中国百姓。访问甘肃，感受纯朴民风。做好中国家庭动态跟踪调查。努力构筑新时期国策与民心的桥梁。

：我很自豪能为这历史性的社会调查尽蝼蚁之力。随着工作的深入，我对民生有了更深刻的理解。这不仅仅是柴米油盐酱醋的计较，还有生活中的各种无奈。无助和叹息。访问工作教会了我很多。谢谢！

：上联：北京大学做好事民生项目转不停。下联：杜科中心办实事基层访问反民情。横批：为国为民。

访员简报

2012年第1期总第1期　2012年1月

北京大学中国社会科学调查中心执行部编

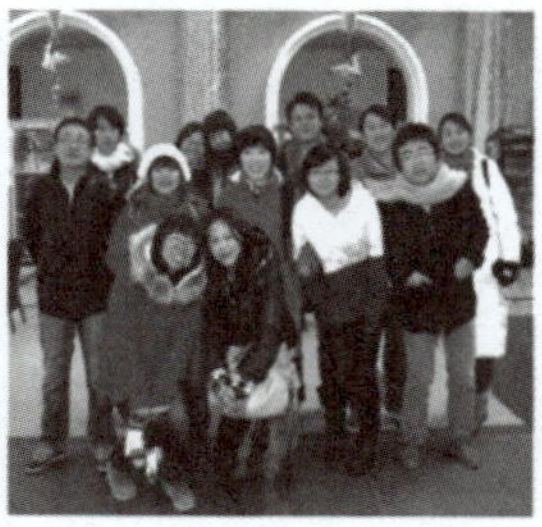

北京大学中国社会科学调查中心执行部全体工作人员给全国访员拜年啦！祝广大访员同事新年快乐，万事如意，阖家幸福！

目录

中心动态……………………　1
项目进展……………………　1
光荣榜………………………　2
访员心声……………………　3

▲ 图 2-17　访员月报示意图

省进度和质量方面表现优异的访员做排名、给鼓励。②每周问卷质量核查动态曲线图(问题走势)、重点质量问题重点分析、改进方法探讨。③访问实战技巧、系统操作技巧和注意事项等:可鼓励访员多提供素材，包括攻克拒访、提高接触率和完访率、安排行程、联系受访者等优化访问的心得和实用技巧。④调查中心后方支持人员夜以继日的工作服务场景。⑤项目组对访员辛苦的理解和慰问。⑥领导对访员的鼓励和表扬。⑦访员督导互动，督导近况和访员近况。⑧给访员提供篇幅，可写见闻、心得、现场播报。⑨每期督导可以提供几个智力测验题，如脑筋急转弯、数独等。

第十节

调查总结

调查总结包括阶段性总结、最终总结、访问材料和设备回收，以及各类财务结项工作。

一、阶段性总结

大规模的入户调查通常执行期较长，为了及时总结经验和教训，需要进行阶段性总结，可以称之为“中期总结”。

总结的内容包括调查队伍中各个部门的执行状况、经验和教训，也包括向客户和合作单位进行的阶段性汇报和建议。

阶段性的总结会影响到调查的初始设计，因此十分必要。例如，以下是关于西藏地区访员培训和预调查的阶段性总结，最终由项目负责人和专家团队商讨决定暂不进行西藏地区的 CIDI 调查：

“CIDI 问卷很长，一份 1 h 的 CIDI 问卷，翻译成藏语访问大概要用 2 ～ 3 h 甚至更多的时间。CIDI 问卷的问题如何翻译成藏文，让访员很担心。如高血压、肺气肿、哮喘等这些医学名词，还有像‘医学无法解释的慢性疼痛’这类的句子，都是特别难翻译的，很担心翻译不当会影响到诊断结果的准确性；7 月 16 日上午培训教师带着访员用普通话做 CIDI 练习，下午用藏语练习，让访员做受访者，其他访员用藏语访问，进行得很困难也很慢，大家都在互相帮助着翻译。虽然我们招聘的都是生长在样本市的访员，但是由于藏语在不同区县甚至不同村居都有差别，还是存在专业术语的翻译难题。”

二、期末总结

调查结束后，调查队伍应对调查情况进行工作总结和自我评估，总结经验、分析不足，以便更好地应对类似项目的调查。总结评估的重点内容应包括：

（1）调查实施情况：日常准备是否充足，调查是否及时、全面地开展，调查方法有哪些需要改进，调查资料是否完整，事故结论是否科学、合理。

（2）协调配合情况：调查是否得到有关部门的支持和配合，调查人员之间的沟通是否畅通，信息报告是否及时、准确。

（3）联络人员信息：给各部门和机构人员的联络信息进行整理更新。

（4）调查中的经验和不足，需要向有关部门反映的问题和意见等。

为了能够总结调查过程中的经验，每日的工作记录是非常重要的。例如，CMHS项目对执行团队中的每一个人都要求记录工作日志，项目管理者可以随时查看，发现问题，总结经验，参见图2-18。

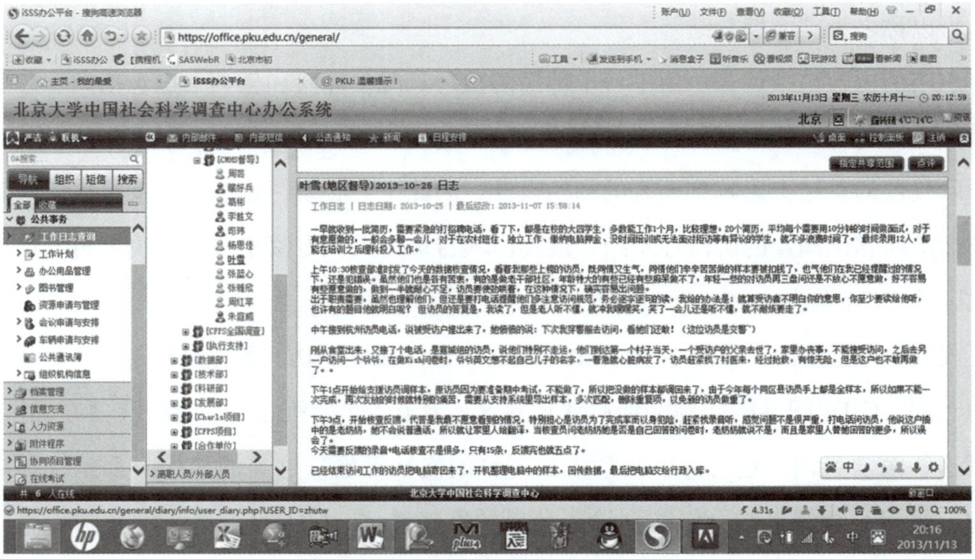

▲ 图 2-18　督导每天工作日志示意图

项目管理者在期末总结的时候，除了常规的各类统计报表和总结报告之外，还需要统计各项工作的工作量，以便为期末的经费决算工作做准备，见表2-19。

表 2-19　CMHS 项目主要工作的工作量统计

工作类型	工作量
与项目负责人团队的工作例会	48 次
访问进度报告	每日更新
访问质量监测报告	每日更新
访问行为质控报告	每周 1 次给项目负责人团队
诊断率质控报告	每周 1 次
并行数据清理	每日 1 次
问卷数据清理	每月 1 次
开放问题数据编码和清理	每月 1 次
执行月报	每月 1 次
项目组 newsletter	每月 1 期
财务报表	递交 3 期
中期绩效考核与反馈	15 天，29 人

三、访问材料及设备的回收

执行部督导检查访员寄回的访问材料是否完全、访问设备是否完好，并再次确认访问设备中的问卷数据和录音是否全部上传，最后将访问材料和访问设备交于相关部门进行回收，并登记回收情况。在执行结束后，将回收登记表统一汇总给相关负责部门，核对最终回收情况。

CMHS 项目的 CIDI 调查中使用了 700 台笔记本电脑，400 张无线上网卡，共 1147 名访员轮换使用。系统安装 1800 次，邮寄、回收 3000 余次（图 2-19）。

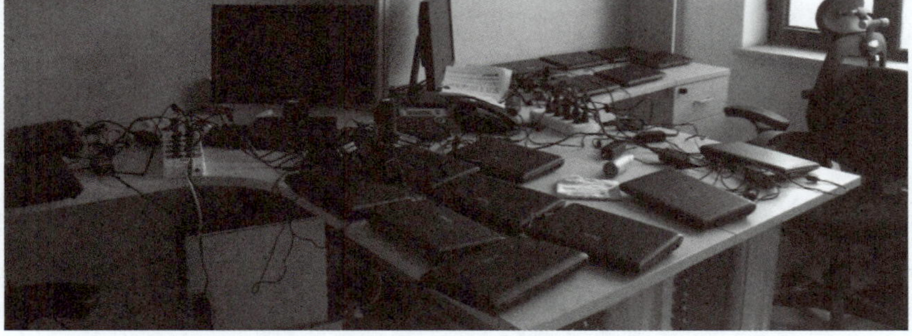

▲ 图 2-19　笔记本电脑回收检验现场

四、财务结项

虽然在调查过程中，访员的劳务已经开始结算，但是，在访问结束后，每个访员还会遗留一些其他需要财务计算的任务，例如差旅费的结算、质量问题样本的结算等。在调查结束后的两周内需要完成相关财务结项工作（图 2-20）。

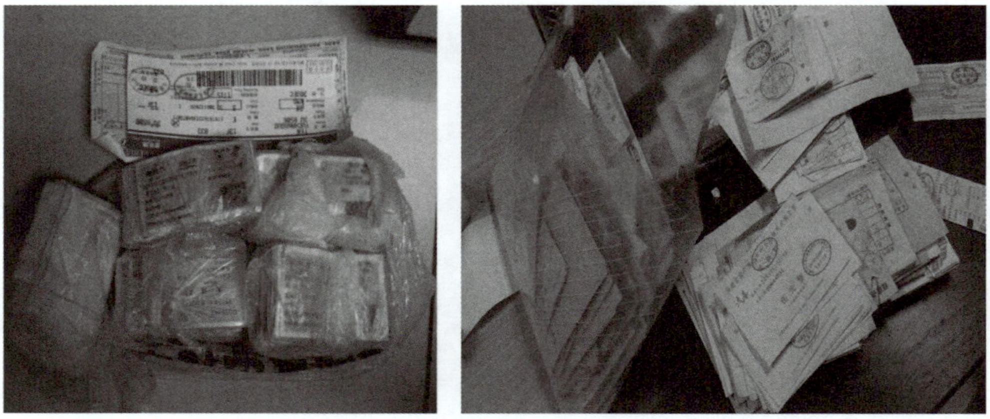

▲ 图 2-20 调查差旅票据回收现场

五、调查执行报告

在调查项目结束之后，现场调查执行组应在一周内递交调查执行报告，内容包括调查队伍的组建和培训、现场调查的方法、程序、调查结果，以及经验总结等。

CMHS 的调查执行报告内容如下：

目 录

摘要
一、调查目标
二、调查内容
三、调查工具
四、样本分布及完成情况
五、访问队伍构成

（一）执行督导

（二）访员

（三）技术支持人员

（四）质量督导人员

六、访员招聘

（一）第一阶段访员招聘

（二）第二阶段访员招聘

七、访员培训

（一）培训批次及时间

（二）培训内容

八、入户调查

（一）预调查

（二）调查准备

（三）调查实施

（四）访员管理

九、质量督导

十、经验总结

六、文件归档

调查结束后还应将相关的文书、资料和表格原件整理、存档，分为电子版和纸质版，要求各个部门分类建立目录，最后统一交给调查机构的文件管理部门归档。给客户的结题文件则按照客户的要求分类整理、递交。

下面是 CMHS 文件目录结构，对执行部门的文件做二级目录展示：

01 项目计划书与方案

02 抽样与加权

03 问卷

04 系统设计与集成

05 执行
5.1 执行方案与执行预算
5.2 预调查
5.3 访员招聘
5.4 培训
  5.4.1 培训准备
  5.4.2 培训材料
    5.4.2.1 培训协议
    5.4.2.2 培训脚本
    5.4.2.3 培训讲义
    5.4.2.4 考试题
  5.4.3 培训日程
  5.4.4 培训影像
  5.4.5 培训总结
5.5 入户文件
5.6 执行进度与访问管理
5.8 工作会议
5.9 技术问题
5.10 质量问题
5.11 财务与设备
5.12 实地攻关
5.13 访员征文、摄影与评优
5.14 递交客户的定稿材料
5.15 递交存档的定稿材料
5.20 待分类
06 质控
07 数据与报告系统
08 项目预决算与财务
09 递交客户的产品

10 调查中心存档的文件定稿

11 项目成果开发与研究

12 项目成果公开发布

13 银川会议（项目总结）

14 成都会议（项目总结）

15 昆明会议（项目总结）

16 其他待分类

（丁　华　严　洁）

参考文献

[1] 艾尔·巴比.社会研究方法. 邱泽奇译. 北京：华夏出版社，2009.

[2] 边燕杰，李路路，蔡禾.社会调查方法与技术：中国实践. 北京：社会科学文献出版社，2006.

[3] 杜子芳. 抽样技术及其应用. 北京：清华大学出版社，2005.

[4] 风笑天. 社会调查方法. 2版. 北京：中国人民大学出版社，2016.

[5] 罗伯特M. 格罗夫斯. 调查方法. 邱泽奇译. 重庆：重庆大学出版社，2017.

[6] 郝大海. 社会调查研究方法. 3版. 北京：中国人民大学出版社，2015.

[7] Leslie Kish. 抽样调查. 倪加勋译. 北京：中国统计出版社，1997.

[8] Lessler J T，Kalsbeek W D. 调查中的非抽样误差. 金勇进译. 北京：中国统计出版社，1997.

[9] 德尔伯特. 米勒. 研究设计与社会测量导引. 风笑天译. 重庆：重庆大学出版社，2004.

[10] Fowler F，Mangione T. Standardized Survey Interviewing：Minimizing Interviewer-related Error [M]. Beverly Hills，CA：Sage Publications. 1990.

第三章 质量控制

第一节

质量核查的目标

入户调查数据质量可以用最终的产品质量、过程质量和组织质量来进行评估。影响最终产品质量的误差可以分为系统误差和随机误差两大类。在一项抽样调查中，只有完成了全部的调查，达到了设计精度所要求的有效样本量之后才能评估产品中的每个变量的质量，例如，可以通过计算偏差和估计量方差来获得。但是，一项调查的执行如果不监控过程则无法保证获得高质量的最终产品。

对于过程质量的评估国内外尚没有可以参照的标准，但是调查机构可以从最严谨的角度出发，本着全方位、无盲区、及时有效的目标来执行质量核查。

本章将针对调查过程中的质量核查的基本原则，来阐述这些原则的具体实施的技术路线和方法。

一、误差种类

首先，从哪开始入手进行过程质量核查呢？现有研究发现系统误差多数是由人为因素引起的，社区调查的系统误差的来源通常可以分为以下四种：

1. 问卷设计不当产生的系统误差

如由于问卷中的问题设计不适用于受访者，导致受访者很难回答或者大量拒答，或者系统性错误跳转模式，选项不周延、选项分类效度太低等。

2. 末端抽样精度不充分导致的系统误差

如在调查开始后才发现抽中了空宅，非住宅单位，或抽中的住户单位不符合事先设定的样本条件等。

3. 访员行为不规范导致的系统误差

这部分误差来源比较多，比较常见的可以细分为：

（1）虚假访问。即访员未真实到访，自己伪造访问数据。

（2）替换或访错地址。

（3）替换或访错住户。

（4）替换或访错个人。例如，访员请住户内的成员代答其他成员问卷，或访问了住户内的不符合调查资格的成员等。

（5）臆答。即访员在未询问受访者的情况下，自己填答一些题目或选择选项。

（6）提问不准确。例如访员未按照原题提问，或省略某些关键词。

（7）诱导。即访员破坏中立原则，引导受访者选择某些答案。

（8）追问不足。即访员轻易接受受访者不知道或者拒绝回答的答案。

（9）捷径跳转。即访员通过跳转模式故意回避需要长时间作答的题组。

（10）录入错误。即访员选错答案中的代码，或录入错误。

（11）未出示受访者手册。即没有按照题目要求出示写着题目内容的手册给受访者。

（12）代访。即访员委托未经培训的其他人员代为完成访问工作。

（13）未面对面访问。即访问时，访员和受访者没有面对面，可能是肩并肩，受访者能够看到电脑中的问卷。

第 1 ～ 4 项称之为“非随机抽样”，5 ～ 9 项称之为“不规范访问”，第 10 ～ 13 项称之为“不规范操作”。

非随机抽样会导致偏差。举例来说，在调查入户登记完 Kish 表之后，经常会遇到抽中的受访者不在家，按照规范应该与在家的家庭成员预约受访者的访问时间。此时，家庭成员会主动要求代替被抽中的人回答问卷，如果访员不能坚持访问抽中的人员，那么这种情况积少成多，最后的数据就是“经常在家的人员”的态度和行为了。而“经常在家的人员”和“不常在家的人员”在 CIDI 问卷的很多变量上都有系统的差异，从而，用样本推断总体时，就会导致偏差。

不规范访问也常常会导致偏差。以提问不准确为例，提问不准确包括关键词或者限定词没有准确读出，或者没有读出，或者访员根据自己的想法编辑题干。在 CIDI 问卷访问时，提问不准确对数据质量的影响很大，例如，“您是否有过持续 1 个月以上，大部分日子都感到焦虑和担心？”这是 CIDI 筛查章节中的一道题，其中，“持续 1 个月以上”“大部分日子”是两个非常重要的用于诊断的关键词，访问时需要重读。如果访员这样读出“您是否经常感到焦虑和担心”这两种提问方法获得的答案具有系统差别，而后一种提问方式，是有可能被采用的，为此必须对其进行质量监控。在精神卫生调查中，捷径跳转有可能产生相对于其他调查更加严重的质量问题，因为在 CIDI 问卷中几乎每两题就有一个跳问，而且有的章节，一个“否”会跳过十几道题目。尤其是 CIDI 的筛查章节，它由一系列重要的、关于生活中是否发生过各种情绪问题的是否题组成，对这些是否题的回答结果，将会决定是否访谈其他章节的内容。一旦通过筛查题目进入疾病诊断章节，则询问是否存在相关的症状，接着询问症状的持续时间、严重程度以及对社会功能的影响。为此，针对是否题必须加大监控范围和力度。

不规范操作在有些调查中经常被忽视。有人认为没有出示受访者手册没关系。但是在精神卫生调查中，很多题目比较敏感，很多题目题干长，测量技术也相对复杂，这类题目会要求访员出示手册给受访者，否则会导致受访者隐瞒自己的实际情况。例如，“（受访者手册，第 42 页）手册第 42 页上列举了三种经历，分别为经历一、经历二和经历三。您是否曾经有过经历一？”这道题目提到的经历一为“您认真地考虑过自杀”，如果没有出示手册给受访者而是直接问出，那么会导致本来有过经历一的人会回答没有。也有人认为没有面对面访问无伤大雅，但是，在精神卫生调查中，很多题目是上下关联的，如果受访者与访员肩并肩，或者自己对着电脑自填，那么，受访者看到下面的题目就很有可能影响上面题目的回答，也有可能看到问卷题目这么多，就不加思考地直接快速地勾选答案。这都有可能导致偏差。

4. 数据汇总和整理过程中出现的系统误差

这部分误差由于使用了 CAPI 系统会大大减少，但是在对原始开放型问题的编码过程中，仍可能产生系统误差。

二、质量核查的目标

质量督导的目标就是尽可能地控制和减少这些误差，最大限度地保证调查数据的整体质量，而质量核查的目标就是在调查过程中及时准确地发现这些问题并且积极解决这些问题。针对上述误差的来源，可以制定具体的质量核查方案。

质控内容围绕着以上误差来源展开，包括非随机抽样、不规范访问以及不规范操作的所有行为。

第二节

质量核查的方法

一、数据核查

数据核查主要是指对各类问卷的数据以及采访过程的并行数据进行统计描述和统计分析，从数据分布的角度来检查数据的质量。

访问管理系统的数据存储在 59 个数据表里，记录着访问过程中所有预加载的数据和访员操作后产生的数据。其中和实地访问密切相关的数据表，均在每日检测范围之列：

样本数据库（tsample_line）：记录每条样本的基本特征、访问状态、负责访员等信息。

地址数据库（tsample_line_address）：记录每条样本的受访者姓名、地址、电话等信息。

联系记录数据库（tcallinformation）：记录访员每次联系受访者的时间、方式及结果等信息。

接收状况数据库（tmerge_track）：记录合并各个访员发送回来数据的情况。

错误信息数据库（tmerge_error）：记录数据合并过程中出现错误的样本及原因。

以上数据均使用 SAS 软件编程、每日检测；数据部工作人员负责进行分析并反馈信息给执行、质控、技术负责人，以及项目主管和项目负责人团队。

（一）问卷数据的核查

1. 户内抽样Kish表问卷数据

Kish 表问卷的目的是登记样本家户的家庭成员信息，从而根据 Kish 表抽选受访个人。抽选结果有误将直接影响到概率抽样的科学性，因此数据组对 Kish 表问卷中的数据存储及抽样结果进行检测。

检测内容包括：Kish 数据集中家庭总人数、家庭中在本地址累计住满 6 个月的 18 岁或以上的人数、家庭中符合全部条件的人数的存储是否正确；符合资格的家庭成员列表排序是否正确；根据 Kish 表抽取的人员是否正确。

数据检测方法是利用预调查的数据，进行检测。从问卷数据中提取各筛选阶段的家庭成员列表，增加家庭成员列表获得个人层面的数据集，检查样本的筛选和排序是否正确，检查 Kish 表抽样是否正确。

2. CIDI问卷数据的核查

在调查开始之后，定期汇总问卷的调查数据，由专门研究人员进行统计描述和分析，找出存在系统偏差的位置，以及系统偏差的分布模式，然后根据需要更新采访系统，修正设计上的漏洞。主要核查内容包括问卷中每个变量频数、频率分布，集中、离散趋势。离群值，无回答率。

（1）核查异常值：在调查过程中，由于受访者回忆错误或者口误、访员录入错误，会产生一些异常值或者不符合逻辑的值。

1）核对身高、体重信息：在数据清理过程中，会有某些个案的身高、体重信息出现异常值。在数据清理过程中，将身高超过 190 cm 或体重超过 120 kg 定义为异常值。出现这一问题的原因可能有两种，一是访员录入错误，二是测量单位错误（体重的记录单位为公斤，部分受访者误以为是斤）。发现这一问题后，数据清理人员会将问题提交给执行部人员，由督导安排访员联系受访者核实信息。

2）核对年龄相关信息：该问题是指当询问受访者出现某一问题的年龄时，受访者给出的答案要大于调查时的年龄，或者最近一次发生的年龄要大于第一次发生的年龄，这是不符合逻辑的。针对该问题，数据清理人员编写了近 20 条 SAS 程序，以核对年龄相关问题。发现逻辑错误后，数据清理人员将问题提交给执行部，由督导安排访员联系受访者核实信息。

3）其他信息：CIDI 问卷中会询问受访者某一问题发生的次数。可能因为受访者口误或者访员录入错误产生一些异常值。发现这一问题后，数据清理人员会将问题提交给执行部，由督导安排访员同受访者核实信息。

（2）核查跳转：CIDI 问卷的跳转复杂，不可能核查每一条跳转途径。在数据清理过程中，数据清理人员参考美国哈佛大学对世界精神卫生调查进行的数据清理，挑选了一些对于诊断较为重要的跳转点，进行核查。

针对跳转问题，数据清理人员共编写了100余条相关SAS程序。一旦发生跳转错误，就会涉及多个样本，造成多个信息缺失，从而影响诊断。所以跳转错误是数据清理中的重点。对于跳转错误，数据清理人员会及时同技术部人员联系，修改程序，并告知每个访员进行程序更新。而对于由此造成的信息缺失，则要依据涉及的样本例数来分类处理。对于大多数的缺失信息都要求访员联系受访者重新补充信息。对于某些涉及例数较多的重要信息，可以通过估计的方法进行赋值。这类型题目通常与周围的问题关联性较强，可以根据其他已获得的信息进行估计。

结合异常值核查，2013年7月30日至11月14日，CMHS项目负责人团队共发布了9个数据清理报告、5个电话核对名单，调查执行团队对2013年11月14日电话核对名单进行了反馈。

（二）并行数据的核查

1. 访问管理系统的数据

访问管理的过程中采集的并行数据是能够表现调查质量的非常重要的指标，对这类数据的核查内容包括：加载和修订的地址信息完整；样本条目一致，不同数据表中的样本一致。联系记录完整，具体包括：访问时间数据合理，采访日期不应早于调查开始日期，晚于检查当天日期。数据存储完整，如访问时间变量要求存储年、月、日、时、分、秒。数据上传下载无误，如不同数据表中最后一次联系结果代码和最后一次联系日期要相同（表3-1，表3-2）。

表3-1　地址数据缺失情况核查

样本编号	vcity	sstate	vext_001	vext_015	vext_016	vext_017	vext_018

注释：表中列举的是变量名称，依次分别代表样本编号、地级市、省市自治区、区县、乡镇街道、村居、家庭地址、门牌号

表3-2　最后一次联系日期不一致样本列表

样本编号	lastcallnum	tcall_rc	tcall_rdate	tsl_rc	tsl_rdate
370684420352	2	1001	30AUG2013：14：42：37.547	1001	27AUG2013：07：09：51.517

续表

样本编号	lastcallnum	tcall_rc	tcall_rdate	tsl_rc	tsl_rdate
370785220324	7	1901	17AUG2013：16：10：57.827	3901	18AUG2013：11：32：49.077
451225220174	2	1101	22AUG2013：21：11：04.000	2101	22AUG2013：10：24：09.640
650105720023	2	1101	20AUG2013：00：00：00.000	1101	17AUG2013：00：00：00.000
650105720284	2	1101	22AUG2013：00：00：00.000	1101	21AUG2013：00：00：00.000

注释：表中变量名称依次分别代表样本编号、联系次数、联系结果代码、联系时间、上一次结果代码、上一次联系时间

在访问管理并行数据中，结果代码的核查工作是重中之重，因为结果代码关系到访问进程、拒访的转换、后期的数据加权等。结果代码的核查工作主要包括以下几个方面：

（1）结果代码与完成状态不一致：访问管理数据中有两个变量可以得知问卷是否完成访问，一个是访员插入的结果代码，另一个是根据问卷访问系统是否进行到最后一题而系统自动标注的完访状态变量。在实施过程中会出现结果代码和完访状态不一致的情形，如结果代码是1001（完成访问），但完访状态为1（未完成访问），或者反过来的情形，完访状态为0（完成访问），但结果代码不是1001。这样的样本要挑出反馈给督导，同访员进行确认后，再由数据部编程修改，见表3-3、表3-4、表3-5、表3-6、图3-1。

表3-3　非有效结果代码样本列表

vProjectId	样本编号	vMergeId	sresultcodeid	siwinststatus
CMHS2013	110101210033	KISH	1999	1
CMHS2013	110112110441	KISH	3101	0
CMHS2013	411422120344	KISH	2101	0
CMHS2013	540102220092	KISH	0000	0
CMHS2013	654025220195	KISH	2102	0
CMHS2013	654025220254	CIDI	0000	0
CMHS2013	654025420282	CIDI	0000	0

注释：表中变量名称依次分别代表项目、样本编号、问卷类型、结果代码、结果代码是否为最终状态

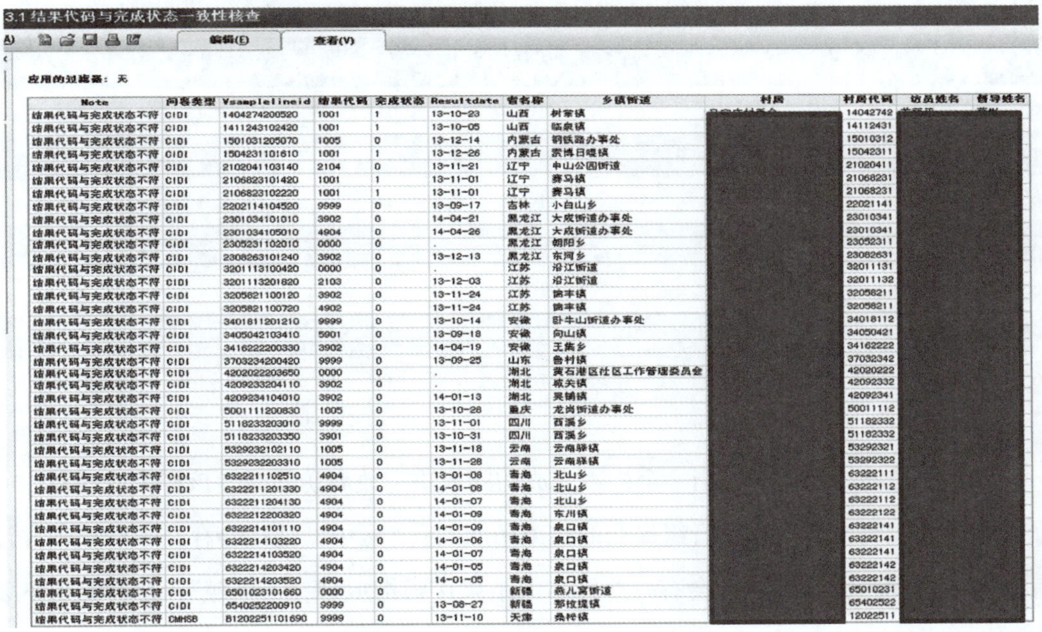

3.1 结果代码与完成状态一致性核查

A) 编辑(E) 查看(V)

应用的过滤器：无

Note	问卷类型	Vsamplelineid	结果代码	完成状态	Resultdate	省名称	乡镇街道	村居	村居代码	访员姓名	督导姓名
结果代码与完成状态不符	CIDI	1404274200520	1001	1	13-10-23	山西	树掌镇	[redacted]	14042742	[redacted]	[redacted]
结果代码与完成状态不符	CIDI	1411243102420	1001	1	13-10-05	山西	临泉镇	[redacted]	14112431	[redacted]	[redacted]
结果代码与完成状态不符	CIDI	1501031205070	1005	0	13-12-14	内蒙古	钢铁路办事处	[redacted]	15010312	[redacted]	[redacted]
结果代码与完成状态不符	CIDI	1504231101610	1001	1	13-12-26	内蒙古	宗博日嘎镇	[redacted]	15042311	[redacted]	[redacted]
结果代码与完成状态不符	CIDI	2102041103140	2104	0	13-11-21	辽宁	中山公园街道	[redacted]	21020411	[redacted]	[redacted]
结果代码与完成状态不符	CIDI	2106823101420	1001	1	13-11-01	辽宁	赛马镇	[redacted]	21068231	[redacted]	[redacted]
结果代码与完成状态不符	CIDI	2106823102220	1001	1	13-11-01	辽宁	赛马镇	[redacted]	21068231	[redacted]	[redacted]
结果代码与完成状态不符	CIDI	2202114104520	9999	0	13-09-17	吉林	小白山乡	[redacted]	22021141	[redacted]	[redacted]
结果代码与完成状态不符	CIDI	2301034101010	3902	0	14-04-21	黑龙江	大成街道办事处	[redacted]	23010341	[redacted]	[redacted]
结果代码与完成状态不符	CIDI	2301034105010	4904	0	14-04-26	黑龙江	大成街道办事处	[redacted]	23010341	[redacted]	[redacted]
结果代码与完成状态不符	CIDI	2305231102010	0000	0	.	黑龙江	朝阳乡	[redacted]	23052311	[redacted]	[redacted]
结果代码与完成状态不符	CIDI	2308263101240	3902	0	13-12-13	黑龙江	东河乡	[redacted]	23082631	[redacted]	[redacted]
结果代码与完成状态不符	CIDI	3201113100420	0000	0	.	江苏	沿江街道	[redacted]	32011131	[redacted]	[redacted]
结果代码与完成状态不符	CIDI	3201113201820	2103	0	13-12-03	江苏	沿江街道	[redacted]	32011132	[redacted]	[redacted]
结果代码与完成状态不符	CIDI	3205821100120	3902	0	13-11-24	江苏	锦丰镇	[redacted]	32058211	[redacted]	[redacted]
结果代码与完成状态不符	CIDI	3205821100720	4902	0	13-11-24	江苏	锦丰镇	[redacted]	32058211	[redacted]	[redacted]
结果代码与完成状态不符	CIDI	3401811201210	9999	0	13-10-14	安徽	卧牛山街道办事处	[redacted]	34018112	[redacted]	[redacted]
结果代码与完成状态不符	CIDI	3405042103410	5901	0	13-09-18	安徽	向山镇	[redacted]	34050421	[redacted]	[redacted]
结果代码与完成状态不符	CIDI	3416222200330	3902	0	14-04-19	安徽	王集乡	[redacted]	34162222	[redacted]	[redacted]
结果代码与完成状态不符	CIDI	3703234200420	9999	0	13-09-25	山东	鲁村镇	[redacted]	37032342	[redacted]	[redacted]
结果代码与完成状态不符	CIDI	4202022203650	0000	0	.	湖北	黄石港区社区工作管理委员会	[redacted]	42020222	[redacted]	[redacted]
结果代码与完成状态不符	CIDI	4209233204110	3902	0	.	湖北	城关镇	[redacted]	42092332	[redacted]	[redacted]
结果代码与完成状态不符	CIDI	4209234104010	3902	0	14-01-13	湖北	吴铺镇	[redacted]	42092341	[redacted]	[redacted]
结果代码与完成状态不符	CIDI	5001111200830	1005	0	13-10-28	重庆	龙岗街道办事处	[redacted]	50011112	[redacted]	[redacted]
结果代码与完成状态不符	CIDI	5118233203010	9999	0	13-11-01	四川	西溪乡	[redacted]	51182332	[redacted]	[redacted]
结果代码与完成状态不符	CIDI	5118233203350	3901	0	13-10-31	四川	西溪乡	[redacted]	51182332	[redacted]	[redacted]
结果代码与完成状态不符	CIDI	5329232102110	1005	0	13-11-18	云南	云南驿镇	[redacted]	53292321	[redacted]	[redacted]
结果代码与完成状态不符	CIDI	5329232203310	1005	0	13-11-28	云南	云南驿镇	[redacted]	53292322	[redacted]	[redacted]
结果代码与完成状态不符	CIDI	6322211102510	4904	0	13-01-08	青海	北山乡	[redacted]	63222111	[redacted]	[redacted]
结果代码与完成状态不符	CIDI	6322211201330	4904	0	14-01-08	青海	北山乡	[redacted]	63222112	[redacted]	[redacted]
结果代码与完成状态不符	CIDI	6322211204130	4904	0	14-01-07	青海	北山乡	[redacted]	63222112	[redacted]	[redacted]
结果代码与完成状态不符	CIDI	6322212200320	4904	0	14-01-09	青海	东川镇	[redacted]	63222122	[redacted]	[redacted]
结果代码与完成状态不符	CIDI	6322214101110	4904	0	14-01-09	青海	泉口镇	[redacted]	63222141	[redacted]	[redacted]
结果代码与完成状态不符	CIDI	6322214103220	4904	0	14-01-06	青海	泉口镇	[redacted]	63222141	[redacted]	[redacted]
结果代码与完成状态不符	CIDI	6322214103520	4904	0	14-01-07	青海	泉口镇	[redacted]	63222141	[redacted]	[redacted]
结果代码与完成状态不符	CIDI	6322214203420	4904	0	14-01-05	青海	泉口镇	[redacted]	63222142	[redacted]	[redacted]
结果代码与完成状态不符	CIDI	6322214203520	4904	0	14-01-05	青海	泉口镇	[redacted]	63222142	[redacted]	[redacted]
结果代码与完成状态不符	CIDI	6501023101660	0000	0	.	新疆	燕儿窝街道	[redacted]	65010231	[redacted]	[redacted]
结果代码与完成状态不符	CIDI	6540252200910	9999	0	13-08-27	新疆	那拉提镇	[redacted]	65402522	[redacted]	[redacted]
结果代码与完成状态不符	CMHSB	81202251101690	9999	0	13-11-10	天津	桑梓镇	[redacted]	12022511	[redacted]	[redacted]

▲ 图 3-1 结果代码与完成状态一致性核查

表 3-4 结果代码和完成状态不符

样本编号	结果代码	完成状态	siwinstid
220102120131	0000	0	KISH
650105510192	1101	0	KISH
371202410462	2101	0	KISH
6540252202540	0000	0	CIDI
6540252200910	1005	0	CIDI
6540251200720	2103	0	CIDI
6540251104020	2104	0	CIDI
6540251200420	2104	0	CIDI

表 3-5 最后一次结果代码不一致样本列表

样本编号	lastcallnum	tcall_rc	tcall_rdate	tsl_rc	tsl_rdate
370785220324	7	1901	17AUG2013：16：10：57.827	3901	18AUG2013：11：32：49.077
420102110374	1	1001	26AUG2013：22：42：26.217	2103	26AUG2013：22：42：26.217
451225220174	2	1101	22AUG2013：21：11：04.000	2101	22AUG2013：10：24：09.640
610326110487	3	3106	18AUG2013：00：00：00.000	2103	18AUG2013：00：00：00.000

表 3-6　有数据，但结果代码非完成样本列表

样本编号	siwinstid	结果代码	完成状态	是否有问卷数据
654025220195	KISH	2102	0	1
110112110441	KISH	3101	0	1
632221110052	KISH	8100	0	1
2305231102010	CIDI	0000	0	1
6540251200720	CIDI	2103	0	1
6540251104020	CIDI	2104	0	1
6540251200420	CIDI	2104	0	1

（2）非最终结果代码：当一个样本完成访问或决定放弃访问时，该样本应该赋以一个最终结果代码。然而在执行组提交的结束访问的县 / 区中，往往会存在一些样本并没有最终结果代码，特别是还会有一些样本的结果代码指示是“未接触”，这种情形下要将这些样本筛选出来，提交执行组核实，然后数据组再根据反馈结果编程修改结果代码。

（3）问卷上下级的逻辑关系不一致：CMHS 项目的问卷访问存在着严格的先后顺序，具体地说，访问由筛选问卷 Kish 开始，Kish 表问卷完成后，系统才进入主体 CIDI 问卷。如果 CIDI 问卷出现拒访，访员需要填答 A1 问卷；如果访问中途拒访，访员则需要填答 A2 问卷。另外，有些地区 CIDI 问卷完成访问后要用 B 卷访问知情人。这样不同类型问卷的结果代码存在固定的逻辑关系。而在实施过程中，由于系统、访员或者数据处理的原因，致使一些家户的各类问卷间出现结果代码关系的矛盾，这种情形的样本也要挑出反馈给执行部督导，进行确认后，由数据部编程修改。

（4）数据合并无误：数据发送回来的样本均完成了访问；完成访问的样本存在其数据发送回来的记录；数据没有发送回来的样本中无完成访问的样本；完成访问的样本均有问卷数据，并且有问卷数据的样本均完成了访问；有问卷数据的样本存在数据发送回来的记录。

表 3-7　样本数据库与地址数据库缺失样本列表

样本编号	siwersubscribeid	sresultcodeid	siwinstid	tsl	tsla
4201021101140	420626006	1001	CIDI	1	0
6102024102230	610202005	0000	CIDI	1	0
6102024104630	610202005	0000	CIDI	1	0

续表

样本编号	siwersubscribeid	sresultcodeid	siwinstid	tsl	tsla
6102024200530	610202005	0000	CIDI	1	0
6102024201930	610202005	0000	CIDI	1	0
6102024203430	610202005	0000	CIDI	1	0
6102024204630	610202005	0000	CIDI	1	0

注释：表中变量名称依次分别代表样本编号、访员编号、结果代码、问卷类型、样本数据库是否有该样本、地址数据库是否有该样本

表 3-8　样本数据库与联系记录数据库缺失样本列表

样本编号	siwersubscribeid	sresultcodeid	siwinstid	tsl	tc
110101210033	110101005	1999	KISH	1	0
230523420422	210113002	1999	KISH	1	0
230523420265	210204003	1999	KISH	1	0
3707851204250	370684008	1001	CIDI	1	0
5401024201010	540102002	1001	CIDI	1	0
5401024201310	540102002	1001	CIDI	1	0

注释：表中变量名称依次分别代表样本编号、访员编号、结果代码、问卷类型、样本数据库是否有该样本、联系记录数据库是否有该样本

访问管理数据的检测需要数据组和技术组的配合。数据组将访问管理系统不同数据表之间进行匹配分析，对上述内容依次进行核查，并提取存疑样本，制作管理系统检测报告。数据组将管理系统检测报告提交给技术组，技术组回复由系统造成的数据问题的原因及处理办法。

工作目的是为更好落实支付方案，检验支付系统的稳定性。

数据组利用访问管理系统数据，提取所需的变量（如访问时长、完成状态等变量），根据支付算法，生成相应的需支付金额变量。保留访员信息变量与支付金额变量输出为数据集。

根据支付方案，数据组独立计算完成访问样本应支付的访问费用，输出访员与数据组计算的访问费用变量的数据集，交由技术组进行支付费用比对，并相应修改技术组支付程序。

2. 访问单题时长的数据检测

目的是解决由于访员电脑系统时间混乱导致的访问管理数据异常（访问时长为负）。

需要实时提取单题访问时长（TIEQ）异常样本，中国精神卫生调查以下情形样本列为 TIEQ 异常样本：

（1）任一题目 TIEQ 取值为负的样本；

（2）所有题目 TIEQ 取值求和为零的样本；

（3）所有题目 TIEQ 取值求和小于 1 min 或大于 8 h 的样本；

（4）所有题目 TIEQ 取值求和大于 1 min、小于 10 min 的非中断样本。

如果问卷数据中存在与访问时长相关的变量，需要将访问管理数据中的访问时长与问卷数据中的访问时长进行比对，筛选出差异较大的样本，生成数据库提交技术组修订。

核查出样本的 TIEQ 异常样本之后，将异常样本输出交付技术组做修订，将 TIEQ 无问题数据发送给设质组进行样本质量检测。具体见图 3-2，图 3-3。

TIEQ 取值异常的样本列表示例

	A	B	C
1	SAMPLEID	variable	value
2	1202252202810	BLWMHGAD_G4A	-43140625
3	1304811101040	BLDEMOGRAP_DE_DE9	-43193605
4	1308263101860	BLSCREENING2_SC25	-43174201
5	2106821103310	BLSCREENING2_SC31	-86384360
6	2302232101520	BLIO_IO12	-43168859
7	3201112100260	BLDAYSSYM_NSD3_2F	-604734062
8	3205823104730	BLSCREENING2_SC29	-32569486
9	3302832105010	BDS1_DS1_19	-2147483648
10	3401813104850	BLDEMOGRAP_DM_DM14_6	-43128079

▲ 图 3-2 单题采访时长核查

3. 无应答率的核查

项目无应答是数据质量的指标之一，是指在一次抽样调查中，样本单位虽然接受了调查，但是对其中某个或某些调查题目没有提供答案的情况，包括“不知道”“拒绝回答”“没有答案”“没有观点”等。高比例的项目无应答会导致估计偏差，为此，在调查过程中，要随时监测项目无应答率的情况，找出无应答率相对较高的访员，进行再培训和指导。同时，也需要找出无应答率一直高居不下的题目，以便为改进问卷设计提供参考信息（表 3-9，3-10）。

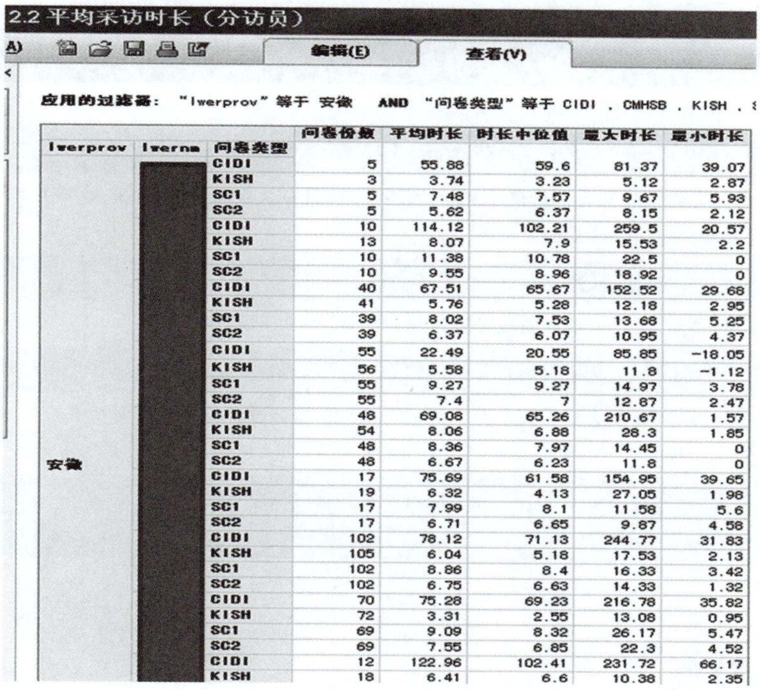

2.2 平均采访时长（分访员）

应用的过滤器： “Iwerprov” 等于 安徽 AND “问卷类型” 等于 CIDI ，CMHSB ，KISH ，

Iwerprov	Iwerna	问卷类型	问卷份数	平均时长	时长中位值	最大时长	最小时长
安徽	[redacted]	CIDI	5	55.88	59.6	81.37	39.07
		KISH	3	3.74	3.23	5.12	2.87
		SC1	5	7.48	7.57	9.67	5.93
		SC2	5	5.62	6.37	8.15	2.12
		CIDI	10	114.12	102.21	259.5	20.57
		KISH	13	8.07	7.9	15.53	2.2
		SC1	10	11.38	10.78	22.5	0
		SC2	10	9.55	8.96	18.92	0
		CIDI	40	67.51	65.67	152.52	29.68
		KISH	41	5.76	5.28	12.18	2.95
		SC1	39	8.02	7.53	13.68	5.25
		SC2	39	6.37	6.07	10.95	4.37
		CIDI	55	22.49	20.55	85.85	-18.05
		KISH	56	5.58	5.18	11.8	-1.12
		SC1	55	9.27	9.27	14.97	3.78
		SC2	55	7.4	7	12.87	2.47
		CIDI	48	69.08	65.26	210.67	1.57
		KISH	54	8.06	6.88	28.3	1.85
		SC1	48	8.36	7.97	14.45	0
		SC2	48	6.67	6.23	11.8	0
		CIDI	17	75.69	61.58	154.95	39.65
		KISH	19	6.32	4.13	27.05	1.98
		SC1	17	7.99	8.1	11.58	5.6
		SC2	17	6.71	6.65	9.87	4.58
		CIDI	102	78.12	71.13	244.77	31.83
		KISH	105	6.04	5.18	17.53	2.13
		SC1	102	8.86	8.4	16.33	3.42
		SC2	102	6.75	6.63	14.33	1.32
		CIDI	70	75.28	69.23	216.78	35.82
		KISH	72	3.31	2.55	13.08	0.95
		SC1	69	9.09	8.32	26.17	5.47
		SC2	69	7.55	6.85	22.3	4.52
		CIDI	12	122.96	102.41	231.72	66.17
		KISH	18	6.41	6.6	10.38	2.35

▲ 图 3-3 平均采访用时核查

表 3-9 项目无应答率分省描述（摘自某一期周报）

省份编码	省份名称	各基本描述统计量							
PROVCD	PROVNM	N	Mean	Stderr	Max	Q3	Median	Q1	Min
00	全国	XX	XX	XX	XX	XX	XX	XX	XX
11	北京	XX	XX	XX	XX	XX	XX	XX	XX
13	河北	XX	XX	XX	XX	XX	XX	XX	XX
15	内蒙古	XX	XX	XX	XX	XX	XX	XX	XX
22	吉林	XX	XX	XX	XX	XX	XX	XX	XX
23	黑龙江	XX	XX	XX	XX	XX	XX	XX	XX
37	山东	XX	XX	XX	XX	XX	XX	XX	XX
41	河南	XX	XX	XX	XX	XX	XX	XX	XX
42	湖北	XX	XX	XX	XX	XX	XX	XX	XX
61	陕西	XX	XX	XX	XX	XX	XX	XX	XX
62	甘肃	XX	XX	XX	XX	XX	XX	XX	XX
63	青海	XX	XX	XX	XX	XX	XX	XX	XX
64	宁夏	XX	XX	XX	XX	XX	XX	XX	XX
65	新疆	XX	XX	XX	XX	XX	XX	XX	XX

表 3-10　项目无应答率较高的 20 道题目（摘自某一期周报）

变量名	变量标签
PT45A	第一次遭到强奸的年龄
PH5_06	每一片药中含有多少毫克的药量？如果必要让受访者找来药瓶
PH5_03B	（在过去的 365 天内，请您尽可能估计一下您第一次服用 MedName 是哪天？）如果不知道确切日期，追问：确切的日期
CH5D	您父亲生您时多大年纪
AU13E	您曾经有几次由于喝酒而被警察逮捕或扣留 ______ 次
IU27A	您刚才谈到了您有使用镇静催眠药的情况，您能记得起第一次出现这个问题时的年龄吗
IU30A	您有生以来有多少个年头，由于使用剂镇静催眠药每年都出现这种情况 ______ 年
IU30I	您有生以来有多少个年头，由于使用吸入剂或溶剂每年都出现这种状况 ______ 年

二、电话核查

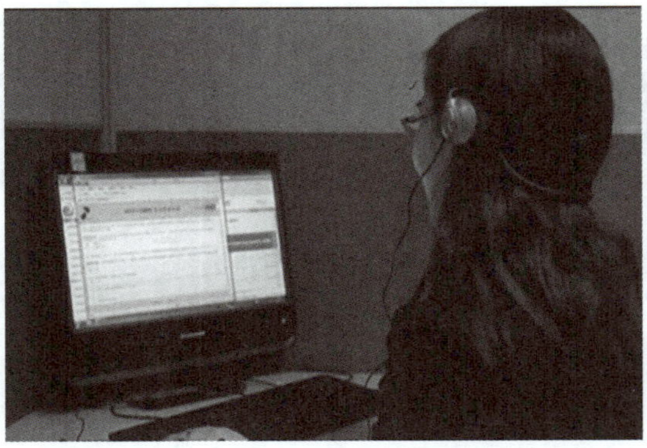

▲ 图 3-4　电话核查示意图

电话核查是通过电话回访受访者的方式进行核查（图 3-4）。

对于虚假访问的情况，在访问结束后，通过电话核查来核实访问真实性。确认虚假访问的情况，安排访员找到正确的地址进行访问，若该核查结果属于严重作弊行为，需对出现此情况的访员予以严肃处理。

对于 Kish 表作弊的情况，在访问结束后，通过电话对 Kish 表情况进行再次确认，采集 Kish 表相关的信息与访问数据不一致即判定 Kish 表作弊，该核查结果属于严重作弊行为，需对出现此情况的访员予以严肃处理。

对于代访的情况，在访问结束后，通过电话核查来核实访员真实性。对于代访的样本，安排经过培训的访员进行访问，该核查结果属于严重作弊行为，需对出现此情况的访员予以严肃处理。

对于代答的情况，在访问结束后，通过电话核查来核实受访者的真实性，对于代答的样本，安排其他访员找到正确的受访者进行重新访问。

对于未使用 CAPI 的情况，即访员未按照要求使用计算机进行面访，一经核实，需重新安排其他访员进行访问，该核查结果属于严重作弊行为，需对出现此情况的访员予以严肃处理。

对于访问时长过短的情况，即访员访问的时间过短，需进一步通过录音核查、数据核查检验数据质量再做判断，核查结果及时反馈给访员，指导访员按照规范进行访问，提高调查质量。

对于未发放礼品的情况，即访员未按照规定给予完访的受访者礼品，一经核实，需安排访员进行礼品补发，并向受访者表达歉意。

对于答案比对失败的情况，即在一些关键题目上，受访者给出的回答与访员记录的答案不一致的情况，核查结果需及时反馈给访员，指导访员正确理解题目，录入谨慎仔细，确认属于录入错误的样本在最终版的数据库中予以纠正。

电话核查依赖于较高质量的有效电话的采集率。2013 年 11 月数据部结合访问管理数据中的联系方式变量，对家庭固定电话、手机以及两者采集率做了初步统计，统计结果显示所有 Kish 样本固定电话或手机采集率为 88%，CIDI 样本固定电话或手机采集率为 86.38%，精神检查样本固定电话或手机采集率为 78.34%（表 3-11）。

表 3-11　CMHS 项目电话采集率统计

电话类型	问卷模块	频数	百分比 %
手机或家庭固定电话	Kish	20 423	88.00
	CIDI	15 795	86.38
	SCID	857	78.34
手机	Kish	16 542	71.27
	CIDI	12 628	69.06
	SCID	609	55.67
家庭固定电话	Kish	5148	22.18
	CIDI	3906	21.36
	SCID	266	24.31

电话核查问卷界面如图 3-5：

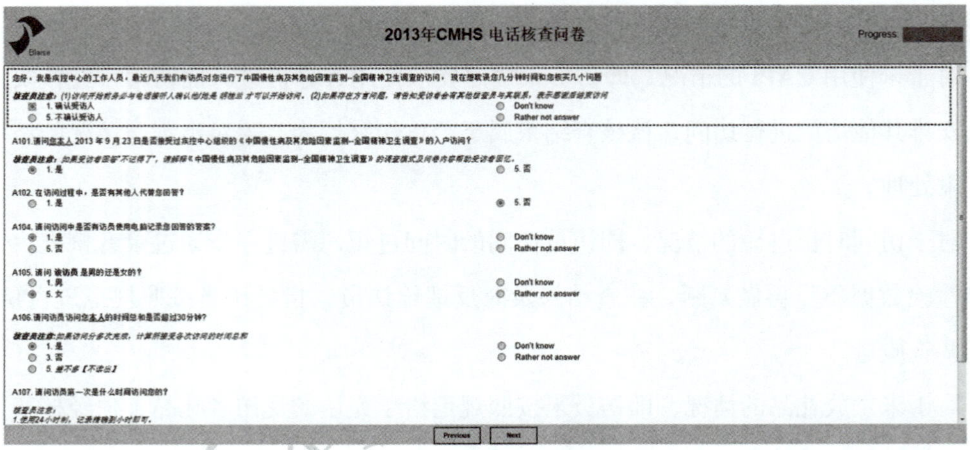

▲ 图 3-5 电话核查问卷示意图

电话核查问卷（CAPI 版）内容摘要

A101. 请问您本人（【CAPI】系统自动加载完成访问时间）是否接受过北京大学组织的《中国居民健康与疾病负担调查》的入户访问？（监测：虚假访问、代答）

核查员注意：如果受访者回答"不记得了"，请解释《中国居民健康与疾病负担调查》的调查模式及问卷内容帮助受访者回忆。

1 是→【跳至 A102】　　　5 否→【继续回答 A103】

【CAPI】Soft Check：A101=1。核查员向受访者确认："请您仔细回忆一下，您本人（【CAPI】系统自动加载完成访问时间）是否接受过北京大学组织的《中国居民健康与疾病负担调查》的访问？"

A102. 在访问过程中，是否有其他人代替您回答？（监测：代答）

1 是→【继续回答 A102a】　　　5 否→【跳至 A104】

A102a. 其他人代替您回答的题目多于一半还是少于一半？（监测：代答）

1 少于一半　　　5 多于一半

【CAPI】A102a 结束后，跳至 A104。

A103. 请问您的家人是否接受了《中国居民健康与疾病负担调查》的访问？（监测：虚假访问、代答）

1 是→【继续回答 A103a】　　　5 否→【跳至 D 部分】

【CAPI】Soft Check：A103=1。核查员向受访者确认："请您仔细回忆一下，您的家人（【CAPI】系统自动加载完成访问时间）是否接受过北京大学组织的《中国居民健康与疾病负担调查》的访问？"

A103a. 请问您家哪个人接受了访问？能否告诉我们他 / 她的姓名 ________

【CAPI】A103a 结束，跳至 C 部分。

A104. 请问到您家访问的访员是男的还是女的？（监测：代访）

核查员注意：如果受访者表示有多名访员，则提问"主要提问的访员是男的还是女的？"

1 男　　　5 女

A105. 请问访员访问您本人的时间总和是否超过 XX 分钟？（监测：访问时长过短）

核查员注意：如果访问分多次完成，计算所接受各次访问的时间总和。

1 是　　　　　　　　　　5 否

A106. 请问整个访问过程中访员是否使用电脑记录您回答的答案？（监测：未使用 CAPI）

1 一直用　　　　　　　　3 偶尔用　　　　　　　　5 没用

A107. 在本次访问中，访员有没有问过您是否同意录音？

1 是　　　　　　　　　　5 否

A108. 在本次访问中，访员是否问过您家所有家庭成员的性别和年龄？（监测：Kish 抽样）

1 是　　　　　　　　　　5 否

A108a. 您家一共有多少名（进入 Kish 表成员条件）成员？____名（监测：Kish 抽样）

三、录音核查

录音核查是通过回听访问的录音进行核查。

对于臆答的情况，在访问结束后，通过对并行数据中各题目采访用时的统计分析以及录音核查来督导。严重臆答的样本安排访员重新进行访问。

对于提问不准确的情况，需要通过录音核查来发现问题。核查结果及时反馈给访员，改善调查质量。

对于诱导的情况，需要通过录音核查来发现问题。核查结果及时反馈给访员，改善调查质量。

对于追问不足的情况，需要通过录音核查、对问卷数据无回答率的分析，以及对并行数据中各题目采访用时及键盘输入特点的统计分析来发现问题。核查结果及时反馈给访员，改善调查质量。

对于捷径跳转的情况，需要通过电话核查、录音核查，对问卷数据中每个访员在跳转变量上的答案分布特点进行分析，对并行数据中每个访员在各变量上采访用时进行统计分析，从而达成质量核查目的。核查结果及时反馈给访员，改善调查质量。

对于录入错误的情况，在访问系统中设计即时数值有效性校验，并于访问结束后，通过电话核查、录音核查，问卷数据离群值的统计分析来发现问题，达成质量核查的目的。确认属于录入错误的样本在最终版的数据库中予以纠正。

录音核查问卷界面如图 3-6：

CMHS 录音核查问卷由 3 个部分构成，分别记为 A 卷、B 卷、C 卷。其中，A 卷为每份问卷都包含的必答题，B 卷和 C 卷则是仅由特定人群回答的选答题。C 卷根据核

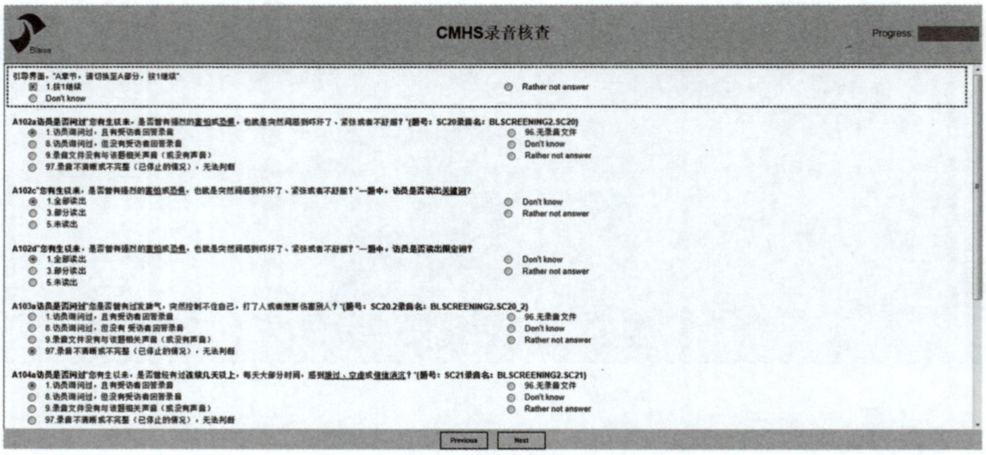

▲ 图 3-6 录音核查问卷示意图

查内容的多少进一步分为长卷和短卷两类。为了最大限度提高核查效率，特设定以下录音核查题目挑选规则。

第一、A 卷所有题目全部核查。

第二、B 卷挑选核查题目规则是：若访问过程中未进入 B 卷中的任何章节则跳过 B 卷核查；反之则对 B 卷进行核查。进入 B 卷内后，按照以下规则挑选核查章节：若访问过程中仅进入 B 卷中的一个章节，则对该章节进行核查；若访问过程中进入 B 卷中的章节数超过 1 个，则随机选择其中一个章节，对该章节进行核查。若选中非“精神活性物质滥用”章节则核查章节内的所有题目；否则按照以下规则选择章节内的题目：若滥用药物数量等于 2，则对章节中的所有题目进行核查。若滥用药物数量大于 2，则随机选择两种药物进行核查。

第三、C 卷挑选核查题目规则如下：若访问过程中未进入 C 卷中的任何章节则跳过 C 卷核查；若 B 卷核查“精神活性物质滥用”章节，且该章节内核查药物数量 =2，则跳过 C 卷核查；其他情况进入 C 卷核查，按照以下规则确认核查章节：若访问过程中仅进入 C 卷中的一个章节，则选择该章节进行核查。若访问过程中进入 C 卷中的章节数超过 1 个，则随机选择其中一个章节进行核查。C 卷长短卷的选择原则：若 B 卷未核查，则选择长卷；反之选择短卷。

综上所述，核查问卷构成大致分为以下 5 类：

类型一　仅有 A 卷。

类型二　A 卷 +B 卷（核查“精神活性物质滥用”且滥用药物数量 =2）。

类型三　A 卷 +B 卷（核查非“精神活性物质滥用”章节或滥用药物数量 =1）。

类型四　A 卷 +B 卷 +C 卷 _ 短卷。

类型五　A 卷 +C 卷 _ 长卷。

具体录音核查问卷生成规则参见下图 3-7：

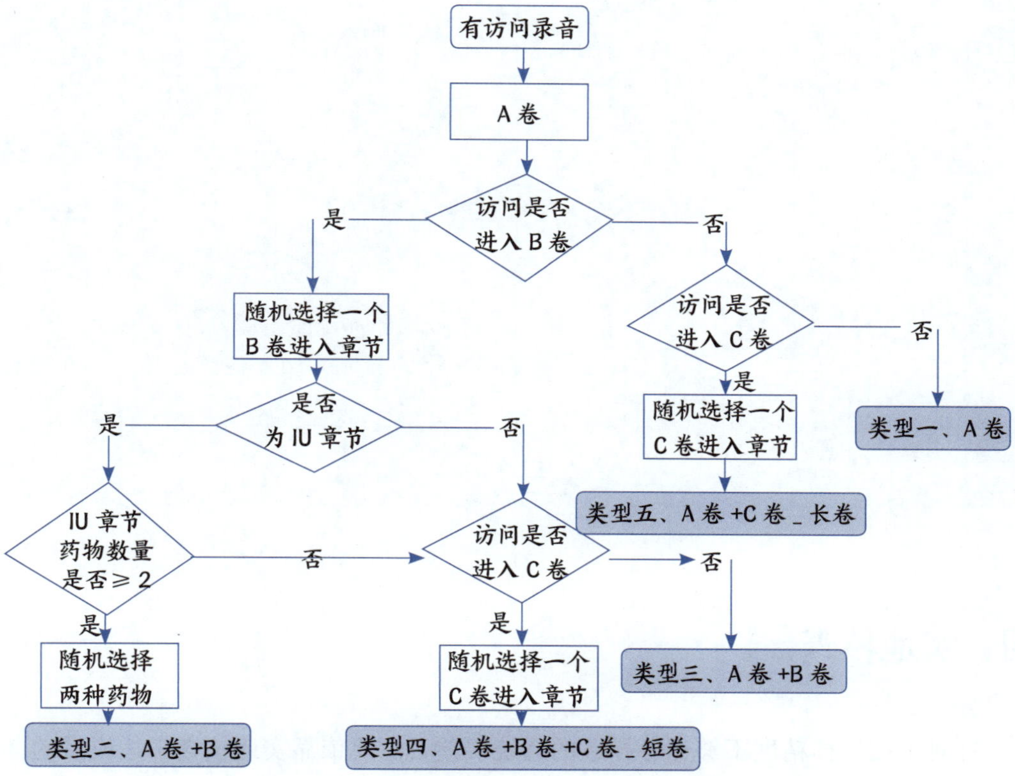

▲ 图 3-7　录音核查问卷生成规则图

录音核查问卷（CAPI 版）内容摘要

C101a. 访员是否问过“下面的问题是关于您用药情况的，首先，在过去的 7 天之内，您服用了多少种不同的处方药？”（题号：PH1　录音名：XXXX）

1．访员询问过且有受访者回答录音。

8．访员询问过，但没有受访者回答录音。

9．录音文件没有与该题相关声音（或没有声音）。

97. 录音不清晰或不完整（已停止的情况），无法判断。

96. 无录音文件。

【CAPI】C101a=1 或 8，继续提问；否则，跳至下一道监控题。

C101b. “下面的问题是关于您用药情况的，首先，在过去的 7 天之内，您服用了多少种不同的处方药？”一题中，访员是否读出关键词？

1. 是　　5. 否

C101c. “下面的问题是关于您用药情况的，首先，在过去的 7 天之内，您服用了多少种不同的处方药？”一题中，访员提问是否完整准确？

1. 是　　5. 否

【CAPI】如果 C101a =1，继续提问；否则，则跳至 C101e。

C101d. “下面的问题是关于您用药情况的，首先，在过去的 7 天之内，您服用了多少种不同的处方药？”一题中，受访者是否直接给出答案？

核查员注意：

如受访者最初回答为零 / 不知道，不算直接给出准确答案。

1. 是　　5. 否

【CAPI】如果 C101d =5，继续提问；否则跳至 C102a。

C101e. “下面的问题是关于您用药情况的，首先，在过去的 7 天之内，您服用了多少种不同的处方药？”一题中，访员是否追问？

核查员注意：

如受访者最初回答为零 / 不知道，要求访员追问：请包括任何处方药，哪怕您只服用过一次。

1. 是　　5. 否

四、实地核查

针对末端抽样精度不够充分导致的系统误差，主要依靠实地核查来达成目的（图 3-8）。主要核查内容包括空地址、非住宅、多次联系不上住户的住宅、地址内符合调查资格的住户数、住户内符合调查资格的人数等。

对于找错地址的情况，在调查开始之前、之后分别选择不同的方法进行督导。调查开始前，由相关部门对末端样本框进行核实。对访员的培训重点强调并严格考察访员的行为规范。在正式访问开始前，要求访员与住户当面核对地址，确定地址正确后，方可开始正式访问。在访问结束后，通过实地核查来核实地址的准确性，以及空地址、非住宅、多次联系不上住户的住宅、地址内符合调查资格的住户数、住户内符合调查资格的人数等情况。对于地址访问错误的情况，则找到正确地址进行访问。

对于替换或访错住户的情况，在正式访问开始之前，要求访员与住户当面核对地址，

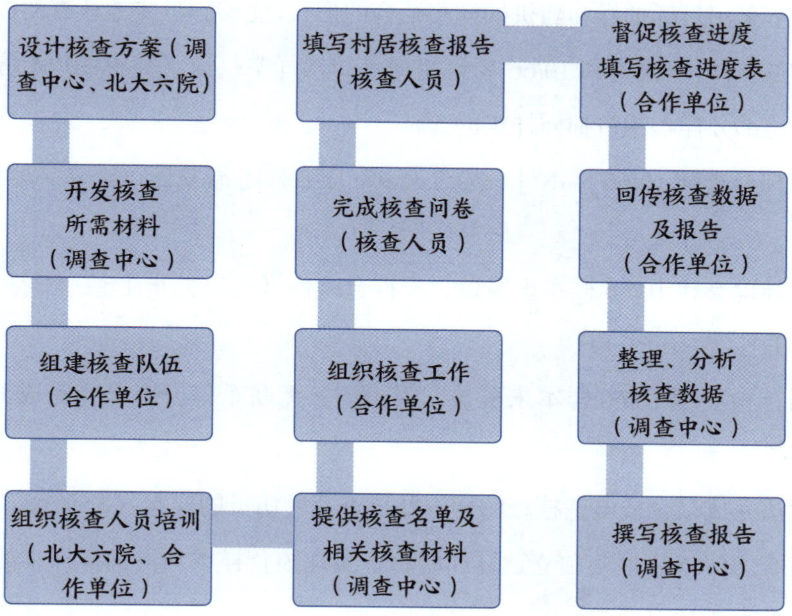

▲ 图 3-8　实地核查工作流程图

确定地址正确后，方才开始正式访问。在访问结束后，通过实地核查来核实住户抽样的准确性，实地核查员登记并反馈地址内符合调查资格的住户数，以及访员访问时地址内各住户是否拒访或者无法联系等情况。对于访问错误住户的情况，则找到正确的住户进行访问。

对于替换或者访错个人的情况，在访问结束后，通过实地核查、电话核查、录音核查来控制。对于访问错误个人的情况，则找到正确的人进行访问。

在 CMHS 项目中，CIDI 调查的实地核查工作在第二阶段调查中由精神科医生负责执行，这是质量控制工作中一个必不可少的组成部分。按照 CMHS 项目的统一安排，由调查中心制定具体的方案，并向项目承担单位提交供核查人员名单。由项目承担单位负责分配给所有负责精神科医生访谈的协调中心（简称协调中心），由协调中心负责安排项目各参加单位精神科医生实施核查工作。

1. 实地核查样本类型及数量

由于精神科医生访谈包括 CIDI 完访样本和因各种原因未能完成 CIDI 的样本，因此可以覆盖实地核查的样本类型。从抽选方法方面进行评估，精神检查和 10/66 老年期痴呆访谈样本采用目标抽样和随机抽样相结合的形式，能够满足实地核查的需求。为此，随机抽取40%的精神检查和10/66老年期痴呆访谈样本（以下简称10/66访谈），嵌入实地核查。这部分样本约占抽样样本的5%。

除了精神检查和10/66样本外，另外有4%左右样本需要进行独立实地核查。主要包含：

（1）精神检查和10/66样本未覆盖，不符合条件（空户、非住宅、不符合住户过滤条件）样本的核实（0.5%）；

（2）精神检查和10/66样本未覆盖，因拒访、无联系等原因未能完成Kish访问的样本（1%）；

（3）无法完成录音或电话核查的样本及核查存疑访员的样本（2.5%）。

精神检查-10/66内嵌与独立选样相结合，实地核查样本约占抽样样本的9%，样本构成情况参见表3-12。

表3-12 实地核查样本构成表

样本类型	精神检查-10/66内嵌	独立选样
抽样框核查		0.5%
Kish表问卷未完访样本		1.0%
CIDI问卷未完访样本		
存疑CIDI样本	随机抽取40%精神检查样本	1.5%
随机校验CIDI样本		1.0%
合计	5.0%	4.0%

2. 实地核查的执行

（1）核查队伍组建：精神检查-10/66内嵌式实地核查由专业医生在精神检查和10/66访问过程中通过几道简单的问题对CIDI访问环节的真实性、有效性进行核实，医生在进行精神检查和10/66访谈任务的同时作为实地核查员完成实地核查任务。

（2）实地核查问卷开发：调查中心负责设计实地核查纸版问卷，北大六院负责将实地核查问卷整合到“精神科访谈录入及调查程序”中。

（3）准备实地核查材料：调查中心为合作方提供以下实地核查的材料：实地核查样本名单（两种实地核查类型，分别进行标注），包括样本地址、样本类型（抽样框核查、

Kish 未完访核查、CIDI 未完访核查、CIDI 完访核查）、住户姓名、联系电话；实地核查问卷；实地核查执行报告、实地核查进度统计表。

（4）实地核查进度管理：精神科医生根据调查中心提供的名单，在进行精神检查和10/66 访问入户时同步开展实地核查工作，并完成相应的《实地核查问卷》。整个村 / 居实地核查工作完成后填写《实地核查执行报告》及《实地核查进度统计表》。在精神科医生实施核查的过程中，调查中心负责跟进核查进度，解答核查过程中出现的疑问，确保实地核查按时完成。

（5）实地核查问卷数据、资料回传：精神科医生完成访谈后，于当日将数据上传至“中国精神障碍流行病学调查信息系统”。北大六院对实地核查数据进行提取，并将实地核查的数据发送给调查中心。实地核查工作结束后，协调中心负责回收《实地核查执行报告》，完成《实地核查进度统计表》，2 个星期之内发送回调查中心。

（6）实地核查数据分析：调查中心在收到实地核查问卷数据后，组织人员开展实地核查数据分析工作，并在第一时间将实地核查反映出来的问题进行汇总整理，反馈给执行团队及项目团队，以便确定下一步行动计划。

五、质量核查方法的使用顺序

各种质量核查方法的使用顺序依据误差来源的产生期及方法的适用性有所不同：

1. 数据分析

始终用于全面数据核查，在数据回传后第 2 天开始，每 3 天汇总一次所有数据，检查系统误差。每天汇总一次单题访问时长和无回答率的结果，检查访员行为。

2. 录音核查

优先用于每个访员完成的前 3 份样本，数据核查发现的问题样本[a]以及随机抽取的监控样本[b]。在收到回传数据的第 2 天便开始进行录音核查，一直伴随整个调查期，并延续至调查期结束后的 3 天之内。

[a] 数据核查问题样本：样本的单题访问时长 TIEQ、无回答率以及其他数据核查指标中的任意一个指标不满足合理值记为数据核查问题样本。

[b] 监控样本：从数据核查通过的样本中，按访员完成顺序抽取的样本。

3. 电话核查

优先用于扩大核查的样本以及随机抽取的监控样本。在收到回传数据的第 2 天便开始电话核查，一直伴随整个调查期，并延续至调查期结束后的一周之内。

4. 实地核查

重点用于检验末端抽样的精度，没有经过录音核查和电话核查的样本，以及在录音核查和电话核查中无法确认质量的样本。在收到回传数据的 10 天之内便开始进行实地核查。

详细质量核查方法使用顺序参见图 3-9。

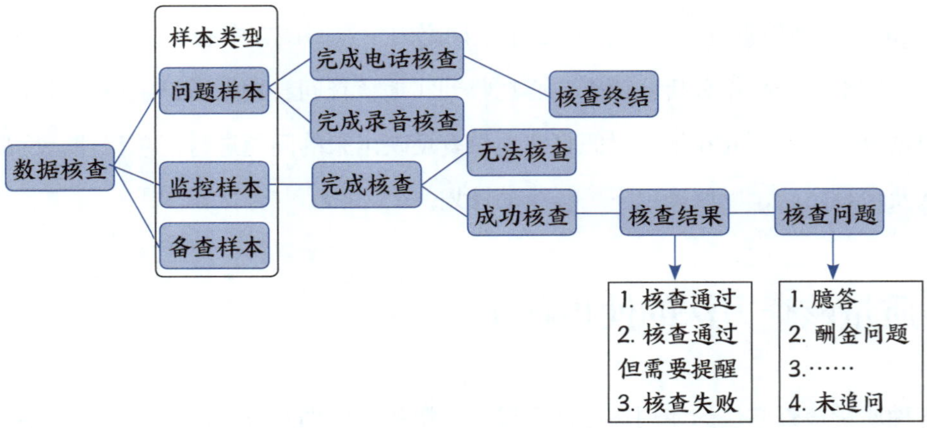

▲ 图 3-9 质量核查方法使用顺序示意图

六、质量控制组内部工作程序

由于参与质量控制的人员多，质量控制的内容和程序复杂，因此，在质量控制组内制定详细的工作程序至关重要。在质量控组组内，又分为质控主管、质控督导、数据质控人员，实施具体核查工作（录音核查、电话核查、实地核查、核查审核）的人员，后者称之为“核查组”。该组人员的工作方法和程序需要在调查开始前就制定详细的说明，确定每一阶段的重点任务，每一项任务的上下游如何接续，以及工作任务的执行者和执行要求。

CMHS 核查组工作程序如下说明：

CMHS调查核查组工作方法、程序说明

注：该文件必须配合CMHS质量督导方案一起阅读，否则读者最终只有具体工作方法而无法从宏观视角理解工作原则。

CMHS调查核查组属于CMHS调查质量督导组的执行部门，其职责为：①实施随机核查的任务；②实施质控督导分派的专门核查的任务；③对核查人员进行管理，对核查工作进行总结。

下面将针对核查组的具体任务的实现流程，按照时间顺序分类描述。

第一阶段：调查开始前

1．招聘录音、电话核查员

在调查开始前的至少20天以前，开始招聘录音核查员和电话核查员。由XXX负责。

招聘有以下几种途径：在各大高校的BBS上发帖、在求职网站或者是知名的论坛上发帖、核查员转介绍等。然后对简历进行筛选，电话或者短信联系应聘者，考核合格之后聘为中心的实习生。

2．录音、电话核查员培训

培训之前要签保密协议（一式两份）、身份证复印件留底和时间登记表。

培训的内容包括以下几个方面：首先项目介绍，人手一份访问流程图和访问问卷；然后是访问问卷培训；录入以及进度表填写培训；核查系统使用培训。在核查员核查的过程中对核查员的疑问进行答疑解惑。

该项工作由XXX负责。

3．计算村居核查任务量

质量督导组的协调人根据各村居的抽样地址数，按照核查比例计算每一个村居每一种核查方式所需要随机核查的户数，然后发给执行组作为进度控制和统计使用。

第二阶段：调查开始

入户调查开始之后的第3天，采访数据已经回传，此时立即开始录音和电话核查。该项工作由XXX负责。

1．录音核查程序

（1）熟悉录音文件：录音核查第一步就是熟悉服务器上访员传回来的录音文件的命名格式特点，以便能够及时定位录音文件。录音文件的名称以访员、家户序号为标识。

（2）筛选与分配：按照核查的额度和核查员熟悉方言来筛选录音，并分给核查员。录音核查是按照样本层面来做的核查，故筛选的时候要把某一户下的问卷（Kish、CIDI）都分给核查员。

（3）核查员听录音：核查员在听录音的同时，在中心的核查系统中的录音核查部分，进行核查问卷的录入。

（4）检查核查进度表：核查员每天完成的工作，系统会自动统计。核查督导需要掌握每一位核查员每一天的工作进度。

（5）汇总核查员的核查数据并做统计分析：这一阶段的工作有三项：通过核查员的进度表汇总访员不规范访问的题目和数量，也包括对问卷数据奇异值的识别；把所有核查员做的进度记录进行汇总，按周统计每个村居的核查进度；对于核查员的规范进行检查，并再次对核查员不理解的地方进行详细说明。

（6）审核：审核员对核查员的工作进行随机审核，纠正核查员工作中的失误或者错误。由XXX负责。

（7）发送核查结果：每天早上8：00向质量督导组的协调人发送核查组工作周报。

（8）对专项核查任务进行处理：除了每天例行的核查任务之外，会从质量督导协调人那里接收专项核查任务，对于这些任务，按照分配核查员、进行核查、汇总、汇报的程序一一办理。此处不再赘述。

2．电话核查程序

（1）筛选与分配：在核查系统上按比例筛选出核查的样本，把样本分配到核查账号上。

（2）核查员打电话：核查员在打电话的同时，在中心的核查系统中的电话核查部分，进行核查问卷的录入。

（3）检查核查进度表：核查员每天完成的工作，系统会自动统计。核查督导需要掌握每一位电话核查员每一天的工作进度。

（4）汇总核查员的核查数据并做统计分析：这一阶段的工作有三项：

通过核查员的进度表汇总访员非随机抽样的状况、不规范访问的题目和数量；把所有核查员做的进度记录进行汇总，按周统计每个村居的核查进度；对于核查员的规范进行检查，并再次对核查员不理解的地方进行详细说明。

除了上面任务之外，有时候会有一些在访员访问的过程中对于同一个问题有多个答案的情况，需要电话与受访者进行确认。

（5）审核：审核员对核查员的工作进行随机审核，纠正核查员工作中的失误或者错误。由XXX负责。

（6）发送核查结果：每天早上8：00向质量督导组的协调人发送核查组工作周报。

（7）对专项核查任务进行处理：除了每天例行的核查任务之外，会从质量督导协调人那里接收专项核查任务，对于这些任务，按照分配核查员、进行核查、汇总、汇报的程序一一办理。此处不再赘述。

第三阶段：调查中期

到了调查中期，已经完成了部分的村居访问之后，开始进行实地核查。

1．实地核查程序

CMHS项目的实地核查工作由精神科医生在SCID访谈中完成。我们的任务如下：

（1）与合作方负责人联系核查队伍准备情况。

（2）给合作方发入户证明文件：给合作方的核查员、督导制作核查员证件，提供介绍信和入户证明文件

（3）准备样本名单：筛选样本之后，准备出详细的样本名单，以及辅助的信息，包括访员的电话、交通路线等。

（4）跟进核查进度：在合作方实施核查的过程中，跟进核查进度，确保按时完成。

（5）回收和录入实地核查问卷。

（6）数据分析：这部分除了要分析核查问卷中的内容之外，还要汇总实地核查的执行情况。

（7）判断核查质量并汇报：判断核查的实施质量，然后上报给协调人。

（8）给合作方发感谢信并结账：给合作方撰写并发送感谢信，同时通知合作方和行政组进行结账程序。

（9）实地核查文件的存档：将实地核查问卷以及村居执行报告整理之后装箱，交行政组存档。

2．核查员工作量的统计及其他行政工作

除了以上几方面之外，在调查中期还有一些行政工作：

（1）核查员工作量统计：按月把核查员的工作时间整理在一起，计算出每个核查员的工作时间（小时数），并添加上其身份证号码，每月20号左右汇报到行政组报账，结算该月劳务。

（2）电脑的日常维护：比如VPN的建立，电脑木马病毒的处理等等，有时候核查系统不稳定，核查员的电脑出现问题要及时处理。

第四阶段：调查结束前

1．补充录音核查

在访员访问过程中，会遇到无法上传或者未能上传录音文件的情况，因此在访员寄回笔记本电脑之后，将录音文件再次上传，对于有些未完成录音核查任务的村居进行补充录音核查。

2. 未完成的核查任务的调整

在调查期间有些村居的某一类核查方式的核查任务由于客观原因所致无法完成。例如有的村居录音文件数量不足以进行录音核查，电话也不足够等。此时需要对未完成的核查任务进行调整。

（1）录音、电话、软件核查互补：一个村居内，如果录音文件不足，或者电话数量不足，则在录音、电话、软件核查三种方式中互补，以达到核查任务量的要求。

（2）在同一个访员的村居内互补：如果一个村居内无法保证录音、电话、软件或者实地核查的数量，那么在这个村居的访员所访问的其他村居内进行互补。

3. 对代答样本的核查

在电话核查中发现的代答样本，通过录音文件，选取5个点进行声音辨析，以判断是否为代答。然后将核查结果汇报给督导。

4. 对质量不合格样本的汇总

在核查过程中发现的质量不合格的样本按照访员进行汇总，然后发给执行组确认，执行组申诉并确认之后，发给行政组作为结账的依据。

第五阶段：调查结项

1. 整理核查数据库和核查文件

核查结束之后，整理各类问卷的录音、电话、实地核查的数据库，以及核查进度表、人力成本估算等文件，交由督导归档。

2. 撰写核查报告

核查组根据录音、电话、回放软件、实地核查的情况，以及核查的组织与汇总工作的情况，撰写核查报告，然后交督导归档。

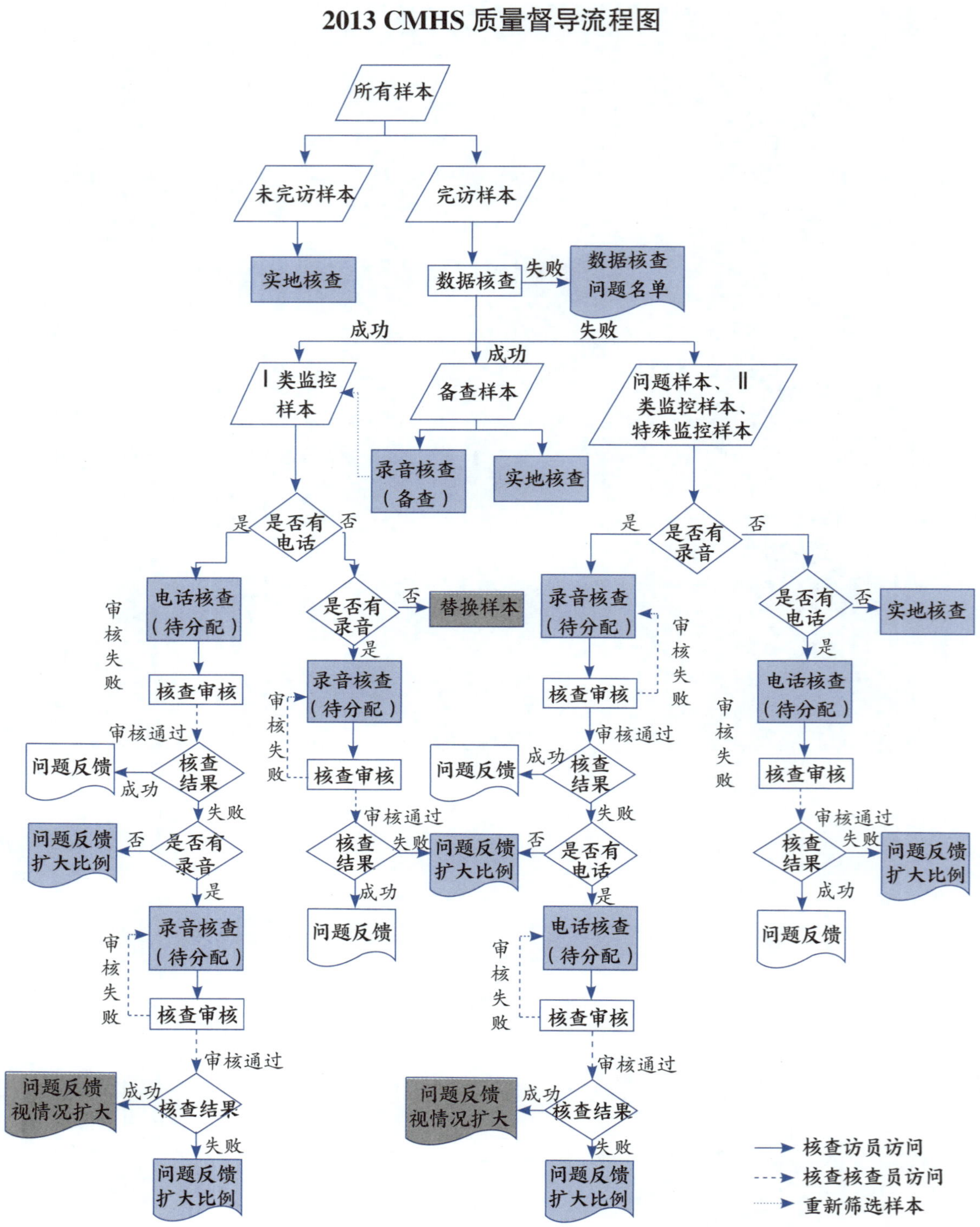

▲ 图 3-10 CMHS 质量督导流程图

第三节

质量核查的覆盖面与数量

一、覆盖面与数量

核查的覆盖面以及数量将影响数据质量水平，在有限的成本前提下，需提前制定优化的覆盖面和数量上的策略。

1. 覆盖面

（1）每一份问卷中的所有变量和并行数据中的所有变量都应定期使用统计分析的方法进行检验，查找系统性偏差并加以督导。

（2）每个访员访问的每种类型联系结果都应被核查到。

（3）每个访员都应经历所有的核查方式。

（4）每份问卷一种核查手段发现问题，应通过另一种核查手段进行佐证。

（5）每个核查发现问题的样本，应评估是否需要进行扩大比例核查。

（6）每份无法核查的样本，应评估是否需要进行替换核查。

2. 数量

（1）每个访员因不符合访问条件（如空户、非住宅、不符合样本条件）未能完成访问的地址中，应有一定比例被实地核查。

（2）每条无法完成问卷的样本，应 100% 与访员核实样本联系是否达到规定次数及标准，另有一定比例被实地核查。

（3）每个访员已完成问卷访问的样本中，应分别有一定比例的样本进行录音核查和电话核查。

二、核查样本的替换与扩大

为最大限度减少质控盲区，保障访员的核查覆盖面，还需要制定质量核查样本的替换策略与扩大策略。

1. 替换核查

主要针对数据核查通过，但无法完成电话核查和录音核查的样本，进行同质替换，旨在保障每名访员均达到规定的核查比例。

具体包括以下四个类型：

类型 1：数据核查通过，样本无电话、无录音；

类型 2：数据核查通过，样本有电话、无录音且电话无法核查；

类型 3：数据核查通过，样本有录音、无电话且录音无法核查；

类型 4：数据核查通过，样本有录音、有电话且录音电话均无法核查。

首先评估该阶段该访员电话核查比例以及录音核查比例是否达到规定比例，如果有一种核查方式核查比例达到规定比例，则该阶段暂不进行该核查方式的替换抽样。另外，还需要控制扩大后核查比例不超过规定比例，如果扩大后超过则随机选取样本使扩大后核查比例不超过规定比例。

替换样本采用按原核查流程，整个样本替换的模式。选择替换样本对象是同访员其他数据核查通过且没有被核查过的样本，具体原则如下：

（1）如果需要替换抽样的样本是Ⅰ类监控样本[a]，则优先选择该访员村居有电话的样本进行替换抽样。选出的样本优先进行电话核查。

（2）如果需要替换抽样的样本是Ⅱ类监控样本[b]或数据核查通过的特殊监控样本[c]，则优先选择该访员村居有录音的样本进行替换抽样，如果没有有录音的样本则跳过该阶段的替换抽样。选出的样本进行录音核查。

（3）如果需要替换抽样的样本是备查样本[d]，则优先选择访员同村居的样本进行替换抽样。

[a] Ⅰ类监控样本：监控样本中优先进行电话核查的部分。
[b] Ⅱ类监控样本：监控样本中优先进行录音核查的部分。
[c] 特殊监控样本：每名访员完成的前 3 份样本。
[d] 备查样本：除特殊监控样本、问题样本及监控样本以外的样本。

无法核查的问题样本因其不可替代性不进行替换，每周汇总无法核查的问题样本反馈给访员，重新收集受访者联系信息。最终无法核查的样本纳入实地核查抽样框，优先进行实地核查。

2. 扩大核查

主要为了实现两个目的：第一、保障每名访员均达到规定的核查比例；第二、确认核查不通过涉及的访员质量问题的严重程度，以便及时采取补救措施。

根据目的不同，扩大核查主要适用于四类情况：

（1）样本核查终结后，电话核查及录音核查综合结果为不通过的样本。

（2）访员前 3 户既无电话又无录音的样本，无法评估访员初期工作质量。

（3）访员结束某个村 / 居工作，核查比例未达到设定值。

（4）访员结束访问工作时，对访员整体工作情况进行分析，包括访员 - 村 / 居的每类核查的覆盖情况、无法核查的问题样本比例、每类核查比例、问题样本比例等。对于核查问题严重的访员进行扩大核查。

扩大核查选择同访员其他数据核查通过且没有被核查过的样本，优先选择同村 / 居、同时期的样本。

核查失败样本扩大核查主要针对核查不通过的 I 类监控样本及特殊监控样本。此类样本在扩大核查中优先核查访问的真实性，即优先进行电话核查。

所有核查样本的核查优先级由高到低排序如下：紧急核查名单、特殊监控样本、问题样本、扩大或替换样本、监控样本。

第四节

核查效率的监控

一、核查效率的评估

效率监控，主要监控核查资源在各个访员身上的分配情况，并根据各个访员在核查过程中发现的问题情况，及时降低优秀访员监控比例，达到优化核查资源配置的目的。

二、核查效率的监控

核查调控主要分两步：第一步确定哪些访员村 / 居可以降低监控比例，第二步确定降低哪一类型样本的监控比例。整体目标是选出 20% 左右相对优秀的访员村 / 居降低监控比例，并且根据访员的工作情况动态调整。

监控指标包括：累计录音核查比例（预警线 20%）、累计电话核查比例（预警线 20%）、包括无法完成的累计电话核查比例（预警线 30%）、访员层面的电话采集率、录音采集率、修正后电话核查不通过比例、修正后录音核查不通过比例、电话核查通过提醒比例、录音核查通过提醒比例、综合核查不通过比例、综合通过提醒比例。

第一步操作办法：在访员村 / 居完成样本数量为 10 的整数倍的时候，若访员村 / 居层面的电话采集率（区分城乡差异）33% 分位数以上、录音采集率（区分城乡差异）33% 分位数以上、核查不通过比例 67% 分位数以下、核查通过提醒比例 67% 分位数以下、核查不通过和通过提醒比例 67% 分位数以下，则该部分的访员村 / 居纳入调整范围。

第二步操作办法：在满足第一步的要求的，也就是纳入调整范围的访员村 / 居中，进行以下判断：①在访员村 / 居完成样本数量为 10 的整数倍的时候，若访员村 / 居层面的电话采集率（区分城乡差异）33% 分位数以上、修正后电话核查不通过比例 67% 分位数以下、电话核查通过提醒比例 67% 分位数以下、电话核查不通过和通过提醒比例 67% 分位数以下，则电话核查随机选取比例由 10% 降为 5%。②在访员村 / 居完成样本数量为 10 的整数倍的时候，若访员村 / 居层面的录音采集率（区分城乡差异）33% 分位数以上、修正后录音核查不通过比例 67% 分位数以下、录音核查通过提醒比例 67% 分位数以下、录音核查不通过和通过提醒比例 67% 分位数以下，则录音核查随机选取比例由 10% 降为 5%。③在访员村 / 居层面，第 n（n=1，2，3……）组 10 份的样本的情况决定第 n+1 组 10 份样本中的随机选取比例。如果第 n（n=1，2，3……）组 10 份样本不满足以上判断，则第 n+1 组随机选取比例维持 10% 不变。

第五节

质量控制的组织机构

一、质控督导

调查机构应设立质量督导组和协调人来分工负责：比较精简的结构是分为两个小组，一个协调人。两个小组中，第一组负责发现质量问题，第二组负责将核查结果反馈给访员，并对访问规范进行再指导，也负责将访员反馈的意见传递给第一组。

如果调查规模大，人员和数据量都很多，那么可以设立三个质量督导小组和一个协调人来分工负责：①第一组负责检查问卷数据，发现其中的奇异值、分布的非常态等情况；②第二组负责检查访员的访问作弊、违反规范行为；③第三组则根据前两个小组的信息，一方面找访员核实异常值，一方面再次规范访员的访问行为。④协调人则负责三个组之间的协调与沟通，以及负责质量组与其他部门之间的协调与沟通工作。

每个核查小组内部需要设有一个质量核查的执行组，由一名核查执行主管具体负责核查任务的实现与反馈。核查执行主管的下面配置核查督导协助核查执行主管的工作，往下则是由实习生组成的专职核查队伍，分为数据分析员、录音核查员、电话核查员、实地核查员。

二、核查员

1. 数据核查

需要配置数名专业人员对问卷数据、并行数据进行统计分析和描述，检查系统性的误差。执行数据核查的人员要求具有统计学学科背景，能够熟练使用 SAS 软件编程和进行分析。

2. 录音核查

通过对每份问卷监控题目的录音进行核查。核查内容为访员行为规范以及监控题目的全部内容。录音核查监听题目及核查点需要提前设计并转化为核查问卷。

核查比例根据预算确定，按照样本计算，应有 30% 左右的样本被录音核查覆盖到。每个访员前 3 份有录音的样本中，至少核查一份；数据核查发现问题的样本，全部进行录音核查；每个访员有录音样本随机抽取比例为 15%。

录音核查除核查员外，还需配备督导负责录音核查的进度，每天进行样本分配，统计完成数目，保证录音核查平稳进行。此外，还需配备审核督导，对录音核查员完成的样本随机抽选进行复核，确保录音核查质量。

录音核查员要求能够熟悉样本区县的方言，并且能够长时间在调查中心的录音核查室工作。

3. 电话核查

通过给受访户打电话的方式进行核查。核查内容包括是否接受了访问，访问形式以及对各类问卷中若干关键问题的回答等。电话核查题目需事先设计并转化为核查问卷。

核查比例根据预算确定，按照样本进行计算，应有 20% 左右的样本被电话核查覆盖到。

电话核查除核查员外，还需配备电话核查督导，任务是掌握好电话核查的进度，分配给电话核查实习生任务等。此外，还需配备审核督导，对电话核查员完访的样本随机抽选进行复核，确保电话核查质量。

电话核查员要求能够熟悉样本区县的方言，善于与人沟通，语气和缓，并且能够长时间在调查中心的电话核查室工作。

4. 实地核查

实地核查的主要样本类型包含：①不符合条件（空户、非住宅、不符合住户过滤条件）样本的核实；②因拒访、无联系等原因未能完成访问的样本；③无法完成录音或电话核查的样本及核查存疑访员的样本。

实地核查的执行工作包括：核查队伍组建、实地核查问卷开发、准备实地核查样本名单、进行实地核查、撰写实地核查报告等。实地核查员在整个村 / 居实地核查工作完成后填写《实地核查执行报告》及《实地核查进度统计表》。质量督导组负责跟进核查进度，解答核查过程中出现的疑问，确保实地核查按时完成。

实地核查完成后，将数据及时上传。实地核查工作结束后，回收《实地核查执行报告》，完成《实地核查进度统计表》。

三、核查员招聘、培训

核查员招聘的主要方式是求职网等大型招聘网络平台发布招聘启事，利用人人网、微博、飞信等发布消息，扩大招聘启事的受众。考虑到核查员主要来自高校，也可以利用网络搜集各大高校的 BBS，从中择取在大学生中影响较大的高校论坛，以此作为核查员招聘启事的主要发布地点，招聘启事每周五进行更新。除了大规模发布招聘启事以外，还可以充分利用老核查员的人脉资源，鼓励老核查员推荐自己的老乡或同学来参加核查。

CMHS 核查员招聘于 2013 年 5 月份正式启动，招聘的主要方式是在 51job、应届生求职网等大型招聘网络平台发布招聘启事，利用人人网、微博、飞信等发布消息，扩大招聘启事的受众。考虑到 CMHS 核查员主要来自北京及部分地区高校，设质部负责招聘的督导利用网络搜集北京各大高校及部分地区高校的 BBS，从中择取在大学生中影响较大的将近 60 个高校论坛，以此作为 CMHS 核查员招聘启事的主要发布地点，招聘启事每周五进行更新。除了大规模发布招聘启事以外，设质部还充分利用老核查员的人脉资源，鼓励老核查员推荐自己的老乡或同学来参加核查。CMHS 依靠老核查员推荐的核查员人数占总核查人数的 30% 左右。

据统计，CMHS 核查员的报名人数为 560 名，负责核查员招聘的质控督导经过电话面试、现场面试、小组模拟练习等多种形式的招聘环节从中遴选出 147 名核查员接受培训，其中包括 72 名电话核查员和 75 名录音核查员。核查员培训分为录音核查与电话核查两种，培训内容涉及调查项目及调查中心介绍、录音 / 电话核查问卷的内容及核查技巧、小组练习、情景模拟、培训考核等多个模块来保证核查员全面、深刻理解和掌握核查技巧，给核查工作提供优秀的人力资源。

在核查工作期间，设质部每天安排 1 ～ 2 名核查督导在核查室全天候值班，一方面根据核查员掌握方言的情况和核查进度及时给核查员分配样本，另一方面及时解决核查员在核查过程中遇到的问题，保证核查的顺利进行。为了及时发现问卷在核查过程中出现的问题，客观评估核查员的工作情况，设质部专门配置 2 名审核督导，对当天工作的核查员工作进行及时审核，发现核查员在核查工作中的问题，审核督导会在第一时间将问题反馈给核查员，帮助其改正，以保证核查工作的顺利进行。

第六节

核查结果的运用

一、CIDI调查的核查结果

CIDI 调查总共对 29 657 个样本进行了数据核查，9331 个样本进行了录音核查，5715 个样本进行了电话核查，1169 个样本进行了实地核查。核查结果显示，问卷访问整体质量优秀。有 63% 的样本历经数据核查（CIDI 数据库有 5776 个变量）、录音核查、电话和实地核查，均没有质量问题；有 34% 的样本出现轻微质量问题，主要表现为提问不完整、限定词不准确、举例不完整、关键词不准确等。其中，限定词不准确、举例不完整、关键词不准确的分布主要集中在一、两道题干较长的题目上。

比例较高的四种不规范行为：

1．举例未读完整，5246 份，占核查样本总数的 17.7%。

2．限定词不准确，3999 份，占核查样本总数的 13.5%。其中约 70% 的样本集中在“您前面提到持续好几天 / 两周或更长时间，感到伤心 / 心灰意懒 / 失去兴趣还有其他问题，回答下面问题时，请您想着这个情况最糟糕且问题最频繁的时候，在那段时间里，下面的哪些问题每天的大部分时间都存在而且几乎天天如此？在那几天 / 两周里，您是否差不多每天的多数时间都感到伤心难过、空虚或情绪消沉？”等题干较长、限定词较长的题目上。

3．未提示使用受访者手册，3636 份，占核查样本总数的 12.3%。

4．提问不完整，3210 份，占核查样本总数的 10.8%。其中约 50% 的样本集中在“以下的问题是有关约会的。这里所说的约会是指和另外一个人谈恋爱的那种约会，相亲也可以算作约会的一种形式。约会或者相亲，可以是很短暂的一次会面，也不一定有性行为。根据这样一个定义，您第一次约会时有多大年纪？”这个题目上。

出现严重质量问题的样本和建议重访样本合计有 549 份，在调查过程中安排了优秀访员回访，但是鉴于受访者拒绝等原因，截至调查结束仍有 196 个样本没有回访成功，最终被视为废卷（表 3-13）。

表 3-13 CMHS 项目 CIDI 样本层面质量等级情况

样本类型	样本个数	所占比例
建议重访样本	237	0.79%
严重问题样本	312	1.05%
轻微问题样本	10 278	34.66%
未核查出问题的样本	18 830	63.49%

建议重访样本与严重问题样本共计 1.84%，98.15% 的样本只出现轻微问题或未核查出任何问题，样本整体质量优秀。

二、样本质量等级分类标准

调查开始之前，需要设定样本质量的判定标准，以便后续采取不同的行动。

1. 建议重访样本

即质量问题最严重的样本。重访判断标准如下：

（1）类型一：对于无录音、无电话的样本，排除筛查 2 章节单题时长为 0 的奇异值样本后，同时满足下列 3 个条件建议重访：修正后筛查 2 总时长≤ 3 min；筛查 2 章节 TIEQ 不通过率≥ 50%；筛查 2 章节单题时长短于 1 s 的题目占比≥ 30%。

电话核查、录音核查均无法完成的样本，同时满足下列 3 个条件，建议重访：修正后筛查 2 总时长≤ 3 min；筛查 2 章节 TIEQ 不通过率≥ 50%；筛查 2 章节单题时长短于 1 s 的题目占比≥ 30%。

录音核查不通过的样本，建议全部重访。

对于录音核查需提醒的样本，满足下列两个条件之一，建议重访：筛查 2 章节录音监控 11 道题目中，短于 1 s 题目占比≥ 50%；筛查 2 章节录音监控 11 道题目中，短于 1 s 题目占比≥ 30% 且筛查 2 章节录音核查结果中判断出无提问（核查结果为 9，96 或 97）的题目占比≥ 50%。

电话核查不通过（非礼品问题）的样本，建议全部重访。

电话核查是否同意录音情形与数据不符，满足下列条件之一，建议重访：数据显示无录音，受访者表示访员未征询其是否同意录音；受访者表示访员有征询其是否同意录音且表示同意录音，但数据显示无录音。

(2)类型二：对于无录音、无电话的样本，排除奇异值样本后，同时满足下列 3 个条件，建议重访：修正后访问总时长≤ 20 min。整体 TIEQ 不通过率≥ 50%，整体单题时长短于 1 s 的题目占比≥ 30%。

电话核查、录音核查均无法完成的样本，同时满足下列 3 个条件，建议重访：修正后访问总时长≤ 20 min，整体 TIEQ 不通过率≥ 50%，整体单题时长短于 1 s 的题目占比≥ 30%。

录音核查不通过的样本，建议全部重访。

录音核查通过提醒样本，满足下列两个条件之一，建议重访：录音监控题目中，短于 1 s 题目占比≥ 50%；录音监控题目中，短于 1 s 题目占比≥ 30% 且筛查 2 章节录音核查结果中判断出无提问（核查结果为 9，96 或 97）的题目占比≥ 50%。

电话核查不通过（非礼品问题）的样本，建议全部重访。

电话核查是否同意录音情形与数据不符，满足下列条件之一，建议重访：数据显示无录音，受访者表示访员未征询其是否同意录音；受访者表示访员有征询其是否同意录音且表示同意录音，但数据显示无录音。

2. 严重问题样本

排除建议重访样本后，以下条件满足任何一个即定义为严重问题样本：四个严重数据核查问题中（调整后筛查 2 章节时长≤ 3 min、筛查 2 章节 TIEQ ≥ 0.5、调整后整体访问时长≤ 20 min、TIEQ ≥ 0.5）出现两个；录音、电话综合核查结果不通过（出现“虚假访问、未使用 CAPI、代答、代访、严重臆答、臆答、背景信息比对失败”等不规范行为中的任何一个）。

3. 轻微问题样本

排除建议重访样本和严重问题样本后，同时满足以下条件即定义为轻微问题样本：四个数据核查问题（调整后筛查 2 章节时长≤ 5 min、筛查 2 章节 TIEQ ≥ 0.3、调整后整体访问时长≤ 30 min、TIEQ ≥ 0.3）出现任何一个。录音、电话综合核查结果通过提醒（未出现“虚假访问、未使用 CAPI、代答、代访、严重臆答、臆答、背景信息比对失败”等不规范行为中的任何一个）。

4. 未核查出问题样本

数据核查、录音核查、电话核查均未核查出任何问题的样本。

三、核查信息反馈机制

质量督导的程序根据核查任务的不同分为两种情况：

A 类任务:进一步向督导或访员或受访者核实的信息，例如，结果代码的登记错误，离群值的核实等等。B 类任务：访员的系统误差。

对于 A 类任务，其执行程序如下（图 3-11）：

第一步：由质量督导组的两个组长分别检查各自负责的数据质量问题。

第二步：将核查任务直接交给执行部主任，由执行部主任安排相关督导进行核实信息工作。

第三步：执行部主任汇总督导们的反馈，分别再反馈给质量督导一组和二组。

第四步：质量督导组的组长将核查结果及改进质量的建议，根据问题涉及的部门分别进行反馈。

第五步：各有关部门根据核查的结果改进执行质量。

对于 B 类任务，其执行程序如下（图 3-12）：

第一步：由质量督导组的两个组长分别检查各自负责的数据质量问题。

第二步：将需要录音、电话、实地核查的样本名单及核查内容交给核查执行主管。

第三步:核查执行主管将核查任务分配给核查员、执行、汇总,并反馈给质控组组长。

第四步：质控组的组长将核查结果及改进质量的建议，根据问题所涉及到的部门分

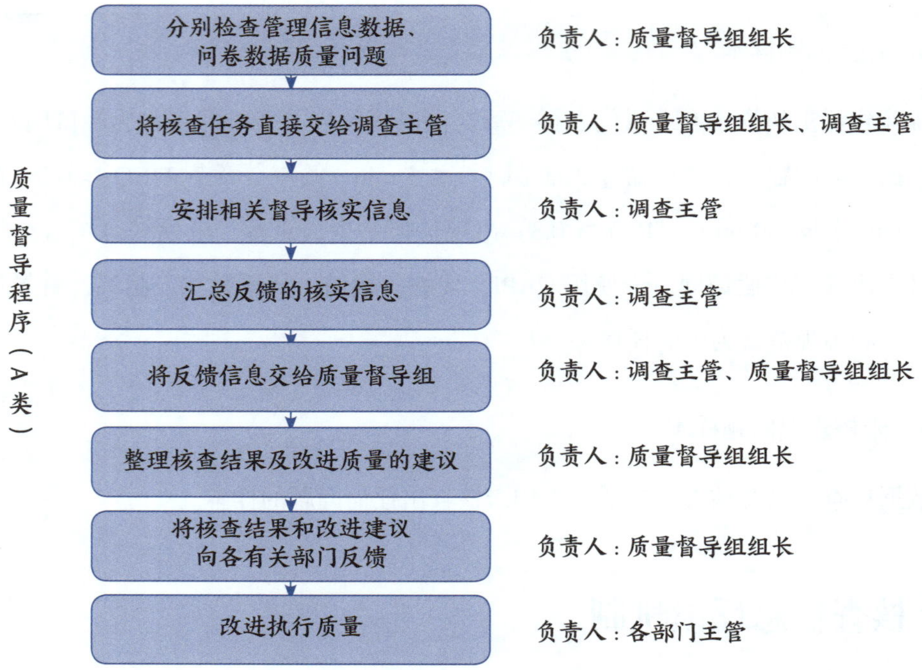

▲ 图3-11　CMHS质量督导程序（A类任务）

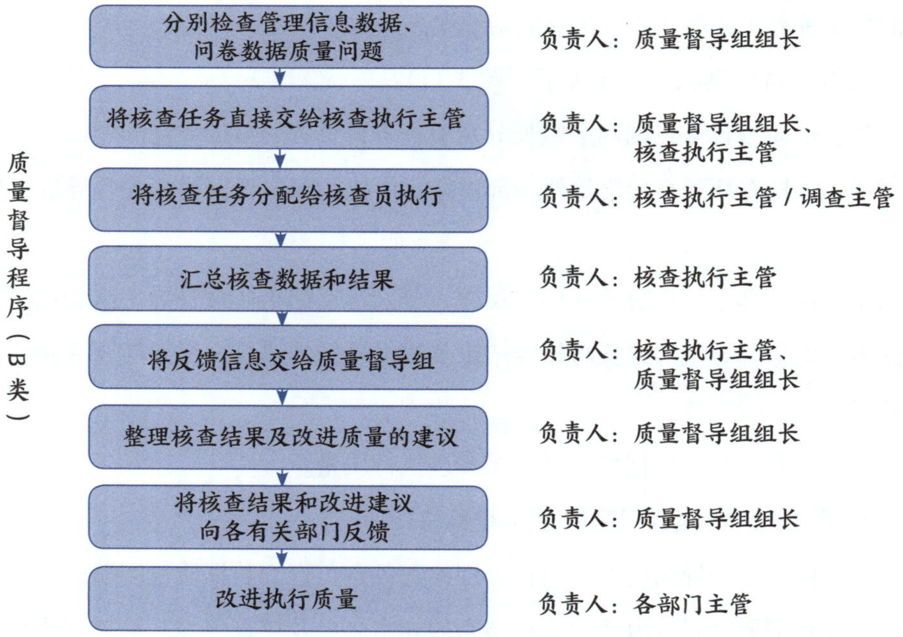

▲ 图3-12　CMHS质量督导程序（B类任务）

别进行反馈。

第五步：各有关部门根据核查的结果改进执行质量。

第六步：每周将汇总核查结果反馈给客户、执行组。

访问的目的是通过调查问卷收集准确的数据，数据的质量是整个调查项目的生命线，是决定调查项目实施是否成功的关键。为了实现这个目标，访员必须熟练掌握项目相关知识及访问材料的使用方法，按照项目要求采用标准化访谈方式开展实地访问工作。实地访问工作开展时，督导需时时关注访问数据质量，监管访员的访问行为。

一般来说，对于质量问题的认定，需要由质控团队提供核查结果，由执行督导根据访员的反馈和再次审核来最终确定样本的质量问题，再次培训和相应处罚也由执行督导来负责。

执行督导可借助各类质量统计数据对访问质量和访问行为进行实时监管和及时干预。

四、核查结果的运用

1. 数据核查结果的运用

数据核查是质控部门针对所有问卷进行的。例如，在中国精神卫生调查中，数据核查的主要内容是监控完访问卷中的无回答率、单题时长（TIEQ）、筛查 2 章节时长、访问总时长四项指标。数据核查的四项监测指标只要有一项不通过，样本即视为“数据核查不通过”。

质控部门每天将数据核查结果提供给执行部门，执行部门主要利用核查结果中的 TIEQ 和筛查章节时长两项指标来判断访问质量，每天向访员反馈核查结果，了解质量问题产生的原因，对于非访员原因所致的情况，则反馈给质控部门。

此外，数据核查发现有轻微问题的样本会自动进入录音核查、电话核查样本池进行进一步的判断。

2. 录音核查结果的运用

通过对每份问卷监控题目的录音回听进行核查。核查结果通过核查系统反馈给执行部门，执行部门就核查结果与访员进行沟通指导。

如对核查结果存在争议，执行督导也可通过核查系统听取问卷录音进行再次核查并反馈给质控部门，并由质控部门做再次核查。对于确属访员原因的，则应对访员给予再次培训和警告，对于错误累计数达到一定标准的访员，责令其停止访问工作。

录音核查不通过的样本直接反馈给执行部门。录音核查有轻微问题的样本则依据是否需要电话核查，或者是否需要实地核查而分流。

3. 电话核查结果的运用

电话核查结果通过核查系统反馈给执行部门，执行部门就核查结果与访员进行沟通指导。如对核查结果存在疑义，执行督导可通过核查系统将访员反馈的信息发给质控部门。

电话核查不通过的样本直接反馈给执行部门。电话核查有轻微问题的样本则依据是否发现录音核查也有轻微问题而决定是否需要实地核查。

4. 实地核查结果的运用

核查结果通过核查系统反馈给执行部门，执行部门就核查结果与访员进行沟通指导。如对核查结果存在疑义，执行督导可通过核查系统将访员反馈的信息发给质控部门。

五、访员的再培训与处罚

访员出现质量问题后，执行部门通过核查反馈、沟通、指导、再培训等方式来规范访员的访问数据质量。

再培训的内容包括访问规范、访问技术和执行程序等，重点针对访员的独特的不规范行为进行专门的指导。这里以无回答率不通过、臆答、提问不完整、关键词不准确等四种比较重要的不规范行为作为对象，评估首次干预的效果如下（表 3-14）：

表 3-14　CMHS 项目访员不规范行为的首次干预效果

不规范行为	访员类型	访员人数	访员比例	干预前均值	干预后均值
无回答率不通过	出现问题且得到干预的访员	19	2.33%	2.42%	1.54%
	出现问题未得到干预的访员	26	3.18%	2.06%	–
	未出现问题的访员	772	94.49%	–	–

续表

不规范行为	访员类型	访员人数	访员比例	干预前均值	干预后均值
臆答	出现问题且得到干预的访员	67	8.18%	9.98%	6.13%
	出现问题未得到干预的访员	91	11.11%	9.72%	–
	未出现问题的访员	661	80.71%	–	–
提问不完整	出现问题且得到干预的访员	220	34.38%	15.64%	12.77%
	出现问题未得到干预的访员	302	47.19%	19.09%	–
	未出现问题的访员	118	18.44%	–	–
关键词不准确	出现问题且得到干预的访员	151	28.82%	15.99%	11.53%
	出现问题未得到干预的访员	186	35.49%	15.51%	–
	未出现问题的访员	187	35.69%	–	–

从上表 3-14 可以看出，出现不规范行为的访员得到督导干预之后，访员的不规范行为的发生比例有不同程度的下降。出现以上 4 种不规范行为的访员合计 320 名，经分析发现，未来得及干预的主要原因：其一，访问数量少，有 70 名（22%）访员只完成了 1 ～ 7 份问卷，平均访问数量为 4 份；其二，访问周期短，那些访问数量超过 7 份的访员中，有 77 名访员（占 320 人的 24%）访问周期为 1 ～ 7 天，平均访问日期是 5 天，尤其是参与集中访问的访员多属于这种情况；其三，上传录音的时间晚，有 118 名访员（占 320 人的 37%）访问完成第一份样本 10 天之后才上传录音。这些访员虽经督导多次催促上传录音，但是由于访问地点处于偏远农村，移动网速慢，很多访员会选择到县城上传录音，从而耽误了核查；其四，剩余的 55 人（占 320 人的 17%），属于核查周期长（历经录音和电话核查的周期），没来得及干预，访员已经完成访问。

对于有质量问题并已经给予再次培训和再三警告后依然存在问卷质量问题，或对于问卷质量问题达到一定标准的访员，责令其停止访问工作，并进行相应的惩罚措施：

1. 扣除问卷劳务

如无合理的客观原因造成问卷质量问题，均需严格按照问题严重程度扣除相关问卷劳务。扣费金额应根据数据核查、电话核查和录音核查的结果而定，如果同一条样本出现多个问题，则按照最严重的问题进行扣费。

2. 暂停访问或终止访问并解除劳务合同

执行督导每天监测所管辖的访员质量情况，对于连续两天出现质量问题的访员要求其暂停访问，重新进行访问规范学习，并同时提及质控部门对其所有问卷数据进行重点核查。如无其他严重质量问题，可在访员对访问规范再学习结束后安排其重新开始访问工作。执行督导之后对其后续问卷质量重点关注、进行监督，一旦再次出现问题，则要求其终止访问工作并解除劳务合同。

注意，对于问卷质量问题的判断标准和处罚方式需要在《访员协议》中明确规定，做到双方认可。

六、如何处理顽疾

调查访问质量方面的顽疾是指那些很难纠正的测量误差。顽疾主要来源于两个方面：

一是访问进程。有些访员在积累了一定数量的访问之后，不管采用再培训、口头警告，还是暂停访问的惩罚方式，访问时长会降低，不完整读题的行为也很难减少。这种情况下，对于“屡教不改”访员则需停止访问，补充新访员。

二是问卷设计本身，导致受访者不愿意回答或者访员无法一字一句读题访问。具体包括以下三种情况：

第一，题干较长，易高发提问不完整。例如，CMHS 的 CIDI 问卷中，有这样一道题“以下的问题是有关约会的。这里所说的约会是指和另外一个人谈恋爱的那种约会，相亲也可以算作约会的一种形式。约会或者相亲，可以是很短暂的一次会面，也不一定有性行为。根据这样一个定义，您第一次约会时有多大年纪？”50% 的提问不完整都是发生在这道题目上，有些访员会直接询问“您第一次约会时是多大年纪”。这道题目给约会做了定义，所以导致文字过多。

第二，极其敏感，易高发高比例无回答，例如在询问非法药品使用的题目中。目前，针对敏感问题的测量方式有很多新技术，如，社会科学中常用的列举实验法，随机化回答的方法。在 CMHS 调查中曾使用计算机辅助的语音自助访问（ACASI）来测量自杀问题，在农村地区取得了显著的效果。在未来的类似调查中，也可以采用 ACASI 的方式来测量敏感题目。

第三，题干包括生僻字，易发生提问不完整或者举例不完整。例如，在询问是否服用过某些药物时，题干中会列举出药品名称，但是许多访员不认识药品名称，不知道如何读出，就出现了举例不完整的问题。下面这道题——“您是否曾经使用过迷幻剂，包括麦角酸、莫斯卡灵，苯环已哌啶，二乙酰胺天使尘，神奇蘑菇，仙人球毒碱？”——就发生了高比例的举例不完整，最后由项目负责人团队商讨决定，给每一个药品加上拼音，更新了问卷版本，之后这个问题明显改善。

对待由于问卷设计本身带来的顽疾，则需要在调查过程中及时进行阶段性总结，利用 CAPI 调查可以及时分析数据的优势，快速做出应对措施，从而减少测量误差。

七、质量问题数据的处理方式

对于经过质控部门以及访员反馈已经认定的质量问题，在调查执行期间则安排优秀访员进行重新访问。

在调查结束之后，对于那些没有来得及或者无法完成的需要重访的样本，则根据质量问题的严重程度给样本划分等级，然后在数据中增加变量来识别每个样本的质量，供研究者在分析数据的时候进行参考。

第七节

质量核查结果的报告

质量核查报告根据对象分为给客户和执行主管的报告和给执行督导的报告。前者侧重于描述调查整体的质量情况，问题的集中表现以及质量督导的效果；后者则在前者的基础上还包括每个村居、每个访员、具体的问卷题目上的情况。前者以周报的方式展现，后者以周报和日报的方式展现。另外，质量核查报告按照核查方式又可分为数据核查报表、电话核查报表、录音核查报表，除此之外，调查期间还需要一些综合报表、专题报表用于辅助。

一、数据核查报表

数据核查报告的内容会报告访问时长、单题时长（TIEQ）、无回答率、重点章节时长的不通过率、涉及的访员数量等内容。

1. 访员层面数据核查情况表

- 批次；
- 访员编号、访员姓名；
- 督导编号、督导姓名；
- 本周完访数量；
- 本周 TIEQ 不通过数量，本周 TIEQ 不通过比例；
- 本周不回答率不通过样本数量，本周不回答率不通过比例；
- 本周筛查 2 章节访问时长小于 5 min 的数量；

◆ 本周筛查 2 章节访问时长小于 5 min 的比例；
◆ 本周 CIDI 问卷访问时长小于 30 min 的数量；
◆ 本周 CIDI 问卷访问时长小于 30 min 的比例；
◆ 累计完访数量；
◆ 累计 TIEQ 不通过数量，累计 TIEQ 不通过比例；
◆ 累计不回答样本数量，累计不回答样本率；
◆ 累计筛查 2 章节访问时长小于 5 min 的数量；
◆ 累计筛查 2 章节访问时长小于 5 min 的比例；
◆ 累计 CIDI 问卷访问时长小于 30 min 的数量；
◆ 累计 CIDI 问卷访问时长小于 30 min 的比例。

除了以上每日报表之外，质控部门还需摘列质量问题比较严重的访员名单，以便督导能够高效率地定位到需要再培训的访员（表 3-15，表 3-16）。

表 3-15　累计筛查 2 章节访问时长问题最严重的前 5 名访员名单

访员编号	访员姓名	督导姓名	样本筛查 2 时长均值（分钟）	不通过样本占比	不通过样本筛查 2 时长均值（分钟）
XXXX	XX	XX	XX	XX%	XX
XXXX	XX	XX	XX	XX%	XX
XXXX	XX	XX	XX	XX%	XX
XXXX	XX	XX	XX	XX%	XX
XXXX	XX	XX	XX	XX%	XX

表 3-16　本周 CIDI 问卷访问时长问题最严重的前 5 名访员名单

访员编号	访员姓名	督导姓名	样本时长均值（分钟）	不通过样本占比	不通过样本时长均值（分钟）
XXXX	XX	XX	XX	XX%	XX
XXXX	XX	XX	XX	XX%	XX
XXXX	XX	XX	XX	XX%	XX
XXXX	XX	XX	XX	XX%	XX
XXXX	XX	XX	XX	XX%	XX

2. 样本层面每天TIEQ和无回答情况表

- 省、市、县 / 区、村 / 居名称、村 / 居代码；
- 样本编号、受访者姓名；
- 访员姓名、访员编号；
- TIEQ 不通过比例；
- TIEQ 不通过题目数量；
- TIEQ 题目总数；
- 无回答率；
- 无回答不通过题目数量；
- 题目总数；
- 访问完成时间；
- 数据核查完成日期；
- 是否有电话；
- 是否有录音；
- 督导姓名、督导编号。

3. 访员层面每天TIEQ和无回答情况表

- 访员编号、访员姓名；
- 督导编号、督导姓名；
- 累计 TIEQ 不通过数量、累计 TIEQ 不通过比例；
- 累计不回答样本数量、累计不回答样本率；
- 访员完访数量。

二、电话核查报表

电话核查报告的内容会报告电话采集情况、电话核查情况、涉及的访员数量等内容。以访员为分类标准，报告的电话核查结果如下：

- 批次；
- 访员编号、访员姓名；

- 督导编号、督导姓名；
- 本周完访数量；
- 本周有电话数量、本周有电话比例；
- 本周电话核查数量；
- 本周电话核查通过数量；
- 本周电话核查通过率；
- 本周电话核查无法完成数量；
- 累计完访数量；
- 累计有电话数量、累计有电话比例；
- 累计电话核查数量；
- 累计电话核查通过数量；
- 累计电话核查通过率；
- 累计电话核查无法完成数量。

除了以上每日报表之外，质控部门还需要摘列电话采集率比较低的访员名单，以便督导能够高效率地定位到需要再培训的访员（表 3-17，表 3-18）。

表 3-17 本周电话采集率过低的前 5 名访员名单（农村）

访员编号	访员姓名	督导姓名	电话采集数量	电话采集率
XXXX	XX	XX	XX	XX%
XXXX	XX	XX	XX	XX%

表 3-18 累计电话采集率过低的前 5 名访员名单（城市）

访员编号	访员姓名	督导姓名	电话采集数量	电话采集率
XXXX	XX	XX	XX	XX%
XXXX	XX	XX	XX	XX%
XXXX	XX	XX	XX	XX%

三、录音核查报表

录音核查报告的内容会报告录音采集情况、录音核查情况、涉及的访员数量等内容。

以访员为分类标准，报告的录音核查结果如下：

- 批次；
- 访员编号、访员姓名；
- 督导编号、督导姓名；
- 本周完访数量；
- 本周同意录音样本数量、本周同意录音比例；
- 本周录音核查数量；
- 本周录音核查通过数量；
- 本周录音核查通过率；
- 本周录音核查无法完成数量；
- 累计完访数量；
- 累计同意录音样本数量、累计同意录音比例；
- 累计录音核查数量；
- 累计录音核查通过数量；
- 累计录音核查通过率；
- 累计录音核查无法完成数量。

除了以上每日报表之外，质控部门还需要摘列录音采集率比较低、录音采集质量比较低的访员名单，以便督导能够高效率地定位到需要再指导的访员（表 3-19，表 3-20）。

表 3-19 本周录音质量不达标数量过多的前 10 名访员名单

访员编号	访员姓名	督导姓名	录音核查完成数量	录音质量不达标数量	录音质量不达标比例
XXXX	XX	XX	XX	XX	XX%
XXXX	XX	XX	XX	XX	XX%

表 3-20 累计录音质量不达标数量过多的前 10 名访员名单

访员编号	访员姓名	督导姓名	录音核查完成数量	录音质量不达标数量	录音质量不达标比例
XXXX	XX	XX	XX	XX	XX%
XXXX	XX	XX	XX	XX	XX%

在录音核查报表中，还需要对不规范访问行为的分布做出统计（表 3-21，表 3-22）：

表 3-21 本周录音核查访员不规范行为统计表

不规范行为	样本数量	样本比例	涉及访员数量	涉及访员比例
代访	XX	XX%	XX	XX%
代答	XX	XX%	XX	XX%
严重臆答	XX	XX%	XX	XX%
臆答	XX	XX%	XX	XX%
提问不完整	XX	XX%	XX	XX%
答案比对失败	XX	XX%	XX	XX%
答案记录不准确	XX	XX%	XX	XX%
关键词不准确	XX	XX%	XX	XX%
未提示使用受访者手册	XX	XX%	XX	XX%
限定词不准确	XX	XX%	XX	XX%
选项未读完整	XX	XX%	XX	XX%
举例未读完整	XX	XX%	XX	XX%

表 3-22 限定词不准确题目分布表

题目	题干简短	问题出现次数	核查次数	问题出现比例
XX	XXXX	XX	XX	XX%
XX	XXXX	XX	XX	XX%
XX	XXXX	XX	XX	XX%
XX	XXXX	XX	XX	XX%
XX	XXXX	XX	XX	XX%

四、综合报表

综合报告较全面，可分为访员层面、样本层面、村居层面，包括录音、电话的采集率，实施核查的样本数量，以及数据核查、电话核查、录音核查、实地核查等四种核查的当周和累计的结果。

除此之外，也包括样本质量等级的总况。个别时段，还会增加样本质量变化趋势图的分析、质量问题最集中的题目等。

1. 访员层面综合核查情况表

- 批次；
- 访员编号、访员姓名；
- 督导编号、督导姓名；
- 负责样本数量、完成样本数量；
- 核查数量；
- TIEQ；
- 无回答率；
- 筛查 2 时长（分钟）；
- CIDI 问卷总时长（分钟）；
- 有电话数量；
- 有录音数量；
- 访问完成时间；
- 电话核查数量、电话核查完成数量、电话核查成功数量；
- 电话核查通过比例；
- 电话核查问题出现次数；
- 录音核查数量、录音核查完成数量、录音核查成功数量；
- 录音核查通过比例；
- 录音核查问题出现次数；
- 综合结果；
- 访员访问态度；
- 诱导行为；
- 访问语速；
- 访问语气；
- 访员沟通技巧；
- 核查结束时间。

2. 样本层面综合核查情况表

- 批次；

- 村 / 居编号、村 / 居名称；
- 访员编号、访员姓名；
- 督导编号、督导姓名；
- 样本编号、样本类型；
- 监控类型；
- TIEQ；
- 无回答率；
- 筛查 2 时长（分钟）；
- CIDI 问卷总时长（分钟）；
- 是否有电话；
- 是否有录音；
- 核查状态、核查类型；
- 访问完成时间、电话核查时间、电话核查问题；
- 录音核查时间、录音核查结果、录音核查问题；
- 综合结果——是否存在代访；
- 综合结果——是否存在代答；
- 访员访问态度；
- 诱导行为；
- 访问语速；
- 访问语气；
- 访员沟通技巧；
- 核查结束时间。

3. 村/居层面综合核查情况表

- 批次；
- 村 / 居编号、村 / 居名称；
- 督导编号、督导姓名；
- 负责样本数量、完成样本数量；
- 核查数量；

- TIEQ；
- 无回答率；
- 筛查 2 时长（分钟）；
- CIDI 问卷总时长（分钟）；
- 有电话数量；
- 有录音数量；
- 访问完成时间；
- 电话核查数量、电话核查完成数量；
- 电话核查通过数量、电话核查通过比例；
- 电话核查问题出现次数；
- 录音核查数量；
- 录音核查完成数量、录音核查通过数量；
- 录音核查通过比例、录音核查问题出现次数；
- 综合结果；
- 核查结束时间。

除了各种报表之外，还根据不同对象产生文字版的周报，其内容除了有核查结果的汇总，还包括质量分析。

五、专题报表

专题报告是根据执行阶段或项目特点提出的针对性较强的报告，例如：

1. 访员前三户样本既无电话又无录音情况表

- 批次；
- 访员编号、访员姓名；
- 是否为本周新开始访问访员；
- 督导编号、督导姓名。

2. 问题样本无法完成核查情况表

- 批次；
- 省、市、村 / 居代码；
- 样本编号、受访者姓名；
- 访员编号、访员姓名；
- 督导编号、督导姓名；
- TIEQ；
- 不回答率；
- 是否有电话；
- 电话联系情况；
- 是否有录音；
- 录音质量情况；
- 反馈时间、反馈内容；
- 新号码；
- 解释是否合理。

3. 酬金发放超标情况表

- 家户序号；
- 访员姓名；
- 村 / 居代码；
- 督导姓名。

4. 样本质量变化趋势图

在调查进程中，质控部门会根据调查的不同时段，做出质量变化趋势图，供执行部门使用，如图 3-13 所示：

以上报表每天会在调查支持系统和报告系统中展示，周报和专题报告除了在报告系统自动展示之外，还会经过座谈会的方式发布并对质量情况进行分析和讨论，以便及时纠正调查中若干样本中的质量问题。

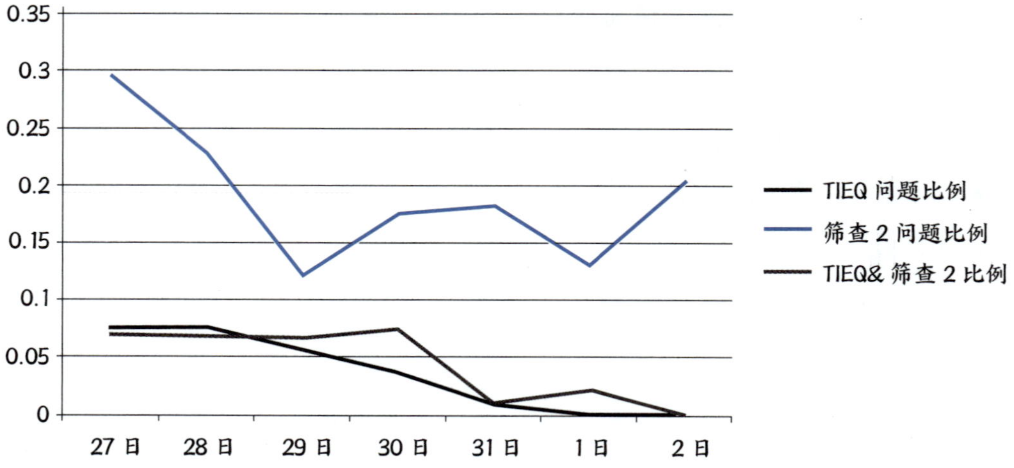

▲ 图 3-13 质量变化趋势图

六、质量控制报告

在调查项目结束之后，质量控制组应在一周内递交质量控制报告，内容包括质量工作的目标、方法、程序、人员组建、质控结果，以及经验总结等。

CMHS 的质量控制报告内容如下：

目 录

摘 要
第一部分 质量督导目标与方法
一、项目背景
二、质量督导目标
三、质量督导方法
四、质量督导策略
（一）方法策略
（二）覆盖面及数量策略
（三）顺序策略
（四）替换与扩大策略
（五）效率监控策略
第二部分 质量督导实施
一、质量督导的组织机构
二、质量督导的程序与反馈机制

三、核查方式、核查比例及人员配置
1. 数据核查
2. 录音核查
3. 电话核查
4. 实地核查
四、核查的技术
五、质量督导组人员名单及职责
六、核查员的招聘、培训与管理
七、核查系统的构成及功能

第三部分 质量督导工作完成情况

一、数据质量
二、访员规范
三、核查结果
(一) 样本总体质量情况
(二) 数据核查结果
(三) 录音核查结果
(四) 电话核查结果
(五) 实地核查结果
(六) 首次干预的效果

第四部分 人力与时间成本

一、专职人员
二、兼职人员

第五部分 经验总结

一、执行核查的难点
1. 受访者的合作
2. 语言障碍
3. 实地核查成本与时效性之间的矛盾
4. 录音文件上传量与时效性之间的矛盾
5. 对严重质量问题进行判定的困难
二、核查经验与需改进之处
1. 经验
2. 需改进之处

附件

附件一 质量督导专有名词解释
附件二 质量督导流程图
附件三 PI组质量督导周报模板
附件四 执行组质量督导周报模板
附件五 执行组质量督导报表
附件六 质控样本替换及扩大策略
附件七 质控效率监控策略

附件八 样本质量等级分类标准
附件九 各村居核查情况汇总表
附件十 各访员核查情况汇总表
附件十一 核查问卷（电话、录音、实地）

总之，高质量的面访抽样调查需要依靠计算机辅助的调查方式（CAI），它可以在访问过程中实现校验（值域限定、正确跳转、逻辑校验等）、可以及时上传数据进行分析和检查（无回答率、奇异值、不正常分布等）、可以拥有丰富的并行数据用来分析质量（单题时长、录音、访问顺序等），还可以及时在访问过程中纠正质量问题。

高质量的面访抽样调查需要依靠全方位的质控内容，包括监控不规范抽样（替换或访错地址、替换或访错个人）、不规范访问（臆答、诱导、提问不完整、关键词不重读、限定词不准确、举例不完整、追问不足、捷径跳转等）、不规范操作（未出示答案卡，未面对面，不规范记录等）。

高质量的面访抽样调查还需要依靠及时、规范、细致的质控程序，需要依靠具有丰富经验的质控人员。

通过以上人员、技术、方法，依靠成熟的程序、全面的质控内容和及时的改进，方能获得高质量的调查数据。

（严 洁 丁 华）

参考文献

[1] 丁华，任莉颖，严洁.基于并行数据的调查质量管理［J］. 统计与决策，2016，（20）：32-35.
[2] 风笑天. 社会调查中的无回答与样本替换［J］. 南京大学学报：哲学、人文科学、社会科学版，2010，（5）：102-111.
[3] 贺飞燕. 住户调查中无回答误差分析与调整方法研究［J］. 统计研究，2015，（2）：109-110.
[4] 黄秉成，孙宗进. 统计调查数据质量的甄别与控制［J］. 中国统计，2010，（1）：12-14.
[5] 齐嘉楠. 无回答频次的影响因素研究及追踪措施探讨［J］. 西北人口，2016，（6）：1-9.
[6] 孙玉环，孙佳星，陈爽. CAI模式下并行数据的种类及应用［J］. 调研世界，2018，（3）：52-56.
[7] 涂洪波.问与答之间：访员因素对数据质量的影响［J］.山东社会科学，2016，（05）：85-90.
[8] 严洁，邱泽奇，任莉颖，等. 社会调查质量研究：访员臆答与干预效果［J］.社会学研究，2012，27

(2) : 168-181+245.

[9] 张丽，史毅，罗小琴.问卷调查中应答时长与质量控制策略 [J] . 统计与决策，2018，(15) : 5-10.

[10] Brunton-Smith I, Sturgis P, Leckie G. Detecting and Understanding Interviewer Effects on Survey Data by Using a Cross-Classified Mixed Effects Location-Scale Model [J] . Journal of the Royal Statistical Society: Series A (Statistics in Society) , 2016, 180: 551-568.

[11] Haunberger S. The Effects of Interviewer, Respondent and Area Characteristics on Cooperation in Panel Surveys: a Multilevel Approach. Quality and Quantity, 2010, 44 (5) : 957-969.

[12] Paniagua-Zambrana N Y, Bussmann R W, Hart R E, et al. Who Should Conduct Ethnobotanical Studies? Effects of Different Interviewers in the Case of the Chácobo Ethnobotany Project, Beni, Bolivia. Journal of Ethnobiology and Ethnomedicine, 2018, 14: 9-23.

[13] Ngongo C J, Frick K D, Hightower A W, et al. The Perils of Straying from Protocol: Sampling Bias and Interviewer Effects. PLOS ONE, 2015, 10: 1-11.

[14] Billiet J, Loosveldt G. Improvement of the Quality of Responses to Factual Survey Questions by Interviewer Training. Public Opinion Quarterly, 1988, 52 (2) : 190-211.

[15] Olson K, Bilgen I. The Role of Interviewer Experience on Acquiescence. Public Opinion Quarterly, 2011, 75 (1) : 99-114.

[16] Tallmer J, Scherwitz L, Chesney M, et al. Selection, Training, and Quality Control of Type A interviewers in a Prospective Study of Young Adults [J] . Journal of Behavioral Medicine, 1990, 13 (5) : 449-466.

[17] Biemer P P, Lyberg L. Introduction to Survey Quality. Hoboken, N.J.: Wiley-Interscience, 2003: 149-187.

第四章 大规模流行病学调查中的数据管理要点

第一节

流行病学调查中的数据来源及其分类

一、数据的定义及其特征

数据（data）是人类为了认识和改造世界而用于刻画世界的一种符号。它借助于数字或其他符号来记录现实世界的本质、特征以及运动规律。国际标准化组织（The International Organization for Standardization，ISO）给出的数据定义为“数据是对事实、概念或指令的一种特殊表达形式，这种特殊表达形式可以用人工的方式或用自动化的装置进行通信、翻译转换或进行加工处理。”数据包括数据元（data element）和数据集（database）。数据元是数据的基本单位，在特定的语义环境中，数据元被认为是不可再分的最小数据单元。数据集是由数据元按照一定规则形成的若干数据记录所构成的集合。

科学数据是指人类在认识世界、改造世界的科技活动中所产生的原始性信息，以及按照不同需求系统加工的数据产品和相关信息。科学数据作为现代科学可持续发展的重要资源以及科学数据与知识创新的密切关系在科学界已经成为共识。科学数据作为一个客观资源，具有分离性、主导性、资源性、不对称性以及增值性等属性。研究者可以摆脱实物而只利用表征实体的科学数据去从事研究。流行病学调查数据作为一种科学数据，在采集结束以后，研究者也不需要受访者继续参与进一步的数据分析、科学结论的推导。但是调查数据只能客观反应受访者调查当时的情况，不能准确描述事物将来的发生、发展过程。

人们对数据进行整理、分析即可提取信息，进而对客观世界有新的认识。科学数据也是一种非消耗性的可重复利用的资源，通过数据共享、传播和再加工等手段可以对旧的数据重新利用，其重复使用的成本相对其原创的成本往往具有数量级的差异。不同主体对同一事物认识的程度因主体间知识结构的不同而不同，因而，不同主体对反映客观事物的数据使用总是局部的、有限的，往往相同的数据被不同的人使用会得到不同的结果。

另外，科学数据具有一定的科学价值、经济价值和社会价值，通过数据挖掘可以尽可能地发挥数据的价值。科学数据的科学价值表现在它是科学研究的基础，同时它也是科学研究的“牵引力”，任何科学问题的回答都是基于对数据的分析和信息提炼。科学数据可以直接或间接为数据创建者、数据使用者带来经济效益。各类科研成果、专利、著作权等的转让过程都体现了科学数据的经济价值。科学数据的社会价值体现在生活的方方面面，对提高社会人群的科学素质、支持建设学习型社会奠定基础。同时也在自我教育、社会行为监督、社会稳定、政府决策监督和政府意志的执行方面发挥着作用。

医学领域存在大量的数据，也属于科学数据的一种，包括人类社会学信息、人类遗传密码的信息、健康相关的各类数据，这些数据具有以下特点：①多样性：大量的医学数据来源多，形式多样，包括影像、信号、数值、文字等。医学数据的多样性是它区别于其他领域数据的最显著特征。②复杂性：医学数据不仅形式多样，而且有异质性。复杂的数据很难用简单的公式以及模式来描述。③不完整性：医学数据的产生是以治愈患者为直接目的，以研究为目的搜集到的医学数据可能无法涵盖研究所需要的所有信息。病例和病案的有限性使医学库不可能对任何一种疾病的信息都能全面反映。④冗余性：医学数据库非常庞大。每天都会有大量的记录存储到数据库中，其中即有有效的信息，也包含了重复性的、无关紧要的甚至相互矛盾的信息。⑤连续性和时效性：医学数据还具有时间性质特征、医学检测的信号、影像都是时间函数，具有较强的时效性，能反映数据采集当时的情况，但未必能反映采集前后的情况。⑥伦理性、法律性和安全性：医学数据是关于人体的资料，不可避免地涉及患者的一些隐私信息。因此，医学资料不仅涉及伦理甚至涉及法律方面的问题，使用中还应关注数据的所有权和安全性问题。

随着信息技术的飞速发展，数据科学（data science）作为一门新兴学科发展迅速，其定义为：“研究探索网络空间中数据界（data nature）奥秘的理论、方法和技术，其对象是数据界中的数据”（摘自朝乐门所著《数据科学》）。数据科学与大数据时代的碰撞，如何更好地利用数据造福人类是诸多科学领域共同的研究课题，也是精准医学、人工智能、物联网、区块链等新兴技术领域的重要基础。

二、流行病学调查中的数据来源

流行病学调查数据是科学数据的范畴，具有所有科学数据的属性。大型流行病学调查的目的在于掌握人群中疾病、健康状态、暴露的分布特征。提供疾病病因研究的线索，确定高危人群，疾病监测和评价防治措施的效果。在大型流行病学调查中，通过不同的途径和方式可以获得大量的科学数据，这些数据既包括目标疾病（或者健康问题）相关的资料，也包括自然环境、社会环境和个人行为等与疾病或健康相关的可能影响因素资料。根据资料的来源，大致可以将这些资料分为经常性资料和一时性资料两大类。

（一）经常性资料

1. 日常医疗卫生工作记录

如医院门诊病历、住院病历、健康检查记录、病理检查、各种物理学检查及医学检验记录、有关科室的工作记录等。中国精神卫生调查（CMHS）项目调查期间，通过收集主要地区综合医院精神科和精神专科医院的门诊和住院病历、健康检查记录了解精神卫生服务的现状；在精神卫生调查中，基层医疗机构管理的精神障碍患者管理档案、登记信息也是非常重要的资料来源。

2. 疾病报告卡

主要包括传染病报告卡、非传染病报告卡（如恶性肿瘤发病报告卡、地方病报告卡、职业病报告卡等）、出生报告、死亡报告等。如利用死亡登记信息探讨影响精神分裂症患者死亡相关危险因素的研究。

3. 统计报表

包括医疗卫生工作（如传染病的旬、季、年报表）和非医疗卫生工作（如气象等）统计报表两大类。统计报表是了解居民健康状况的基本资料，可为拟订医疗卫生工作计划和措施，检查、总结工作提供科学依据，也是科学研究的主要资料。如 CMHS 项目在调查设计阶段内利用中国慢性病监测相关信息开展抽样，资料主要来源于全国范围县级机构的统计报表。

4. 疾病监测资料

此类资料来源广泛、内容非常丰富，通常都具有很好的地区和全国代表性，根据监测范围可以分为哨点监测和全人群监测。疾病监测资料主要包括疾病、行为危险因素监测、环境监测、药物不良反应监测、计划生育监测等公共卫生监测的内容。疾病监测资料根据来源范围可以分为全球疾病监测资料、全国疾病监测资料、地方疾病监测资料，利用此类资料进行科学研究已经成为普遍现象，全世界范围内的疾病监测资料已经成为重要的科学研究资料，如世界卫生组织开展的全球疾病负担研究、全球新发传染病预警项目均利用不同国家的疾病监测数据分析完成。CMHS 项目中涉及的疾病监测资料主要指全国慢性病监测资料和社区的严重精神障碍患者管理与治疗信息系统资料，这些资料提供了精神障碍患者治疗情况、服药情况、随访情况以及疾病的阶段评估等资料，整合了躯体健康和精神健康信息，为全方位地评价精神障碍的疾病负担提供了重要支撑，如用于分析精神障碍与躯体疾病共病情况。

5. 人口资料

流行病学研究离不开运用人口统计学的资料，正确地收集、掌握人口资料是保证流行病学研究工作成败的重要环节。人口资料来源于常规资料（如通过户籍制度获得）和一时性资料（如人口普查获得）。CMHS 项目调查设计阶段需要详细的人口学资料完成抽样，包括社区总人口数、户数、样本家庭的一般情况（如电话、地址、姓名等）；在资料分析阶段亦需要全国人口学资料用于各类患病率标准化、不同人群精神健康状况分布的描述等。

（二）一时性资料

一时性资料是指通过专题调查或实验获取的资料，如疾病的病因学研究、干预措施的效果评价、临床疗效分析、儿童生长发育调查等。这些资料有些难以从医疗卫生工作的原始记录和统计报表中获得，必须通过专题调查、现场调查或实验研究方可得到：这种资料与经常性资料相比，其优点是可以根据研究目的与需要，收集所需的系统、完整的资料，并且通过一定的质量控制措施，保证资料的可靠性。缺点是花费人力、物力和财力。CMHS 项目中，一时性资料来源主要包括以下 5 个方面：

1. 抽样信息

研究内容的分布特点会影响到样本量的确定、估计的精度和执行费用，为了提高抽样的效率，合理选择与研究内容高度相关的指标作为抽样设计的辅助变量是非常重要的。CMHS 项目的抽样信息包括样本量的确定、抽样方法、各阶段抽样的具体实现以及样本权数的确定等，此过程中信息量非常大。

2. 调查信息系统相关信息

CMHS 采用计算机辅助的面访（computer-assisted personal interview，CAPI）模式采集数据，使用该工具时，除了访员可以采用的电子化问卷外，还涉及访员的权限、样本的发放、访问管理、数据提取转换、数据质量核查、财务管理等多环节。因此，构成 CAPI 访问模式的调查信息系统包括：访员招聘系统、访问数据采集系统、样本管理系统、访问管理系统、数据提取系统、质量核查系统、支付系统等多个信息化系统。一系列系统在需求分析、具体设计、应用测试等环节都产生了大量的数据信息。

3. 调查执行信息

专项调查根据不同的主题、应用的调查技术以及对数据质量的要求，在调查执行过程中可以包括不同的内容，产生了大量的数据信息，CMHS 调查执行过程主要包括以下 12 项工作：

（1）调查执行的任务内容制定：包括调查队伍的组织、调查物资的准备、访员队伍的培训、调查执行制度化建设、调查进度的管理、质量督导、财务和设备管理等多项内容。一项调查的顺利开展需要借助制度化和程序化的设计来进行规范和引导。

（2）调查队伍的组织：调查队伍由执行主管、执行督导、访员、技术支持人员、质量督导人员、数据管理人员、行政支持人员组成。明确各类人员在项目执行过程中的职责（在本章第四节做了详细的介绍）是非常重要的。

（3）调查物资的准备：包括培训脚本和讲义的编写，如调查目的、调查内容、调查问卷的结构和具体的题目提问方式、访员一般规范、访问执行流程、调查信息系统使用、财务和设备管理、访员安全等；访问相关文件的制定，如《访员培训协议》《访员协议》《访员保密协议》《访员保险协议》，以及为受访者发放的《调查简介》《知情同意书》等；物资准备工作，如办公用品、印刷资料、消耗性物品、交通、通信、办公、会议等的准备工作。大型调查项目通常都需要成立专门的秘书组负责各种文本资料的准备、分发、回收和管理。

（4）访员队伍的培训：如培训前的准备、培训内容的确定、培训日程安排、师资队伍的组建等。培训结束后需要组织访员考核、培训效果反馈，考核合格者可以聘为正式访员。

（5）调查执行制度的建设：如沟通制度、信息流转制度、例会制度、报告制度、调查执行方案的程序等。这些制度的制定、执行是确保项目顺利进行的制度保障，也是一项大型调查重要的成果体现，在 CMHS 调查项目中建立的诸多管理制度均具有鲜明的特色和创新性从而成为了我国精神卫生调查标准的一部分。

（6）预调查：预调查是正式调查前小范围内进行的与正式调查方案一致的调查工作。其作用主要包括两方面：一方面是针对问卷内容进行测试，以便提高设计质量；另一方面是对调查的整体执行流程进行预演，以期发现各项工作在准备过程中的不足并及时进行修正。在 CMHS 项目中，问卷已经准备好，预调查的目的主要是对调查的整体流程进行预演，根据预调查中发现的问题，及时对执行方案进行修正。预调查的内容包括：①对访问系统的功能和稳定性进行测试；②对各类问卷进行测试；③对不同部门工作的衔接进行测试；④对各种质量控制措施的效果进行观察；⑤对欠发达地区受访者对问卷的反应，以及合作率和应答率进行观察；⑥测试问卷长度对应答率、中断率的影响；⑦对访问时长和工作量进行测试，以便对正式调查访员进行储备；⑧对入户模式和管理模式进行测试。

（7）调查执行的流程和程序：主要包括样本发放程序、入户访问程序、数据传输、质控信息反馈流程等，在相应章节中都对这些流程和程序做了详细的介绍。

（8）调查进度的管理：从调查前、中、后三个时间进行管理的具体措施，访员、督导员和管理人员都需要填写相应的管理表格、形成文字记录，在此过程中积累了大量的重要信息，对评估调查过程和数据质量提供重要数据。

（9）调查应答率的督导：包括完成率的计算、联系结果代码、村 / 居基本抽样单位现场调查情况的日常监控、样本放弃原则、拒访的转换等。经过几轮的攻关后，对访问情况仍不乐观的地区进行总结分析，对于重点地区，应该派督导直接奔赴样本实施地，在对实施地情况检查的同时，带领优秀访员一同进行再次攻关。

（10）调查质量的督导：包括数据核查及核查结果的运用、录音核查及核查结果的运用、电话核查结果及核查结果的运用、质量问题访员的再培训与处罚、质量问题数据的处理方式等。

（11）访员的激励：包括日常激励、访员评优、摄影和征文比赛等。

（12）调查总结阶段的工作：分为阶段性总结和最终总结，以及访问材料及设备回收、财务结项、文件归档。总结阶段形成的数据资料是整个项目评估、考核的重要支撑材料，对项目绩效评价提供了参考。

4. 质量核查信息

质量核查工作包括确定质量核查的目标、具体核查方法、质量核查的覆盖面及数量、质量核查方法的使用顺序、核查样本的替换与扩大、核查效率的监控、质量督导的组织机构、核查比例人员配置、质量督导的程序与反馈机制、质量核查的报告、核查员的招聘和培训与管理、核查系统的设计，以及实施质量核查等。上述每一项工作均产生大量的信息，构成科学数据的一部分。以 CMHS 项目的数据核查流程为例，每一个环节都会产生痕迹信息（图 4-1）。

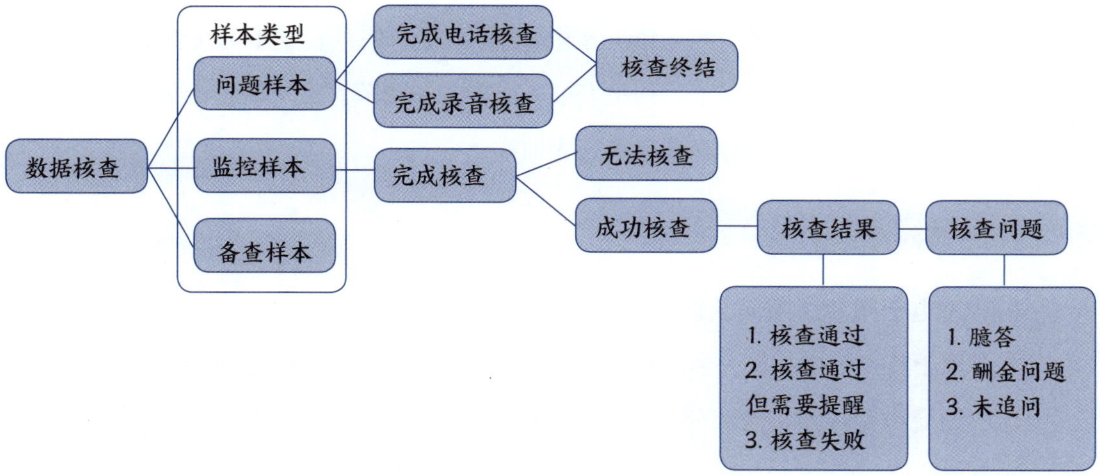

▲ 图 4-1　CMHS 数据核查流程图

5. 数据管理信息

数据管理信息包括:数据管理目标、调查样本的整理与加载、调查并行数据的检测、调查访问系统的数据支持、调查信息的报告、采访结果代码的清理、调查问卷数据的清理等。

三、流行病学调查数据的分类

(一) 按不同调查阶段产生的数据信息分类

大规模调查通常都包括准备阶段、抽样阶段、现场调查、数据整理和总结阶段等。不同阶段根据其执行内容而生产不同的数据，以 CMHS 调查为例，在整个执行过程中产生的原始数据可归纳为四大类：

1. 抽样信息数据

指在抽样各个阶段收集的抽样框及样本信息。CMHS 抽样过程共分为 7 个阶段，因抽样所需而采集的数据包括样本县 / 区内的乡镇 / 街道信息、村 / 居信息、整群信息及家户信息等。其中县 / 区内的乡镇 / 街道信息、村 / 居信息利用中国慢性病监测系统获取，详细抽样过程可以参阅本系列丛书第一册中相关章节。家户信息由访员入户后调查登记，由调查系统根据抽样规则自动完成抽样。

2. 调查问卷数据

指通过电子问卷访问而获取的研究数据。CMHS 调查问卷共有五大类：Kish 表问卷（主要用于从家户中抽取一名合格的受访者），CIDI 问卷（其中包括从社区痴呆筛查表中选取的受访者认知访谈部分的内容），受访者无法访谈原因问卷（A1 问卷），受访者中途退出原因问卷（A2 问卷），以及知情人问卷（B 卷）。

3. 调查并行数据

指有关现场调查过程的数据，具体可包括两大类：调查管理数据和调查痕迹数据。CMHS 关于调查管理的数据集有 59 个，存储了访员背景信息，样本联系方法，样本的访员分配，访员联络记录，访员的采访结果，数据发送接收情况，酬金的计算与发放等调查过程的详细信息。访问痕迹数据则记录了访员在采用电子问卷采访过程中每一次点击键盘的时间、内容、顺序等信息。根据访问痕迹数据可提取出每一个问卷题目的访问时长等重要数据。

4. 质量核查数据

指在调查过程中为控制调查质量而产生的数据。CMHS 项目的质量核查手段主要有数据核查、电话核查、录音核查和实地核查，每种核查方式都会产生相应的数据。

（二）按数据的统计分析需要分类

根据数据所属的变量的性质，统计学上将数据分为定量资料和定性资料两大类，即定量数据和定性数据。不同变量性质的资料适用的统计分析方法不同，故在进行数据统计分析时，应该严格按资料的类型选择适宜的统计分析方法，才能得到正确的统计结论。

1. 定量数据

定量数据是指数据的值是由测量获得，通常有单位。如身高、体重、病程、疾病花费等。定量资料种类繁多、来源广泛，可以是对某项生理生化指标的客观反映，提供了详细的数据信息。精神卫生调查中由于精神障碍本身的特点，缺乏客观观察指标，收集的定量数据有限。

2. 定性数据

定性变量又叫分类变量，是指数据的值不是代表具体的测量值，而是类别，个体根据一定特征划分为几种互不相容类别中的一种。医学研究中此类指标比较丰富，尤其是精神卫生调查，患者的疾病相关信息多为情绪、行为、认知的主观报告。定性数据按照数据的分类情况，可分为二分类、无序多分类和有序多分类。

（1）二分类变量：二分类变量是指测量结果只有两种结果，如性别（男女）、疾病（有无）、结局（生死）等。

（2）无序多分类变量：是指变量可按某种属性分为多个分类，且各类间是无序的关系，即各类间是平等的。如职业（工人、农民、学生、其他）、籍贯（北京、上海、重庆、山东、宁夏、四川）等。

（3）有序多分类变量：是指变量按某种属性的等级分类，各类别间有级别差异。如疾病严重程度（轻、中、重）、满意度（极不满意、有点满意、中度满意、很满意、极满意）等。

在某些研究中，不仅需要考虑疾病或健康问题的结局及其影响因素，同时还需要考虑结局发生时间的影响，如肿瘤患者的生存期、慢性病患者的病程、癫痫患者的发作间隔时间、精神障碍患者的延迟治疗时间等。生存数据（survival data）是将分类指标（事件出现与否）与定量指标（生存时间）相结合的一种数据类型（摘自陈峰《临床试验统计学》）。由于其特殊性，相应的统计分析需要采用生存分析的方法处理。在卫生服务研究中也考虑时间变量，如平均住院日、床位轮转周期等，此时的时间变量和临床研究中的生存期的含义存在本质差异，其本质是定量资料的类型。

第二节

数据采集和整理

数据采集（data collection）是大规模流行病学调查中的核心问题。既往传统的流行病学调查通常都采用纸质调查问卷的形式采集数据，这种方法简单、易行、需要的技术支持少，主要的缺点包括数据错误率高、人工成本高、需要单独的数据录入过程、数据采集周期长、解决质量问题不及时等。大规模流行病学调查由于涉及人群范围大、采集的数据变量多、数据质量要求高，常规的纸质问卷调查不能满足调查需要，越来越多的新型的电子数据采集系统被开发用于人群数据采集，如基于安卓系统的手机 / 平板电脑智能平台、基于 Windows 系统的在线调查平台、计算机辅助调查系统等。电子数据采集系统的普及使得数据采集的准确率、完整性、经济性以及时效性得到显著提升。本书第一章详细介绍了中国精神卫生调查的数据信息系统的建立及其主要模块的功能，本节重点介绍基于该平台的数据采集和整理过程，包括：调查样本的整理和加载、问卷数据的采集、精神科医师访谈数据的采集、多阶段数据的合并等。

一、调查样本的整理和加载

通过抽样得来的原始样本数据，一般是杂乱无章的，难以直接从中得到有意义的信息，因此要对其加以整理和加载，以便提取需要的信息，并以醒目的方式加以表达。通常抽样过程和访问过程是独立进行的，为了更好地匹配样本和访员，需要由专人对样本进行分配和加载。中国精神卫生调查采用计算机辅助面访的调查方式，因此需要在完成该项目的各阶段抽样后，将样本信息加载到计算机系统中，并给北京大学中国社会科学调查中心（以下简称“调查中心”）其他部门提供数据支持。

（一）样本编码

编码（coding）是指用代码来表示各组数据资料，使其成为可利用计算机进行处理和分析的信息。在抽样完成之后，需要给出各阶段的样本编码，应保证样本编码的唯一性。样本编码一方面有利于数据管理，是识别样本的最有效变量之一。另一方面也是保护受访者隐私的重要措施，在后期数据管理和分析过程中将对受访者的身份识别信息进行隐藏，样本编码是在分析阶段唯一的样本识别信息。中国精神卫生调查的样本编码前期是由调查中心抽样人员完成，后期因为需要与中国慢性病及其危险因素监测项目数据合并，由中国疾病预防控制中心工作人员在提供数据时给出。为了保证每个样本编码的唯一性和价值性，需要制定专门的编码规则，如 CMHS 调查的样本编码规则如下：

1. 省、县/区为国标码

为 6 位县国标码，前 2 位代表省，中间 2 位代表地市，后 2 位代表县。如“210102”为辽宁省沈阳市和平区。

2. 村/居两位代码

第一位为顺序码，第二位为合并村 / 居顺序码。

3. 家户顺序码

按照一个村 / 居的家户的排列进行顺序编码。

最终的个人编码 = 六位县 / 区国标码 + 两位村 / 居顺序码 + 两位家户顺序码。

样本编码的规则不是不可改变的，但是如果需要修改则需要做统一的要求，需要对所有之前的编码进行统一修改，保证样本编码的唯一性。其中 CDC 最终的家户代码为两位码，由于计算机辅助调查系统设计的需要，由调查中心抽样人员将家户代码更改为三位，由于在访问过程中可能有两个访员同时入户完成 Kish 表问卷，因此在家户样本后加入一位数字为第几份 Kish 表问卷。因此，进入调查系统的最终的个人编码 = 六位县 / 区国标码 + 两位村 / 居顺序码 + 三位家户顺序码 + 一位问卷份数码。

（二）分配Kish表代码

为保证样本内个人样本抽取的随机性，在样本家户中，按照 Kish 表抽取满足条件的一位家庭成员进行调查。进入 Kish 表的人员需要满足：拥有中国国籍，在该家户中累计居住 6 个月的非哑、非怀孕的 18 岁及以上的成人。Kish 表主要有 8 种抽选表，使用方法主要包括两步：

第一步是填写住户成员情况，访员先要询问住户成员的基本情况，包括性别、年龄和与户主关系。然后，将成员进行排列并对符合被访问条件的成员编号，然后依次填入住户家庭成员情况登录表中。排序遵循的原则是：男性在前，女性在后；年龄大的在前，年龄小的在后。也就是说，要把年龄最大的男性排在第一位，次年长的男性排在第二，以此类推；年龄最大的女性排在年龄最小的男性后面，其他女性也按年龄从大到小依次排列。

满足 Kish 表的登记地址中所有人员须满足以下原则：

1．年龄满 18 周岁，含 18 周岁；

2．过去一年中在此地址内累计居住满 6 个月及以上；

3．拥有中国国籍，港澳台居民除外；

4．不包含聋哑人群；

5．不包含妊娠期妇女。

第二步是根据抽样表抽取被访者，每个样本的抽样表包括的内容有：抽样表的编号、住户中成年成员数目和抽取成年住户成员的号码。其中抽样表的编号分别为 A1、B1、B2、C、D、El、E2 和 F 这 8 种，即共有 8 种抽样表。每种抽样表占抽样表总数的比例分别为：1/6、1/12、1/12、1/6、1/6、1/12、1/12 和 1/6。每一份问卷的抽样也都有一种抽样表，问卷也因此被分为 8 类。本次调查由于使用计算机辅助调查方式，Kish 表的抽选方法会内嵌在计算机中，由系统自动产生个人样本，大大减少了因为抽样表选择错误导致的抽样误差。

（三）提供加载信息

调查开始之前需加载的信息具体如下：

1. CIDI调查信息

CIDI 调查开始之前，需要将抽样信息、受访者联系信息、访员督导等信息加载到访问管理系统中。包含的信息主要有：

（1）样本代码、家户代码、问卷类型、结果代码、访员代码、督导代码；

（2）调查样本的姓名，各级地址信息和联系方式；

（3）CMHS 的样本村 / 居，以及该县 / 区中的非样本村 / 居的各级地址代码及名称。

2. CDC慢病调查信息

该表格主要是为了整理 CDC 所需要的信息，导入 CDC 的网络系统中，包含样本姓名、地址、联系方式等变量信息。

二、CIDI问卷数据的采集

相对于传统的纸笔调查模式，计算机辅助调查的面访模式（CAPI）在数据质量上有更多的优点，利用计算机的访问系统可以进行数据有效性、逻辑性、完整性检查，改善访员的访问和管理方式，控制因访员因素产生的测量误差。对于问卷内容多且复杂的大型调查项目来说，CAPI 是目前来说最好的访问形式，既可以保证问题不被漏问，又可以通过及时的监控保证问卷的质量和访问的进度。例如，中国精神卫生调查的问卷包含 5000 多个变量、上千条跳转路径和复杂的跳转判断条件，传统的纸笔访问很难避免跳转逻辑错误，计算机辅助访问技术可以通过嵌入预先设置好的程序自动完成跳转并核查受访者前后回答的一致性。

电子化问卷采用国际领先的 Blaise 问卷语言编写，用于访员对受访者进行面对面访问时使用，电子化问卷实现了问卷设计者设计的一整套复杂的跳转逻辑及逻辑检查（包括软检查及硬检查），访员无需关心问题的跳转条件，只需要按照问卷中显示的问题进行提问即可。同时电子化问卷系统内置了录音程序，可以分题目对访员的提问及受访者的回答进行录音，方便质量控制人员对访员行为的监控，保证调查的质量。

在中国精神卫生调查中，问卷系统共有三类问卷，Kish 表、复合型国际诊断交谈表（CIDI）、知情人问卷；当 CIDI 问卷无法完成时需要完成 A1 问卷（拒访时使用）或 A2 问卷（访问中断时使用）。问卷模块需要实现样本和问卷的一一对应，访员在系统中选中一条样本点击访问按钮时，问卷模块会找到对应的问卷并能够加载该样本相关数据，打开问卷供访员使用。

CIDI 问卷数据采集过程概要如下：

1. 调查前准备工作

调查开始前要与样本区县和样本村居进行沟通，确定进入现场的时间。访员每日从住地前往调查现场前，需检查现场调查相关物品是否携带齐全。相关物品包括：胸牌、身份证或学生证、签字笔、铅笔、橡皮、笔记本电脑、电源线、记事本、培训手册、健康宣传单、知情同意书、现场调查附件(包括现场调查情况表、现场调查报告表)。签字笔、铅笔需确保能流畅书写，笔记本电脑需确认能够正常运转。

2. 入户

访员每日在调查小组组长的协调下，提前预约好被调查户，跟随当地村委会 / 村卫生室相关人员，进入居民户调查。入户时，组长及访员均需佩戴统一胸卡，并出示身份证明（身份证或学生证），以取得受访者的信任和许可。同时，应简要说明本次调查的目的及相关基本情况，在确认住户中受访者达到研究条件，征得其同意后方可进行调查。

3. 正式访谈

首先必须核实确认访问对象是否为当地户籍及其民族，访谈对象必须是当地户籍人口，然后确认其民族信息，并核查受访（样本）编号准确无误。正式开始调查前，由于前期已经完成了抽样并确定了受访对象，即每户中已经确定好了一名合格的访谈对象，访谈开始前需要向受访者出示“致居民的一封信”，如受访者当时可以接受访谈，可直接开始访谈，完成调查。如受访者当时无法接受访谈，需与其家属预约，或留下联系方式，与受访者本人预约时间，并按预约时间前往调查。

4. 访谈结束

访谈结束后，为每位受访者发放礼品和一份健康宣传彩页，并向受访者表示感谢，需要告诉受访者，如果我们对数据有疑问，可能会在短期内再次拜访或致电受访者，以核实或补充数据。

调查可能因为某些原因被中断，访员应该尽量追踪至调查完成并详细记录调查过程。对于每个抽出的受访者，无论是否成功进行了访谈，都需要记录联系或访问的过程。换句话说，只要成功入户，并启动 CIDI-CAPI 的抽样程序随机选出了受访者，无论访谈是否完成，均应在“联系记录”中完成一行相应的记录，包括日期、联系结果代码和备注说明等。

5. 质量监控

CMHS 项目的实地执行采用集中化管理，总部设在北京的 iSSS 办公室，1100 多名访员分散在全国各地对近 40 000 个受访样本进行采访。对于这样一个大型的调查项目，信息的流通和实时监控具有重要的意义。

CIDI 问卷的数据采集工作依托访问管理系统（含样本管理模块、问卷模块、地址模块、联系记录模块、录音采集模块、同步系统）和调查支持系统（含访员技术支持模块、数据技术支持模块、核查系统、数据提取系统、报告系统）每日对访问任务进行布置和规划，对传回的并行数据和问卷数据进行分析，使项目负责人团队和执行团队能够及时掌握调查进度、发现调查实施过程中出现的系统设置、问卷设计问题，监察访员的不规范行为，并及时进行数据清理，从而为 CMHS 调查实施阶段的决策确定提供科学依据。

CIDI 问卷数据采集的具体细节参见第一章至第三章相关内容。

三、精神科医生访谈信息的采集

（一）精神科医生访谈的目的

按照课题实施的总体方案，精神科医生访谈在调查的第二阶段开展，内容包括 DSM-IV-TR 轴 Ⅰ 障碍用临床定式检查（SCID-Ⅰ）、10/66 老年期痴呆诊断访谈（GMS）、精神科医生访谈补充信息收集（DEM）、第一阶段调查信息真实性的实地核查（SDHC）四个方面。精神检查的目的主要是：

（1）对精神分裂症及其他精神病性障碍筛查阳性者进行确诊并对部分筛查阴性者进行复查，并对第一阶段拒绝或无法接受访谈，或中途退出访谈的受访者进行检查，以确定是否患有精神分裂症及其他精神病性障碍。

（2）10/66 老年期痴呆诊断访谈是为了获得老年期痴呆的患病率；访谈补充信息收集是针对第一阶段中拒访、失访或中断访谈的受访者，补充收集这些受访者的一般资料、伤残程度等重要信息，实地核查是第一阶段的质量控制手段，按照课题设计，该工作放入第二阶段，从而实现由独立的第三方开展质量控制的目标，同时与第二阶段访谈工作结合，也可以大大节省课题的经费。

（3）对进行上述两种访谈的受访者进行一般人口学资料的补充。

（4）需要对部分未完访样本、存疑样本进行实地核查，并对部分抽样框进行复核。此外，天津市还在第二阶段中采用《精神障碍症状检查表》（ICD-10-AM Checklist）进行了精神检查，从而获得 ICD-10 的诊断结果。

精神科医生访谈在全国 31 个省 / 直辖市 / 自治区、157 个县 / 区、1256 个村 / 居开展。该项工作由北京大学第六医院（以下简称"北大六院"）全面负责，同时，在全国范围内依托课题的承担单位或合作单位建立了 11 个精神科医生访谈协调中心（以下简称"协调中心"）分别负责各自的区域性调查并参与质量控制工作。

（二）访谈对象抽样

第一阶段的访谈对象是否需要进入第二阶段需要根据各部分内容的目的决定。第一阶段样本的选择流程见本系列丛书第一册中相关章节，第二阶段样本根据第一阶段样本完成的各种问卷，包括家庭信息记录及受访者选取问卷（Kish）、复合性国际诊断交谈表（CIDI）、受访者无法访谈原因问卷（A1 问卷）、受访者中途退出原因问卷（A2 问卷）以及知情人访谈（B 问卷）的完成情况进行选取。第二阶段最终调查样本由 SCID-Ⅰ样本、10/66 痴呆样本以及实地核查样本合并组成。

1. 工作流程

精神科医生访谈样本抽样工作由项目执行团队具体负责，工作以 iSSS 数据部为中心，其他执行部门协助提供相关信息。① 执行部与数据部：执行部定期提供完访区 / 县列表，数据部根据完访区 / 县代码依照筛选流程定期筛选 SCID-Ⅰ样本和 10/66 痴呆样本。② 设质部与数据部：设质部根据数据部筛选出的 SCID-Ⅰ样本列表补充核查变量并另外提供实地核查样本列表。数据部则汇总实地核查样本生成最终的精神科医生访谈样本数据库，并制作分省份样本类型累计统计表。③ PI 团队与数据部：PI 团队制定筛选原则，并根据数据部提供的统计表以及第二阶段访谈任务量，定期评估访谈整体进度，进而根据实际抽样结果提出筛选流程修订意见。数据部根据 PI 团队提供的筛选原则编写筛选程序，且依照流程修订意见及时修改筛选程序。

2. DSM-IV-TR轴Ⅰ障碍用临床定式检查（SCID-Ⅰ）样本筛选

DSM-IV-TR 轴Ⅰ障碍用临床定式检查（SCID-Ⅰ）样本的筛选涉及访问管理数据、

复合性国际诊断交谈表（CIDI）数据、受访者无法访谈原因问卷（A1 问卷）数据、受访者中途退出原因问卷（A2 问卷）数据以及知情人访谈（B 问卷）数据。根据调查样本所在省份的不同，共涉及以下筛选环节：

（1）对于长期住院或智力障碍而无法完成 Kish 或 CIDI 问卷的受访者，直接选为 SCID-Ⅰ样本，并补充一般资料（即完成 DEM 问卷）。筛选条件为访问管理数据中 Kish 和 CIDI 问卷结果代码为“长期住院”（5902）和“智力障碍”（5903）（图 4-2 中 S02、S03 环节）。

（2）对于拒绝接受 CIDI 问卷访谈的受访者，需完成受访者无法访谈原因问卷（A1 问卷）。如果受访者因严重躯体疾病拒绝访谈，则选为 SCID-Ⅰ样本，并补充一般资料（即完成 DEM 问卷）（图 4-2 中 S1 环节）；对于不符合 S1 环节筛选条件的拒绝访谈受访者，如果访员判定受访者拒绝访谈原因为可疑精神分裂症及其他精神病性障碍，则选为 SCID-Ⅰ样本，并补充一般资料（即完成 DEM 问卷）（图 4-2 中 S2 环节）；对于不符合 S2 环节筛选条件的拒绝访谈受访者，按照与 S2 环节入选人数 1∶1 的比例随机选取 SCID-Ⅰ样本，并补充一般资料（即完成 DEM 问卷）（图 4-2 中 S3 环节）；其余不符合 S3 环节筛选条件的拒绝访谈受访者终止筛选流程。

（3）对于 CIDI 访谈时中断访问且不再继续完成访谈的受访者，需完成受访者中途退出原因问卷（A2 问卷）。如果访员判定受访者中断访谈原因为可疑精神分裂症及其他精神病性障碍，则选为 SCID-Ⅰ样本，并补充一般资料（即完成 DEM 问卷）（图 4-2 中 S4 环节）；对于不符合 S4 环节筛选条件的中断访谈受访者，按照与 S4 环节入选人数 1∶1 的比例随机选取 SCID-Ⅰ样本，并补充一般资料（即完成 DEM 问卷）（图 4-2 中 S5 环节）；对于不符合 S5 环节筛选条件的中断访谈受访者，如果已完成 CIDI 问卷精神分裂症及其他精神病性障碍筛查（PS）且 PS 章节筛查阳性，则选为 SCID-Ⅰ样本，并补充一般资料（即完成 DEM 问卷）（图 4-2 中 S6 环节）；其余不符合 S6 环节筛选条件的中断访问受访者终止筛选流程。

（4）对于所有 CIDI 完访的受访者，如果 PS 章节阳性，则选为 SCID-Ⅰ样本（图 4-2 中 S7 环节）；对于不符合 S7 环节筛选条件的 PS 章节阴性受访者，则按照 4% 的入选概率随机选取 SCID-Ⅰ样本（图 4-2 中 S8 环节）；其余不符合 S8 环节筛选条件的 CIDI 完访的非河北省、天津市受访者终止筛选流程。

（5）如果 CIDI 完访的受访者来自河北省、天津市，除了进行 S7、S8 环节筛选外，还需根据知情人访谈（B 问卷）结果进一步判断是否需要进行 ICD-10-AM Checklist 的检查。筛选路径分为以下三种并行情况：

①如果知情人访谈（B 问卷）中知情人报告受访者有精神分裂症阳性或阴性症状，则选为 SCID-Ⅰ样本（图 4-2 中 S9、S10 环节）；对于不符合 S9、S10 环节筛选条件的受访者，按照与 S9、S10 环节入选人数 1∶1 的比例随机选取 SCID-Ⅰ样本（图 4-2 中 S11 环节）。

②如果受访者任一 CIDI 问卷 12 个月诊断结果与知情人访谈（B 问卷）诊断结果不一致，则选为 SCID-Ⅰ样本（图 4-2 中 S12 环节）。

③如果受访者任一 CIDI 问卷 13 种精神障碍 12 个月诊断为阳性，则选为 SCID-Ⅰ样本（图 4-2 中 S13 环节）。

其余不符合 S9 ~ S13 环节筛选条件的来自河北省、天津市的 CIDI 完访受访者终止筛选流程。

3. 10/66痴呆样本筛选

10/66 痴呆样本筛查针对所有 Kish 表问卷选出需要回答 CIDI 问卷的 65 岁及以上受访者，共包括以下筛选环节：

（1）对于拒绝接受 CIDI 问卷访谈的受访者，则选为 10/66 痴呆样本（图 4-3 中 D1 环节）；其余不符合 D1 环节筛选条件的拒绝访谈受访者终止筛选流程。

（2）对于 CIDI 访谈时中断访问且不再继续完成访谈的受访者，则选为 10/66 痴呆样本(图 4-3 中 D2 环节)；其余不符合 D2 环节筛选条件的中断访问受访者终止筛选流程。

（3）对于 SCID-Ⅰ问卷，即 CIDI 问卷中的痴呆筛查（DS）章节完访的受访者，如果痴呆筛查阳性，则选为 10/66 痴呆样本（图 4-3 中 D3 环节）。CMHS PI 团队根据 10/66 项目组回归分析结果制定的 10/66 痴呆样本筛查阳性判断标准。根据老年期痴呆预测模型，如果受访者预测患病概率大于 15%，则被认为痴呆筛查阳性；对于不符合 D3 环节筛选条件的受访者，按照与 D3 环节入选人数 1∶1 的比例随机选取 10/66 痴呆样本（图 4-3 中 D4 环节）；其余不符合 D4 环节筛选条件的 CIDI 完访受访者终止筛选流程。

4. 实地核查样本筛选

实地核查筛选流程由本课题第一阶段项目执行团队设质部负责制定，实地核查样本共有 5 个来源：

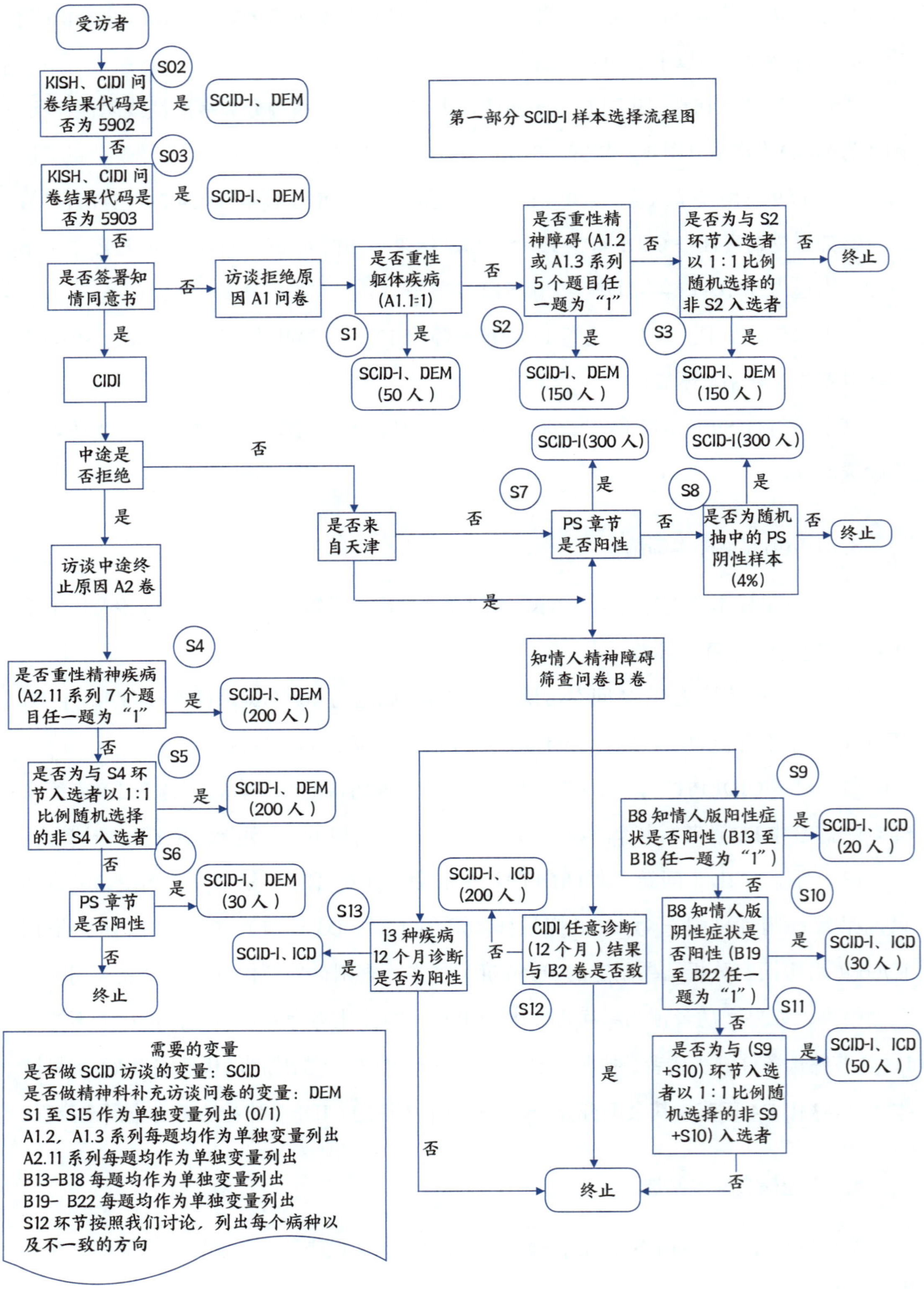

▲ 图 4-2 精神检查（SCID-I）样本筛选流程

（1）抽样框核查（图 4-3 中 C1 环节）。

（2）Kish 表问卷未完访样本（图 4-3 中 C2 环节）。

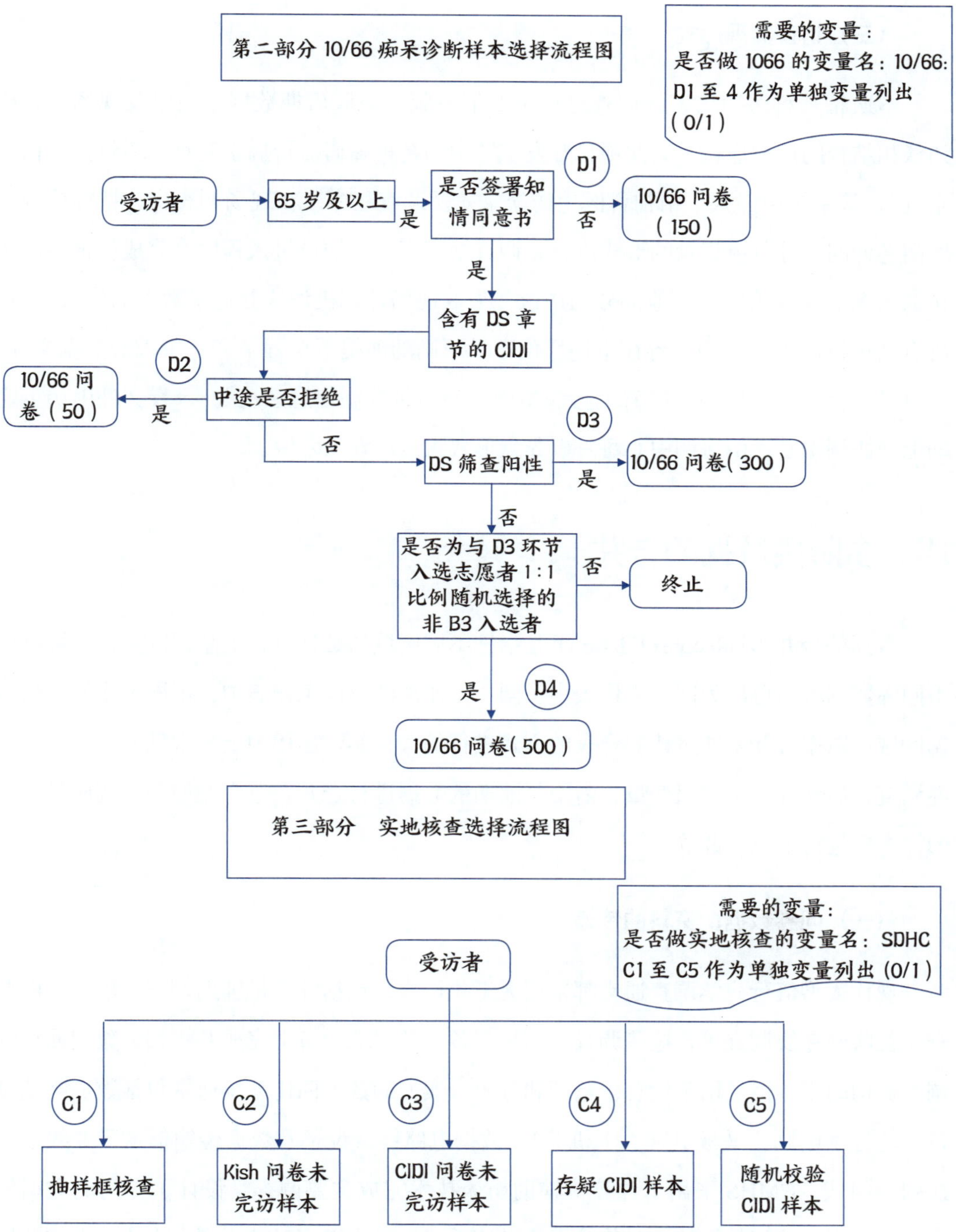

▲ 图 4-3 10/66 痴呆样本、实地核查样本筛选流程

（3）CIDI 问卷未完访样本（图 4-3 中 C3 环节）。

（4）存疑 CIDI 样本（图 4-3 中 C4 环节）。

（5）随机校验 CIDI 样本（图 4-3 中 C5 环节）。

（三）访谈实现形式

本次精神科医生访谈的调查过程采取纸笔版记录和后期数据录入以及现场计算机访谈相结合的形式进行。为此项目开发了“中国精神障碍流行病学调查与质量控制信息系统”，该系统中嵌入了精神科医生访谈录入及调查程序。在现场调查中，精神检查采取问卷询问，计分单记录的形式进行，调查结束当日，访员进入程序，完成精神科医生访谈数据的录入工作，其他部分的访谈，采取现场计算机访谈并记录数据的形式进行，所有精神科医生访谈的内容在不违反伦理学原则的前提下全程录音。录入的数据文件，均每日上传至“中国精神障碍流行病学调查与质量控制信息系统”。录音文件由访员定期上交协调中心，由协调中心每月以光盘形式报送给北大六院。

四、多阶段数据的合并

数据的合并（data consolidation）是指把不同区域的数据进行汇总，并进行合并计算。不同的数据区域可以为同一工作表中、同一工作簿的不同工作表中、不同工作簿中的数据区域。数据合并是通过建立合表的方式进行的，在实际运用中十分常见，比如进行问卷调查，后期补录了一组变量，需要与前期的数据进行合并；还有比如多个调研员调查的样本要进行汇总合并等。

（一）问卷数据、资料的传递

现代大型流行病学调查通常都采用无纸化调查，包括计算机辅助调查，语音辅助调查，互联网在线调查等，这些调查由访员在各自的终端设备上完成并将相关数据回传到调查机构的服务器上用于汇总、整理和分析。典型的数据回传系统通常包括数据终端设备（笔记本电脑、平板电脑、手机等）、数据电路终端设备及数据传输信道（专线或交换网）组成。CMHS 采用了计算机辅助访谈技术完成主要调查，设计了专门的数据传输系统来实现访问数据的实时传输，通过该系统访员可以实时接收到中心给他发放的样本，同时可以将自己已经完成的样本数据传送回中心服务器端，降低了数据审核和整理的强度，提高了整体效率。精神科医生完成访谈后，于当日将数据上传至“中国精神障碍流行病学调查与质量控制信息系统”。北大六院负责对实地核查数据进行提取，并将实地核查数据发送给调查中心。实地核查工作结束后，协调中心负责回收《实地核查报告》、完成《实地核查进度统计表》，2 个星期之内发送回调查中心。调查中心在收到实地核查问卷数据后，组织人员开展实地核查数据分析工作，并在第一时间将实地核查反映出来的问题进行汇总整理，反馈给执行团队及项目团队，以便确定下一步行动计划。

（二）数据提取系统

数据提取系统实现了访问数据的及时提取、整合、转换，每天自动逐个运行数据提取系统中的各子程序，将当天收集到的访问数据及并行数据从生产服务器中提取出来，使用 SAS 软件的 SQL 程序来提取管理系统的数据，使用 Blaise to SAS 软件来提取问卷数据库。最后将所有子文件数据库合并到一个数据文件中，并最终转换成 SAS 格式的数据。

服务器需要在每天空闲时间自动运行提取程序，并将最终所有数据输出为 SAS 数据库。CMHS 调查数据提取系统提取的数据主要有问卷数据、访问管理系统（IM）数据和访员行为追踪系统数据。这些数据会每天更新，并提供给项目 PI 团队，保证 PI 团队能够根据数据回收情况控制访问进度及调查质量。

（1）数据库同步：为了避免数据合并程序对生产服务器的影响，数据合并程序不会连接生产服务器，而是连接一个新的数据库，这个数据库会每天从生产服务器同步最新数据。

（2）访问管理系统数据：包括除问卷数据外，所有访员在访问过程中收集的数据以及记录访员行为的并行数据。ADT 数据是访员在做问卷访问过程中的并行数据，该数据中会记录访员在做问卷过程中所有的对计算机的操作及对应的时间，例如访员在问第 1 道题目时按了键盘“1”并按下了“回车”键，ADT 中就会记录这两个操作及对应的时间，有了该数据能够为我们对访员行为监控提供依据。

（3）问卷数据：包括访员在打开问卷进行访问时记录的数据，问卷数据会按照问卷类型分为不同的问卷数据库存储。在每天合并的问卷数据中会有 Kish 数据、CIDI 数据库、知情人数据库，分别存储了截至当天最新的 Kish、CIDI、知情人问卷数据。

（4）访员行为追踪系统数据：主要包括访问单题时长（time of each question，TIEQ）计算程序，该程序通过读取问卷 ADT 文件，从复杂的数据中找出问卷中的问题，并计算出访员在该问题停留的时间，TIEQ 数据给数据核查提供了有力的数据支持。TIEQ 程序每天在服务器上运行，计算出每个样本每个变量的时间，最终转换为 SAS 数据库。

（5）Blatosas 数据：由于 Blaise 问卷收集的数据为 Blaise 自己的数据格式（后缀为 bdb），而数据使用者需要 SAS 格式的数据，Blatosas 程序的作用即为将 Blaise 数据转换为 SAS 数据。

（三）数据合并的方法

数据合并一般有两种，纵向合并和横向合并。观测值的合并（纵向合并）是指将两个有相同变量但不同观测值的数据合并，也就是把一个外部文件中与原文件具有相同变量的观测量增加到当前工作文件中。这种合并要求两个数据文件至少有一个属性相同的变量，即使他们的变量名不同，但是变量的属性必须相同。

变量的合并（横向合并），即增加变量，也就是将描述同一组观测样本的不同变量及其观测值合并为另一个数据文件，新的数据文件包含所有合并前的各个数据的变量。这种合并要求两个数据文件必须有一个共同的关键变量，而且这两个文件中的关键变量还具有一定数量的相等的观测量数值。所谓关键变量指的是两个数据文件中变量名，变量类型，变量值排序完全相同的变量。

常用的数据合并操作方法和软件包括：

（1）SAS 系统中使用 DATA 步中的 MERGE 语句可以把若干数据集的变量按照一定的关键变量把数据集合并起来。CMHS 项目使用 SAS 软件进行数据合并。

（2）R 语言中根据所调用的函数处理效率不同，可以有多种解决途径，主要函数包括 cbind、rbind、merge、jion 等，当数据有相同的行数据时，使用 rbind 函数增加数据框的行数据；当数据有相同的列顺序时，使用 cbind 函数增加数据框的列数据。merge 函数可以同时用于追加记录和追加变量，主要针对横向合并，而且可以针对主字段进行匹配。join 函数是基于 plyr 程序包，使用时需要加载该程序包。函数语法：join（x，y，by =NULL，type = “left”，match = “all”）；by 参数是指定要合并的变量，默认值为所有变量，当两个数据集（x，y）主字段有相同名称时，by 参数可以省略；系统默认连接类型是左连接，可以通过 type =“” 指定连接类型。

（3）EXCEL 中使用“合并计算”对话框来进行数据库的合并。

（4）SPSS 中纵向合并：选择“数据 | 合并文件 | 添加个案”命令、弹出“个案…”对话框，单击“外部 SPSS Statistics 数据文件”下方的“浏览”按钮，弹出“添加个案：读取文件”对话框，选定数据文件，单击“打开”按钮返回主对话框，再单击“继续”按钮，弹出“添加个案从…”对话框。横向合并：选择“数据 | 合并文件 | 添加变量”命令，在“将变量添加到…”对话框中，单击“外部 SPSS Statistics 数据文件”下方的“浏览”按钮，弹出“添加变量：读取文件”对话框，选定数据文件，单击“打开”按钮返回主对话框，再单击“继续”按钮，弹出“添加变量从…”对话框。

（5）STATA 横向合并之前最好先对数据进行排序处理，然后实现合并。合并所使用的命令语句为 merge。纵向合并使用的主要命令为 append。

第三节

数据管理内容

一、概述

数据管理是对抽样信息数据、调查问卷数据、调查并行数据和质量核查数据这四类原始数据进行整理、检测、筛选、分析和清理的过程。广义的数据管理是利用数据管理技术对数据进行分类、编码、存储、检索和维护，它是数据处理的中心问题。狭义的数据管理是指对研究数据从产生到应用的整个过程进行有效的组织和管理的过程，其目的是为了提高研究的效率，确保研究实现预期研究目标。著名数据科学家威尔逊提出“对您数据的了解和管理是成功的关键”。研究数据的管理不是一个单纯的问题，一般是贯穿在整个研究的全过程的，从研究的设计阶段、课题组织实施、数据的整理分析、到论文的发表都可能涉及数据管理的问题。研究者在课题开始之前就应该要熟悉课题立项单位对研究数据的要求，考虑如何有效管理数据。

通过以适当的方式积极管理研究数据，可保证数据的准确性、可靠性和完整性，增加数据的安全性，降低数据丢失的风险。最重要的是，良好的研究数据管理将增加研究的长期价值，增加它的可见性和影响力。国际上越来越多的基金组织要求研究者在提交课题申请的时候一并提交数据管理计划（research data management plan，RDMP），详细描述研究数据的收集、保存、维护和利用的计划，以此评估研究的质量和预期的效益。数据管理计划是简要描述数据处理方式的正式文档，是在项目正式启动前制订的、描述整个项目周期内数据处理及相关质控的规范性文档，其中列出了在项目进展中以及在项目结题之后数据收集、数据创建、数据组织、数据处理、数据存储、数据共享和数据再次利用的全过程，其可以帮助科研人员识别和列出在整个科研过程中与科研数据管理相关的风险，主要目的是保证研究数据的准确性和完整性。

一般来说，数据管理主要经历了以下三个阶段：

（一）人工数据管理方式

20 世纪 50 年代中期以前，计算机主要用于科学计算。这一阶段数据管理的主要特征是：①主要由手工完成数据管理，不能长期保存数据。数据存储只有磁带、卡片和纸带等低速存储设备，这些设备的容量空间有限。②没有操作系统。数据并不是由专门的应用软件来管理，而是由使用数据的应用程序自己来管理。③数据不能共享，不具有独立性。

（二）文件系统管理方式

20 世纪 50 年代后期到 60 年代中期，计算机开始应用于数据管理方面。这个时期，计算机的存储设备已经有了磁盘、磁鼓等可以直接存取的存储设备了。文件系统管理方式也是数据库发展的初级阶段。操作系统和高级语言的出现为文件系统管理提供了可能，操作系统中专门的数据管理软件，称为文件系统。此阶段的文件系统，是按照相应的规则将数据组织成一个独立的命名文件，其一般由三部分组成：与文件管理有关的软件、被管理的文件以及实施文件管理所需的数据结构。文件系统管理方式主要有以下 4 个特点：①数据可以长期保存。有了大容量的磁盘作为存储设备，计算机开始被用来处理大量的数据并存储数据。②有简单的数据管理功能，有了专门的软件进行数据的管理维护。③在一定程度上，数据的共享性得到了提高。由于每一个文件都是独立的，当需要用到相同的数据时，必须建立各自的文件，数据还是无法完全共享，也会造成大量的数据冗余。④数据不再独立存在，与相应的应用程序同时存在才能被读取、使用。

（三）数据库系统管理方式

20 世纪 60 年代后期以来，低成本、高速的硬盘占领了市场，为新的数据管理技术奠定了基础。计算机管理对象的规模越来越大，应用范围越来越广泛，数据量急剧增长，同时多种应用、多种语言互相覆盖地共享数据集合的要求越来越强烈，数据库技术便应运而生，出现了统一管理数据的专门软件系统——数据库系统。数据库系统是由计算机的软硬件资源共同组成，实现了数据的动态、有规则、独立存储。用数据库系统来管理数据比文件系统具有明显的优点，从文件系统到数据库系统，标志着数据库管理技术的飞跃。

二、中国精神卫生调查数据管理内容与目标

大型流行病学调查数据管理的内容包括对制度建立、人员培训、现场组织、实验室和数据录入等一系列环节进行质量控制，并通过数据核查评价数据质量。本文仅阐述中国精神卫生调查数据的管理，主要包括对抽样信息数据、调查问卷数据、调查并行数据和质量核查数据这四类原始数据进行整理、检测、筛选、分析和清理的过程。

（一）工作内容

在 CMHS 中，数据管理的工作内容主要包括：①调查样本管理，对多级抽样选取样本进行编码并整合地址信息；②为了保障并行数据的准确和完整，检测访问管理数据、支付系统数据和采访痕迹数据，每日运行检查，并反馈检查结果；③依托调查信息报告系统，每日对传回调查并行数据和调查问卷数据进行分析，使项目 PI 团队和执行团队能够及时掌握调查进度、发现调查实施过程中出现的系统设置、问卷设计问题，监察访员的不规范行为并及时反馈；④分阶段对已经上传的现场访谈数据进行清理、查漏补缺，对于一户多样本、结果代码与完成状态不符、非最终结果代码、问卷上下级逻辑关系不一致、用错问卷这五类情形，每日清理采访结果代码等；⑤在完成访谈的县 / 区中定期筛选精神科医生访谈样本以便第二阶段调查的顺利进行；⑥通过核查变量值定义、异常值、跳转以及开放性问题再编码，对调查问卷数据进行及时清理，每日运行和反馈。

（二）工作目标

在 CMHS 项目中，数据管理工作既有自身数据清理的任务，同时也肩负着为其他部门提供数据支持与服务的功能。具体工作目标可以概括为 6 个方面：①提供科学抽样、合理编码的调查样本及其地址信息，当地址样本抽选出来后到访员接收样本开始访问前还需要许多数据整理工作，如对每一个样本进行编码，匹配地址信息、督导和访员信息，并且整理为系统可读的格式加载到访问管理系统中等等。这是本项目执行阶段非常重要的预备工作。②确保调查并行数据信息的准确与完整，访问管理系统中的并行数据起到管理访员访问活动的作用，同时通过对这些数据的分析有助于执行团队对项目进展的全

面把握。此外，采访痕迹数据中提取的单题访问时长是本项目质量核查的重要信息来源。这些数据的缺失或错误会严重影响到项目的正常进行，因此需要多次测试和及时监测来保障并行数据信息的准确和完整。③准确、及时、详细、全面地报告CMHS项目进展信息。由于项目涉及的地理范围广，受访者和访员人数众多，在管理团队人力资源有限的情况下，通过对数据的有效管理，准确、及时、详细、全面地了解到全国各地的调查进展情况是此项目成功实施的关键。④积极配合研究团队在数据处理与分析上的需要。CMHS研究团队在CIDI工具的使用上有许多改进和创新，如精神科医生访谈样本的筛查流程的设计与实施，CIDI诊断程序的修订等。数据管理人员需要在理解需求的基础上精心编写数据处理程序，耐心修订每一次设计上的改进，为研究团队提供满意的数据处理与分析的服务。⑤高质量完成对调查数据的清理。CMHS调查数据的清理工作包括三个层面（详见本章数据清理部分）。首先在样本层面要保证数据有效、无遗失地完成访谈样本，并且问卷间的逻辑关系合理。在变量层面要保证诊断程序的正常运行。变量值层面的清理则是对疑似不合理值进行确认、校订。⑥满足调查过程中的其他数据需求。在调查过程中不同部门还会临时产生其他数据获取或数据分析的需求，也需要数据管理人员的支持和配合。

本次精神卫生流行病学调查引入计算机辅助调查的技术，访员采用标准化访谈技术在访问的同时在电脑上记录受访者给出的答案，不需要进行后期数据录入。依托调查信息报告系统，每日对传回调查并行数据和调查问卷数据进行分析，使项目PI团队和执行团队能够及时掌握调查进度、发现调查实施过程中出现的系统设置、问卷设计问题，监察访员的不规范行为，并及时进行数据清理，为此共编写59个SAS子程序，生成44个报表数据集。本次调查中，数据同步系统实现访问数据的实时传输功能，该模块由发送接收和录音上传两部分组成，其中发送接收程序实现对问卷数据及并行数据的实时传输，录音上传程序实现了对访问过程中录音数据的实时传输。

三、调查并行数据的管理

（一）访问管理系统数据检测

1. 检测目的

访问管理系统的数据存储在各自的数据表里，记录着访问过程中所有预加载的数据和访员操作后产生的数据。不同的数据表分别记录不同的数据信息，主要有以下几种类型：

（1）记录每条样本的基本特征、访问状态、负责访员等信息。

（2）记录每条样本的受访者姓名、地址、电话等信息。

（3）记录访员每次联系受访者的时间、方式及结果等信息。

（4）记录合并各个访员发送回来数据的情况。

（5）记录数据合并过程中出现错误的样本及原因。

数据测试是保证访问管理系统正常运行的手段之一，其访问管理数据的质量会影响到访员能否准确找到受访者地址、对访问进程的分析结果是否会出现异常情况、访问完成的数据是否全部收回。

2. 工作内容

访问管理系统的数据检测主要包括加载和修订的地址信息完整性；样本条目一致性及不同数据表中样本一致性；联系记录完整性和逻辑性检查，如访问时间数据合理，采访日期不应早于调查开始日期，晚于检查当天日期，访问时间变量要求存储年、月、日、时、分、秒；数据传载无误，如不同数据表中最后一次联系结果代码和最后一次联系日期要相同；数据合并无误，包括以下几个方面：

（1）数据发送回来的样本均完成了访问。

（2）完成访问的样本存在其数据发送回来的记录。

（3）数据没有发送回来的样本中无完成访问的样本。

（4）完成访问的样本均有问卷数据，并且有问卷数据的样本均完成了访问。

（5）有问卷数据的样本存在数据发送回来的记录。

3. 工作方式

访问管理数据的检测需要数据组和技术组的配合。采用 SAS 编程，数据组将访问管理系统不同数据表之间进行匹配分析。对上述内容依次进行核查，并提取存疑样本，制作管理系统检测报告，详细记述问题内容及涉及样本。数据组列出有问题的样本及相关信息定期提交给技术组，技术组回复由系统造成的数据问题的原因及处理办法。

4. 问题处理

访问管理数据的检测需要数据组和技术组的密切配合。数据组在预调查结束后将访问管理系统检测报告提交给项目主管和技术组,技术组回复问题产生的原因及处理办法。全国调查开始后数据组定期提交数据检测报告，技术组及时处理由系统造成的访问管理数据问题。

（二）支付系统的数据检测

1. 工作目的

为了更好地落实支付方案，检验 CMHS 调查初期技术部支付系统的稳定性，数据部根据 PI 团队提出的支付方案重新利用访问管理数据计算 CMHS 调查样本的访问费用。

2. 工作方式

数据部独立计算完访样本应支付的访问费用，输出相应访员信息与数据部计算的访问费用变量，交由技术部进行支付费用比对并相应修改技术部支付程序。

3. 工作内容

数据部提取访问管理数据（IM 数据）中以下变量:访员类型、编码、姓名,家户序号、Kish、CIDI 结果代码、MMSE 完成状态、CIDI 问卷长度、Kish 抽样结果、A1 问卷完成状态和 A2 问卷完成状态，根据支付算法，生成相应的需支付金额变量 payment。保留访员信息变量与支付金额变量输出为数据集。又对 CIDI 问卷长短卷访问时长进行了统计，分别计算了 CIDI 长卷、短卷、中长卷和中卷所占 CIDI 问卷总数百分比、访问时长均值、标准差、最大值、上四分位数、中位数、下四分位数和最小值。提交分析报告如表 4-1 所示：

根据支付方案，数据组独立计算完成访问样本应该支付的访问费用，输出访员与数据组计算的访问费用变量的数据集，交由技术组进行支付费用比对，并相应修改技术组支付程序。

表 4-1 CMHS2013：CIDI 长短卷访问时长统计（单位：分钟）

问卷类型	占 CIDI 百分比 %	访问时长均值	访问时长标准差	访问时长最大值	访问时长上四分位数	访问时长中位数	访问时长下四分位数	访问时长最小值
长卷	1.52	223.44	6.69	903.80	261.08	196.18	155.60	36.80
中长卷	2.95	247.38	76.27	42389.70	200.00	154.16	122.05.	9.58
中卷	28.72	110.92	2.37	12245.15	129.57	96.88	74.30	4.77
短卷	66.82	67.49	1.27	11033.62	77.92	58.53	44.80	0.00

（三）访问单题时长的数据检测

1. 工作背景

CMHS 调查中期，设质部发送每日 TIEQ 不合格样本列表时发现访问时长数据单题出现负值情况。设质部、技术部向数据部提出需求，希望编写访问时长数据核查程序，每日运行，将问题样本输出给技术部做修订，将无问题 TIEQ 数据发送给设质部进行每日例行 TIEQ 不合格样本核查。出现 TIEQ 数据取值异常的原因是访员误操作导致访问电脑系统时间混乱，从而导致访问管理数据读取电脑时间出现异常。

2. 工作内容

需要实时提取单题访问时长异常样本，中国精神卫生调查将以下情形样本列为 TIEQ 异常样本：

（1）任一题目 TIEQ 取值为负的样本；

（2）所有题目 TIEQ 取值求和为零的样本；

（3）所有题目 TIEQ 取值求和小于 1 min 或大于 8 h 的样本；

（4）所有题目 TIEQ 取值求和大于 1 min、小于 10 h，但结果代码不为 1003 和 1005 的样本。

同时，数据部还帮助技术部编写 SAS 程序对 CIDI 问卷中访问时长变量与实际 TIEQ 数据访问总时长进行对比，筛选出访问时长相差正负 5 min 的样本，生成数据库交由技术部进行程序修订。核查出访问时长异常样本之后，将异常样本输出交付技术组做修订，将 TIEQ 无问题数据发送给设质部进行样本质量检测。

（四）电话号码采集率统计

收集受访者的联系方式是开展电话核查（质量控制的内容之一）的基本前提，数据管理过程中要及时统计受访者电话号码采集情况。CMHS 调查早期阶段 PI 团队发现 CMHS 样本电话号码采集率过低，要求数据部检查 CMHS 样本电话采集情况，并对电话号码采集率进行初步统计。数据部结合访问管理数据中的联系方式变量，对家庭座机、手机以及两者采集率做了初步统计，统计结果显示所有 Kish 样本座机号码或手机号码采集率为 88%，CIDI 样本座机号码或手机号码采集率为 86.4%，精神检查样本座机号码或手机号码采集率为 78.3%。为了进一步提高采集率，项目组采取了实地追访、请求社区工作人员协调、强化访员采集意识和改进访员访谈技巧等措施，及时提高采集率。

（五）抽样数据的检测

1. Kish表问卷样本抽选结果的检测

其检测目的是登记样本家户的家庭成员信息，从而根据 Kish 表抽选受访个人。抽选结果有误将直接影响到概率抽样的科学性，因此数据组对 Kish 表问卷中的数据存储及抽样结果进行检测。其检测内容主要从如下几个方面进行：Kish 数据集中变量 Tnumber（家庭总人数），number1（家庭中在本地址累计住满 6 个月的 18 岁或以上的人数），number（家庭中符合全部条件的人数）的存储是否正确；符合资格的家庭成员列表排序是否正确；根据 Kish 表抽取的人员是否正确。

检测用数据来自天津预调查，采用 SAS 编程检测，具体步骤如下：

（1）合并 Kish 主数据集和开放性问题文本数据；

（2）提取各筛选阶段的家庭成员列表，并转置为个人层面的数据集；

（3）检查样本资格的筛选和排序；

（4）检测 Kish 表抽选程序。

2. Kish表问卷登记家庭成员用时分析

其目的是考察 Kish 表问卷用来登记每个家庭成员姓名和生日的用时，据此考虑是否需要精简问题，缩短访问用时。工作内容包括计算记录家庭每个成员的姓名、出生年用时的平均值、标准差、中位值、最大值和最小值。此项内容以天津预调查数据的单题访问时长为分析对象，采用 SAS 编程并输出统计表的方式制作报告。

四、问卷数据的管理

（一）数据共享机制

CMHS 的调查数据管理采用承担单位与合作单位共同分享、统一管理的模式。共同分享保障了各合作单位公平分享调查数据，统一管理保障了调查数据的安全性、分析结果的规范性及统一性。具体为：在项目开展期间以及项目结束的三年内，由项目承担单位北大六院统一管理和维护 CMHS 数据库。建立统一的数据分析中心，由工作组提供分析思路，经 CMHS 学术委员会统一协调，数据分析中心完成统计分析，并出具分析结果报告及相关解释。鼓励各单位选派具有数据分析能力和资质的人员加入数据分析中心，并在数据分析中心的协助下，完成统计分析工作，从而保证 CMHS 数据库的正确使用以及对外报告结果的一致性。

报表的制作采用 SAS 统计分析软件，在展示上采用线上和线下两种模式。线上展示以 SAS 公司的企业商业智能（EB）服务器为依托，整合了 SAS 分析技术和信息展示功能，以可视化、可定制、可存储的方式达到共享元数据，并可保证连贯的数据呈现和信息控制。用户需要通过 vpn 连接登录报告系统，可以打印或下载报表。线下展示是通过 SAS 编程，输出 rtf 或 pdf 文档，发送给项目组成员查阅。

（二）访谈过程中的数据管理

1. 调查开始后的数据管理

调查开始后，访员是最初级的数据管理员，负责将每日的访谈记录整理、上传和备份。具体做法是访员每日在计算机其他硬盘（C 盘）建立分级文件夹，包括：①建立名为当前日期（年两位、月两位、日两位）的文件夹，如：090710。②在日期文件夹中，建立名为访员编号（六位）的文件夹，如：020105。③在访员编号的文件夹中，建立名为 Data、ADK 两个子文件夹。访员将当日完成的样本信息分别导出备份在 Data 和 ADK 子文件夹中。

2. 第一日完成访谈后的数据管理

在访谈开始后的第一日，已经成功完成一定数量的访谈，并在调查访谈系统中被记录，及时地管理这些记录非常重要，CMHS 计算机辅助访谈系统是基于 Blaise 计算机平台的系统，其访谈记录信息分别保存在多个不同的文件中，包括：C：\blproj\wmh_cidi\work\V100 目录下的保存数据必需文件 nshamin.bjk，nshsmain.bdb，nshsmain.bpk，nshsmain.bsk，nshsmain.bfi（nshsmain. bri，nshsmain.brd）及所有“受访者编号 .adk”文件。访员在第一日完成访谈后及时将这些文件上传，具体做法是：

（1）将文件：nshamin.bjk，nshsmain.bdb，nshsmain.bpk，nshsmain.bsk， nshsmain.bfi（nshsmain.bri，nshsmain.brd），拷贝到 Data 文件夹中。

（2）将“受访者编号 .adk”文件放入 ADK 文件夹中。

（3）在现场调查情况表中写入当日分配的受访者编号和相关信息。

3. 数据整理上交后的管理

访员提交的现场调查数据首先由督导员进行核查，核查无误后统一将日期文件夹整体提交给协调员，当日数据需访员和督导员自行备份，不要删除，以后每日完成访谈后，按上述流程建立分级文件夹，保存相关数据，且提交整体文件夹给队长。督导员对数据的核查重点主要包括：访员的数据文件是否完整；现场调查报告表（调查队长负责填写）是否完整，并完成现场调查情况汇报（包括出现的问题、解决方式、接受表扬或批评的人员名单等），上报给协调员；数据文件内容逐一检测并采用 ADK 软件进行质量控制检测。

4. 数据总检测纠错修正流程

协调员收集所有督导员提交的数据，负责合并不同访员的数据并核查提交数据的份数、保证数据全面。然后备份收集到的数据资料至安全的硬盘中，妥善保存。使用合并导出程序和数据转换程序检测数据，并完成访员现场工作报告和数据核实补充报告。最后将资料检测发现的问题及时反馈给督导员、队长和访员，协商解决问题的方法，资料如经修正或补充，需标注在资料核实补充报告上。

（三）数据管理人员的职责

调查采用计算机辅助的模式，因此可以在访问完成第一份问卷之后就获得调查数据，为此在这种模式下，需要配置数据管理人员。其主要工作职责包括对有效数据的清理，对于不完整数据、离群值的筛选等任务。对于发现的不完整数据、离群值数据则会通过执行督导反馈给访员，访员再进行核实和反馈，对于有效数据则需要根据项目的需要进行编码、运行各种描述分析，包括调查进度方面的、调查质量方面的，以及调查结果的基本分布方面的分析。数据管理人员能够及时分析数据对于提高调查质量非常重要，对于计算机辅助调查模式来说必不可少。

技术支持人员还需要提供数据支持服务，由于访员录入错误、网络问题或者计算机软硬件问题以及其他原因导致的数据错误或数据不一致的问题，技术支持人员需要根据实际情况通过技术手段修正数据问题。

五、数据清理

在数据收集期间会不可避免地在某些环节出现错误，引入一些异常值，从而影响数据的质量和完整性。数据清理（data cleaning）可以让我们来发现和处理这些异常值。针对记录，清理重复记录；针对变量，根据各个变量值的值域及意义对错误值（缺失、逻辑错误、异常）进行清理，对所有含缺失值、逻辑错误和异常值的变量进行标记，在对相应的变量进行分析时可以不包括已标记的这些记录。原则上不删除任何记录，对于缺失值可以采取相应的措施进行处理，可有效减少数据资源的浪费。另外一种策略是将清洗完的数据库单独存储为一个新的数据库用于分析，在这个数据库可以不包含已经被标记的记录，可以称为分析库，这种策略既可以保留原始记录信息也能够减少错误记录对分析人员的干扰。需要清理的数据类型主要包括残缺数据、错误数据和重复数据。通常清理的内容有一致性检查、无效值和缺失值的处理、不合格问卷的识别等。本节以CMHS 项目的数据清理为例，介绍数据清理的过程。

（一）数据清理报告

数据清理的过程和结果一般是通过数据清理报告来体现，在大规模数据清理报告中一般包括数据清理的目的、原则、步骤、质量评价。

1. 数据清理的目的及背景

数据清理的目的是最大可能地保留有效数据，剔除垃圾数据，最大限度地保证数据的有效性。在数据清理报告中应该介绍此次清理的背景以及想要达到的目标。

2. 清理的原则

数据的清理应首先从最小调查单位开始，如果数据库需要合并或追加，那么在合并或追加前应对用于标识受访者的编号进行清理；对缺失项的处理应考虑其在分析中的作用；充分利用指标间的逻辑关系修正错误项；检验一些重要的指标在清理前后的差异，以保证清理后数据的可靠性。在数据清理报告中应针对不同的调查条件和数据资料进行清理，因此应该制定详细的清理规则，规范所有参与清理工作人员的清理方式。

3. 清理的步骤

数据清理过程主要分为两部分，第一部分是数据库合并前的清理，主要针对区别各个观察值的标示符的处理；第二部分是数据合并后的清理，主要针对各个研究指标的清理。

在形成全国数据集前，必须对用于识别各记录的编码进行清理，主要目的和原因有3个：①此时比较容易发现和修改错误值，比如某些地区编码错误，或者某些选项有比较明显的错误都可以及时修正过来；②不会导致数据记录的先后次序混乱，从而有可能利用记录的先后顺序来发现错误和异常值；③在数据横向合并时要求各数据集之间至少有一个完全相同的变量名进行关联，在纵向合并时要有相同的变量名称和顺序，所以数据清理也是为了避免合并时的错误连接，为合并数据做准备。

数据合并后的清理主要包括：①对于一些错误项和缺失项可以通过各数据之间的逻辑关系来进行弥补。数据库中的逻辑关系是指各指标间客观的、符合医学实际和逻辑的关系。②对于无法通过逻辑关系来弥补的缺失项，需要结合该指标在分析中的作用决定缺失值所在记录的取舍和缺失值的处理。③不符合要求的记录删除。对于无法弥补，且缺失重要条目信息的记录在必要的时候要进行删除。比如在调查过程中被访者突然不能继续进行访谈或者明确拒绝访谈时，在问卷数据分析过程中，应根据数据清理的规则进行必要的删除。

清理过程尽量避免步骤繁多，最好可以写一个逻辑检查程序来实现。在形成完全合并数据集后，数据清理的所有工作在同一程序中完成，这样清理思路较清楚，也容易修改清理过程本身的错误。在清理过程中同时产生所需的分析指标，为分析工作提供便利，并可减少一些不必要的环节。

4. 缺失值及其处理方式

数据缺失指在调查过程中规定收集的数据没有被收集到，是反映流行病学调查数据质量的一个重要方面。虽然在调查过程中采取了各种数据核查和质量监督措施减少数据缺失的发生，然而几乎所有的调查都不可避免存在缺失值问题。如何正确处理缺失值目前尚未形成统一的认识和规范，要视具体情况确定采取何种措施处理。缺失值可以分为随机性缺失（即与地区、人群等无关，随机产生、无规律）和非随机性缺失（即受各种因素的影响，导致不同地区、不同人群出现非对称性数据丢失）。

缺失值重在预防，首先要了解调查过程中发生缺失值的可能原因，针对性地采取相应的措施预防。缺失值发生的常见原因包括：受访者中途退出调查，无法继续完成调查；调查问卷中某些问题不适用受访对象或者过于敏感，如询问未婚女性婚前性行为；访员未及时填写、漏填或者键盘输入操作错误导致填写失败等；质量控制过程中如发现缺失值情况需及时采取措施，最好的处理方法就是再次联系受访对象补充缺失数据。针对随机缺失的数据，通常情况下可以通过统计手段进行缺失值的处理，主要包括：填补法、逆概率加权法和似然函数法。在缺失率较小的情况下，且缺失数据的变量对研究问题具有重要意义时，推荐使用填补法。常见的统计软件都提供了数据缺失处理的程序，可以根据具体情况选择使用，具体请参阅相关统计资料。

5. 数据清理的评价

数据库经过反复清理后是否达到了“干净”的标准，需要进行系统的评价，通常评价的标准包括：数据清理后的质量或者数据的可信性、数据的可用性和经济性。对于正在进行或者刚刚完成的流行病学调查数据，最重要的评价指标是数据的质量。

反映数据清理结果后数据质量的指标主要有：

$$\text{总有效利用率} = \frac{\text{分析数据集的记录数}}{\text{扣除完全合并数据集中由于各种原因未能调查的记录数}}$$

$$总利用率 = \frac{分析数据集的记录数}{完全合并数据集的记录数}$$

$$完全合并率 = \frac{完全合并数据集的记录数}{合并数据集中的记录数}$$

$$年龄完整率 = \frac{合并数据集中年龄没有缺失的记录数}{合并数据集中的记录数}$$

（二）中国精神卫生调查中数据清理的主要方式

数据清理的方式有手工核查、计算机核查、逻辑核查和重复记录核查，一般情况下往往需要多种清理方式综合应用实现最后的清理目标。下面我们来介绍在中国精神卫生调查中数据清理的主要方式。由于CIDI问卷变量较多，跳转极为复杂，在问卷电子化过程中，可能会出现个别变量值定义错误，如选项值错误、变量类型错误等。而问卷测试很难包括所有跳转途径，因此，在调查问卷程序中可能仍会存在个别变量值定义错误的问题。针对这一问题，数据清理人员在调查初期通过频数统计核查了所有题目的变量值定义。发现错误后，数据清理人员会将错误交由技术部人员进行修改。除了一些简单的变量值定义错误，数据清理人员还发现了以下两个重要问题。

1. 多项选择题存储方式不同导致的缺失值清理

CMHS调查早期PI团队发现广泛性焦虑障碍（generalized anxiety disorder，GAD）诊断阳性数量异常、抑郁障碍诊断阳性比例过低。数据部查看PI团队提供的既往研究诊断程序和CIDI数据，发现既往研究诊断程序使用的是世界精神卫生调查中CIDI数据的变量名，与CMHS的CIDI数据变量名不匹配，使得原有诊断程序无法读入相关变量，致使CMHS的CIDI变量数值、重要诊断变量数据缺失，从而可能导致诊断偏差。不匹配变量主要是CIDI问卷中涉及多项选择的题目。目前有两种存储多项选择题数值的方式：①多项选择题系列存储，即根据需要将题目变量的所有选项的选择顺序依次存储为variable_s_1、variable_s_2……variable_s_n。选择几个选项就存储几个数值，存储数值为选项顺序号，其余顺序变量存储为空。②将多项选择题的每一个选项设置为0/1的二分类变量。

CMHS 调查中，因为不同地区启动时间不一致，可能使用的调查程序更新版本有差异，如北京地区多选题采用第一种存储方式，而陕西地区调查程序已更新为采用第二种存储方式。以 GAD 章节的 G1 题为例，这是一道有 32 个选项的多项选择题。如果被访者选择 3、7、15、9，CMHS 和既往研究 CIDI 数据存储方式分别为：

A．g1_s_1=3、g1_s_2=7、g1_s_3=15、g1_s_4=9，其余变量均取值为 -8（g1_s_5=g1_s_6=……=g1_s_32=-8）；

B．g103=1、g107=1、g109=1、g115=1，其余变量均取值为 0 （g101=g102=g104=g106=g108=g110=g114=g116=……=g132=0）

因此，对于多项选择题存储方式的不同导致原有诊断程序无法正常运行，导致了患者无法诊断为阳性，从而降低了患病率。

清理过程:研究团队发现了多项选择题存储问题，经多次协商后提出如下处理意见：

（1）撰写 CMHS 所有多项选择题修改为二分变量后的变量列表。

（2）对比列表中所有多项选择题目与原有诊断程序中的变量名是否一致，发现多项选择题选项在 9 个以下（包含 9 个），直接在变量名后面分别加 1 ～ 9；如果选项在 9 个以上，则添加 01 ～ 10，11，12……并提交对比说明文件。

（3）根据对比结果修改 Blaise Data model 对多选题目重新赋值。

2. “不知道”“拒绝回答”的存储方式差异导致的缺失值处理

在数据清理过程中,相关人员发现数据库中某些填空题对于“不知道”和“拒绝回答”的编码同诊断程序不相符。数据库中对于“不知道”（DK）统一编码为“–1”，“拒绝回答”（RF）统一编码为“–2”。但是在诊断程序中填空题对于“不知道”会根据题目设置编码为“98”“998”或“99998”等,“拒绝回答”也根据题目设置编码为“99”“999”或“99999”等。

数据清理人员发现这一问题后，经过 PI 团队与调查团队多次会议、邮件沟通，将问题交由技术部门修改 Blaise to SAS 程序，对数据库编码进行修正。结果数据部分别用修改“不知道”（DK）、“拒绝回答”（RF）之前、之后的数据运行了诊断程序并计算了患病率,结果基本相同,只有个别疾病终身患的差异在 0.03% ～ 0.04% 之间。说明“不知道”（DK）、“拒绝回答”（RF）对于 CMHS 患病率的计算影响不大。

（三）核查异常值

在调查过程中，问卷信息出现一些异常值或者不符合逻辑的情况不可避免，需要重点清理（详见本书第三章）。

1. 核对基本的个人信息

在数据清理过程中，异常的个人信息容易被发现，如身高、体重、性别、年龄等。在数据清理过程中，可以通过合理定义异常值情况进行筛选，如将身高超过 190 cm 或体重超过 120 kg 定义为异常值。

2. 核对年龄相关信息

在 CMHS 调查过程中，虽然调查系统已经预先设置了自动逻辑检错程序，如自动核查年龄和出生年月，当受访者提供的出生年月和年龄不一致，计算机系统会自动给出提示，要求访员纠正。然而，问卷当中其他一些年龄相关的异常值仍然会出现，如发病年龄特别小，首次出现持续两周及以上的情绪低落、高兴不起来的情况小于 6 岁，最近一次出现精神问题的年龄大于第一次出现的年龄等，这是不符合逻辑的。

3. 其他信息

CIDI 问卷中会询问受访者某一问题发生的次数，可能因为受访者口误或者访员录入错误产生一些异常值。

（四）核查跳转

现代大型调查中已经普遍使用计算机辅助调查，通常情况下跳转都是由计算机调查程序自动控制的，一般情况下是不容易出现跳转错误的。但是，CMHS 调查问卷长达数百页，跳转复杂、出现错误的情况依旧存在。一旦发生跳转错误，就会涉及多个样本，造成多个信息缺失，从而影响诊断。

（五）开放问题再编码

1. 简介

根据问卷中的题目形式的不同，可以将问卷问题分为 3 种：开放式、封闭式、半开放半封闭式。开放式问题的设计比较容易，它指只制定问题，不提供答案，要求受访者自己自由地写出所有答案。其优点是受访者可以畅所欲言，有意想不到的答案，有可能发现一些调查者事先想不到的问题，可以深入发现和探索特殊问题，以此来了解特殊群体的意见和观点，能收集到的信息比较多。但开放式问卷收集的资料从内容到形式都处于零散的、无固定的结构状态，通常难以量化，整理起来也费时费力。通常情况下需要对开放式问题进行再编码，提取合并相似的回答，归纳整理成几类进行分析。

封闭式问题是指在制定问题的同时，提供与该问题相应的若干问题的答案，由受访者选择认为他合适的答案。该方式有利于被访者快速地回答问题，答案的一致性较好，资料和数据相比开放式问题也容易精确处理。缺点是受访者在回答问题时受答案限制，有可能遗漏重要的信息。有时候为了克服开放式和封闭式问题的局限性，充分发挥封闭式和开放式各自的优点，就会采用半开放半封闭的问题。许多问卷中的“其他”这一个选项，就是半开放半封闭式问题的一种形式。

2. 开放性问题再编码的基本步骤

对于部分开放性问题，因事先不能预料答案，所以不能进行事先编码，但为了满足数据分析的需求，需要对其进行再编码。在问卷数据管理过程中，编码的错误不仅仅指具体的编写错误，还包括对编码结果的错误理解。同样的内容，由于理解不同，不同编码员的编码结果可能不同，所以一般由负责调查的研究人员根据研究的目的，按照专业知识的分类标准完成开放问题归类和编码。例如在 CIDI 中某些疾病的诊断还需要结合受访者对开放问题的回答。访员只需如实记录受访者的回答，然后由精神科医生根据开放问题的答案进行再编码，之后再进行诊断。也可以从第一步对问题回答的分类开始，具体的做法是：从先回收的问卷中随机抽取一部分，将答案导出或者记录下来，然后根据其不同的特征或者内容进行分类，并赋予每一个类型或者答案一个数字代码。

要达到研究目的，开放式问题的编码主要经历资料分类、题型转换和赋予数字符号 3 个步骤。第一步是资料分类。它是开放式问题再编码的关键步骤。问卷收集到的资料经过数据核查后，还是杂乱无章的，必须经进一步的加工和整理后，才能初步实现数据的条理化和系统化。分类的关键在于选择和确定分类标准。首先需要通览问卷答案，才能选择和确定好分类的标准。分类是为了突出某种标准下差异的同时掩盖其他标准下的差异。但是这种差异的凸显往往没有固定不变的方法，应根据研究的具体问题和目的确定。为了达到资料分类的目的，我们需要对所有问卷的全部有效的开放式问题的答案进行区分。把不同性质、不同层次的答案陈述区分开来，把相同性质、相同层次的答案整合成一个答案陈述。然后再将所有的问卷中相同开放式问题的答案进行一次样本层次的区分和整合。这样，我们就可以得到每个开放式问题在样本层次上的答案框以及答案陈述的频数分布情况。对于一些比较复杂的开放问题，可能受访者会给出很具体的阐述，形成类似访谈的形式，资料整理起来比较困难。这时可以借鉴质性研究，借助一些专门的文字资料整理软件（如质性分析工具 Nvivo7 软件）对受访者的回答进行分析、归纳和编码。

分类标准的选择是比较困难的，因为研究者面对的开放题的答案是各不相同的。但还是有一些基本的原则需要遵循：

（1）互斥性原则：分类标准应当互斥，以使同一条资料只能归于一类；

（2）有效性原则：分类必须服从研究目的，必须有效地反映研究对象的本质特征；

（3）完备性原则：分类的标准应当能使每一项资料都有自己的归属，没有遗漏；各类别必须处于同一分类层次，不能混淆资料的层次界限。

第二步是题型转换。题型转换是开放式问题编码工作中最需要灵活性的一步。它是指将开放式问题在形式上转换为封闭式问题。问卷中的所有开放式问题都可以逐个地转换为封闭式问题。通过分类后，所有有效的开放式问题，我们都可以得到一个答案框，这个答案框里有这个开放式问题的所有答案资料，而且这些答案资料是有效的、完备的、互斥的、同层次的。通过分类，我们还可以得到答案框里每个答案可能出现的频数。我们可以把频数较大的答案资料留下来，把那些频数很小、不会影响到对调查总体特征理解的答案资料暂时撇开。这样，我们就可以在问卷中得到一个新的封闭式问题。这个封闭式问题的题干还是原来那个开放式问题，备选答案是那些经过分类整理的频数较大的答案资料，把频数很小、不会影响到对调查总体特征理解的答案资料设置成备选答案的“其他”项。给每个备选答案和“其他”项都赋予一个顺序代码。之后我们就可以成功地将一个开放式问题转换为封闭问题。

第三步是赋予数字符号。此时开放性问题已经转变为封闭性问题，因此赋予其编码是与封闭式问题的原则一样的。比较常用的方式是以题干和备选答案的顺序号码作为可供选择的数字符号，然后按照封闭式问题编码的方式去赋予数字符号。这种从开放式问题转换而来的封闭式问题也有单项选择和多项选择两类。对前者而言，每个个案的选择项所对应的备选答案的序号通常就是它的编码。而后者通常采用“0、1”编码，个案的选择项就编码为“1”，非选择项就编码为“0”。需要注意的是，对于那些没有给开放式问题做答，或者答案资料经审核不合格的个案，我们也需要给予无回答编码，通常的习惯是用“9”或几个“9”来代表无回答，“9”的个数以问题的栏码宽度为限。

开放式问题所收集到的资料，经过资料分类、题型转换和赋予数字代码 3 个步骤，就完成了编码，就可以进行量化分析了。

（六）数据结果代码的清理

CMHS 项目中将每条样本的访问状态以结果代码的方式记录并存储。在实施过程中由于系统或访员的原因，结果代码会出现各种问题，因此，对结果代码的有效清理是 CMHS 数据管理工作的重点。

1. 访问管理数据中结果代码清理工作主要内容

包括以下几种情况：

（1）一户多个样本：项目执行期间考虑到实地访问的需要，每个家户以不同的样本代码发放 10 个相同的 Kish 样本，这样问卷访问的结果代码出现 3 种情况。第一种情况是一户内存在一份且仅有一份有效 Kish 表问卷，该家户其他 Kish 表问卷没有接触过。这时需要用代码“9999”标注其他 Kish 表问卷为废卷。第二种情况是一户内存在多份接触过的 Kish 表问卷。这种情形下，如果只存在一份完成访问的 Kish 表问卷，则保留该问卷，将其他问卷结果代码改为“9999”，注明为废卷；如果存在多份完成访问的 Kish 表问卷，则需要根据下一级的 CIDI 有效性，或者根据执行组的反馈，判定哪份 Kish 表问卷有效，同时修改同一家户其他 Kish 表问卷的结果代码为“9999”；如果一户内多份 Kish 表问卷均为未完访状态，则按样本代码顺序自动选取一份视为有效，其余问卷标注作废。第三种情况是一户内存在多份接触过的 CIDI 问卷。这种情形下，如果只存在一份完成访问的 CIDI 问卷，则保留该问卷，同时将其他 CIDI 问卷结果代码改为“9999”；如果存在多份完成访问的 CIDI 问卷，则提交给执行组核实，如果确认为重复访问，则作废其中一份，如果确认是做错家户，则根据执行组反馈修订样本代码；如果一户内多份 CIDI 问卷均为未完访状态，则按样本代码顺序自动选取一份视为有效，其余问卷标注作废。期望的清理结果是每一个样本家户仅有一份有效的 Kish 表问卷或对应的CIDI问卷。

（2）结果代码与完成状态不一致：访问管理数据中有两个变量可以得知问卷是否完成访问，一个是访员插入的结果代码，另一个是根据问卷访问系统是否进行到最后一题而系统自动标注的完访状态变量。在实施过程中会出现结果代码和完访状态不一致的情形，需要调查人员配合完成核查和修改。

（3）非最终结果代码：当一个样本完成访问或决定放弃访问时，该样本应该赋以一个最终结果代码。然而在执行组提交的结束访问的县/区中，往往会存在一些样本并没有最终结果代码，特别是还会有一些样本的结果代码指示是“未接触”。

（4）问卷上下级的逻辑关系不一致：完整的调查问卷由多个子问卷构成，根据研究的目的和设计，这些子问卷之间往往存在着严格的先后顺序，或者相互支撑关系。如果未完成筛选问卷，进而进行后续的问卷调查在逻辑上是错误的。

（5）用错调查问卷。在实施过程中出现访员主动报告，或在清理结果代码的过程中发现访员用错问卷访问的情形，即用甲家的问卷访问了乙家，这种情况下也要对此核实，并采取相应的清理措施。

2. 结果代码的清理阶段

首先针对单个样本处理一户多个问卷，结果代码与完访状态不一致，用错调查问卷，不是最终结果代码的问题；其次，对每一个家户内所有问卷的结果代码逻辑关系进行检查；最后，对作废的问卷数据进行再次确认，确保删除无误；此外，在计算加权过程中还会发现结果代码的问题，处理后才能得到最终的结果代码数据。

3. 工作方式

第一阶段结果代码清理工作需要数据组和执行组的密切配合，结果代码的清理过程主要通过内部邮件方式沟通和传输数据。具体工作流程如图4-4所示：①数据组首先编程筛选有结果代码问题的样本，并报告给执行组。有两种报告方式：一种是在实施过程中每日筛选问题样本，借助报告系统及时报告给执行组督导们；另一种是根据执行组提交的完访县/区列表，分批筛选问题样本，以EXCEL文档的形式发送给执行组协调人。②执行组协调人收到问题样本的报告后，按问题样本所属区域，分发给负责督导，由督导和涉及访员联络，核实结果代码并填写处理办法和备注。③执行组协调人将督导反馈汇总后发给数据组。④数据组收到执行组的反馈后，首先检查反馈内容的合理性，对于明显问题及时和执行组沟通，并修订。⑤数据组编写结果代码清理程序，运行清理程序后再次运行问题样本筛选程序，如仍然存在问题样本，再次发给执行组核实。

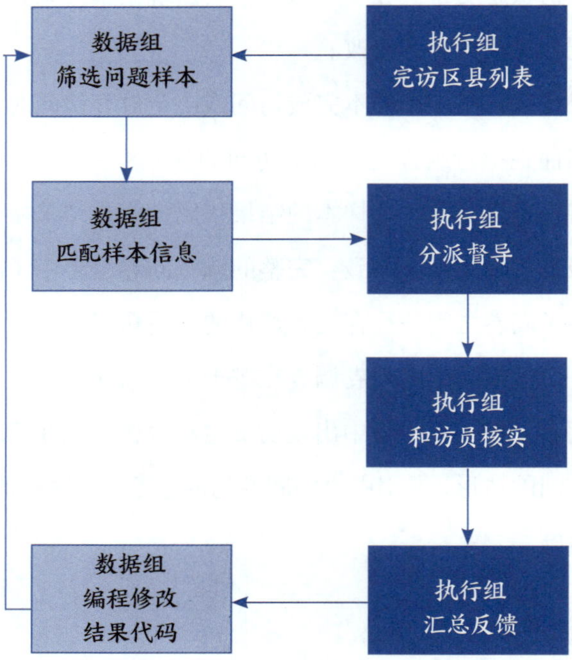

▲ **图 4-4　结果代码跨部门清理流程**

第二、三阶段的结果代码清理工作是从现存的 Blaise 问卷数据出发，与第一阶段清理过的采访结果代码相匹配，同时对 Kish 数据和 CIDI 数据的逻辑关系进行清查。具体出现的情形及处理办法如下：①样本有 Blaise 问卷数据，同时其对应的结果代码表明是“完访状态”。这部分样本数据为有效数据，保存在最终问卷数据库里。②样本有 Blaise 问卷数据，但其对应的结果代码表明是废卷。这部分数据为重复访问或严重质量问题数据，处理时予以删除，不进入最终问卷数据库。③样本有 Blaise 问卷数据，但其对应的结果代码是完访状态和废卷以外含义的代码。考虑到一些样本在访员间调配后，访问管理数据会出现后者覆盖前者的情形，因此对这些样本的结果代码做进一步清理，如确定该家户仅有此份（或套）问卷，则需将结果代码改回完访状态，同时保留问卷数据进入最终数据库。④样本的结果代码为完访状态，但没有 Blaise 问卷数据。需要请技术部人员帮助捕捞缺失的问卷数据。

六、数据的锁定

1. 数据的存储与导出

本项目设计了调查数据收集以及质量控制信息系统，所有访问数据可以及时上传到信息系统并进行存储，访问数据不仅包括了项目的专业调查数据，还包括了现场调查时间记录、访问环境等并行数据以及现场调查的录音文件。这些数据和信息为质量控制搭建了高效的工作平台，部分质量控制工作可以与调查信息系统进行整合，以便能更加及时有效地对数据进行核查并快速地向现场执行人员进行反馈，以便纠正调查过程中的偏差。与独立的第三方质量控制相比，在同一个调查信息系统内完成上述工作，能够确保质量控制的及时性和有效性。具体的存储与导出包括：①抽样信息数据采用 EXCEL 格式存储并以统一格式导入到访问管理系统中。②各类调查问卷数据，以及电话、录音核查数据采用 BLAISE 软件采集数据，并通过 BLAISE TO SAS 程序导出为 SAS 数据集。③调查并行数据采用 SQL 软件存储数据，并通过 SAS/ACCESS INTERFACE TO ODBC 模块导入 SAS 数据库。

在数据传输阶段一方面采取一定措施保证数据安全（具体见本章第四节），另一方面要保证数据传输的及时和通畅。建议要求访员每天进行数据上传，对于处于偏远地区的访员，则要求最迟不超过 3 天进行一次数据上传。

数据管理人员应该及时对实地传回的访问数据进行清理，对于上传数据不完整或者数据上传缺失、数据上传间隔时间过长的访员要及时通知到执行督导和访员本人。对于访问数据质量、访问进展等各类情况也要进行分析与反馈，以便调查主管和项目组了解进展情况。

2. 数据库的锁定

经过对所有课题负责人数据库进行核查、检验后，确定再无发现的任何问题后，将原始数据库进行备份存盘。然后将最后的版本共享给所有课题负责人，原始数据库一经锁定非特殊情况不能进行任何修改。数据库锁定前，应该确认以下内容：

（1）调查所得到的所有数据已经收到并准确地录入到数据库；

（2）所有数据质疑已经解答并进入数据库；

（3）已经完成医学编码；

（4）已经完成数据库的逻辑性和一致性验证结果核查；

（5）已经完成方案的依从性核查；

（6）已经完成最终的明显错误或异常的审查；

（7）已经完成数据质量核查与评估；

（8）更新并保存了所有试验相关文档。

完成上述步骤后，可书面批准数据库锁定，并由相关负责人签字。比如在 EXCEL 中可以有效地保护工作簿中的数据，防止他人非法修改数据。如设置密码，不允许无关人员访问；为防止他人修改表数据，可以设为只可访问，不可修改；也可以将数据库进行隐藏，一旦隐藏后，其内容是不可见的。如果数据库锁定后发现数据有错误，应该再次由相关负责人进行评估，并非所有发现的数据错误都必须更正数据库本身，数据错误也可以记录在统计分析报告中。数据库锁定后，必须谨慎控制，详细记录。数据库解锁应提交申请，清晰地定义拟更改的数据错误、更改原因及更改日期，通知项目团队，并且由医学负责人、数据管理人员和统计分析师及其业务部门最高负责人共同签署。数据库的再次锁定应遵循和数据库首次锁定一样的通知 / 批准 / 锁定步骤。

第四节

数据管理要点

一、构建高度整合的数据收集和管理系统

近年来大规模流行病学调查在科学研究活动中越来越多，传统纸笔调查手段因为效率低、数据传输时效性差、调查表填报和录入准确性差以及不能充分利用已有资源等问题已经不能满足现代大规模流行病学调查的需要。有效的数据收集和管理系统是保障研究成功的关键技术之一，数字化的流行病学调查技术日益普及且信息化程度也随之迅速发展。目前常见的流行病学调查信息系统多局限于单一的功能，比如只能满足数据收集（电子问卷）功能，国内较多见的是单机版调查系统，不能构成统一的调查管理平台。本书第一章详细介绍了中国精神卫生调查的信息系统选择和建立，仅是诸多现代流行病学调查信息系统的一种，通过引入第三方技术支持、结构化程序设计，该系统后台采用 Oracle 大型数据库、前台采用网页技术整合了多个计算机模块的综合管理系统。包括了访问（调查）管理系统、调查支持系统、数据核查系统、数据提取系统、支付系统和报告系统等 6 个子模块（详细介绍见第三章）。

不同的调查可能还需要一些特殊的功能模块，比如石晶等人开发的数字化流行病学调查管理系统包括了 9 个子系统模块：常规监测模块、流行病学调查模块、报表管理模块、知识库管理模块、绩效考核模块、数据集成与接口服务系统模块、权限管理模块、配置与监控系统模块、应用支撑平台模块。该系统更加适用于大规模的传染病疫情调查，增加了高时效的预判评价疫情防控形势功能，在信息安全方面增强了权限的管理。在精神卫生流行病学调查过程中，生活环境、社会经济水平、卫生服务情况以及人群行为模式都是精神障碍发生的重要影响因素，这些信息的采集往往是在群体水平，需要与当地的

统计信息整合。比如张磊等学者开发的流行病学调查和管理系统将地理信息系统和流行病学调查相融合，可同时采集当地的地理环境信息。

随着大数据（big data）时代的到来，高度整合的数据收集和管理系统在大规模流行病学研究中的地位更加重要。通过对大数据的分析可对疾病的分布进行更加详细的综合描述，准确反映疾病在人群中的流行状况及其影响因素。随着大数据时代的发展和人工智能在医疗领域中的广泛应用，人们不仅可以对个人的健康状况进行精准化的把握，还可以通过机器学习等人工智能算法对大数据进行处理，更加精准地描述传染性疾病和季节性疾病的发展状况、分布规律和发展趋势预测。中国百万人群队列研究将选择性招募 100 万人随访 20 年以上，信息的收集包括微观的基因组学、蛋白质组学信息和宏观的地理环境信息、社会经济信息，将产生海量的数据，传统的流行病学调查和数据管理手段显然无法满足此类研究的需要。未来的流行病学研究重点将以系统流行病学为设计原则，多种数据平台的整合是必然趋势，依托第三方技术支持开发高度整合的流行病学调查和数据管理系统是提高数据质量、保障数据安全、改善数据时效性的重要措施。

数据云服务在将来的流行病学大规模调查中具有广阔的应用前景。2011 年中国疾病预防控制中心自主研发的流行病学调查动态数据采集云平台，实现了海量调查数据的采集和存贮。在 2011 年全国职业病流行病学现况调查中完成了 100 余万条调查表数据的采集，调查周期从原计划的 9 个月缩短到 3 个月，使得数据采集更加专业化、网络化、平台化和标准化。随着现代信息技术在社会各个领域的广泛应用，人类的一切活动都可以被准确记录，尤其是与健康密切相关的一些行为，身体生理、生化指标等都可以通过穿戴设备（包括衣服、眼镜、手环等）、移动终端（如手机、平板电脑等）记录并储存，产生了海量的生物数据。如何收集和利用这些日常信息开展流行病学研究是将来亟需解决的关键问题。

二、建立高效的数据管理团队

大规模的流行病学调查往往都是由国家级团队带领全国各级团队调查执行的，具有工作量大、耗资多、数据信息庞大等特点，不能由一个或者几个研究设计者来完成，需要一个高效的工作团队中的所有成员来共同完成。高效的数据团队具有多样化的跨职能技能，可以明确界定数据流程优先级，为后期数据的分析和利用奠定基础。国际上大型的流行病学研究通常的做法都是成立多部门联合的团队，如负责受访者纳入的部门、生物标本采集、质量控制、数据隐私管理、数据整合以及日常管理部门等。如中国精神卫生调查项目在数据管理过程中涉及的人员包括执行主管、执行督导、实地访员、在线技术支持人员、质控督导和数据管理人员等。

1. 执行主管

一般调查执行主管都是PI或者Co-PI担当，熟悉整个调查的设计、实施计划和进度安排，能够及时地对调查现场存在的问题给出解决方案。在数据管理过程中执行主管发挥着统揽全局的作用，对整体项目的数据安全负责，能够在发生数据安全事件后迅速启动应急措施，协同各方面高效开展数据管理工作。

2. 执行督导

执行督导负责协调和管理现场工作人员，发挥承上启下的作用。其在数据管理中的主要职责包括：①在项目研究设计阶段参与数据安全计划的制定。②在现场数据采集过程中，实时监督访员行为，是确保数据质量的第一道关口。组织执行部督导及时进行质量反馈工作，及时发现和总结访员在工作中的易错点，组织督导做好通知工作，并检验通知结果；同时，也要考察质量核查标准的合理性，以保证访问质量和进度。③执行督导通常是数据安全突发事件的第一知情人，协同项目负责及时调查事件的过程，执行应急措施。

3. 实地访员

实地访员是数据收集、传输的最基本起点，是整个研究中数据来源，也是影响数据质量的最主要因素。不同访员之间的数据质量往往存在差异，可能与访员的基本素质、责任心、调查经验有关，如CMHS调查中大学生访员的调查数据质量往往较社会访员高，原因在于CAPI的调查方式需要较高的计算机使用能力。此外，大学生的调查时间可以比较集中，并且督导发现的问题能够及时有效进行纠正，这些方面优于社会兼职人员。

4. 在线技术支持人员

在线技术支持人员在现代数据管理模式中发挥着重要的作用。他们通常都是具备专业的计算机知识和数据库管理、开发技能的专业人员，在现场调查过程中需要协助访员、督导解决调查信息系统使用过程中的软件和硬件问题。在项目执行过程中负责在线调查系统的维护和数据管理，大规模流行病学调查往往都购买第三方技术平台开展数据收集，则由专业的计算机软件公司提供技术支持。CMHS 的调查信息平台是整合了多个模块的综合平台，其中部分模块是依托第三方平台开发的，而大部分模块是自主研发，由项目组人员和第三方公司技术人员共同承担系统维护和技术支持。在项目后期，技术人员还要协助进行数据的清洗、锁定、格式转换、数据库的合并、导出等工作。

5. 质控督导

质控督导负责数据核查、电话核查以及录音核查，并通过核查系统及时地将问卷质量问题展示给负责执行的督导，便于执行督导及时地指导访员，纠正其不良访问行为。执行部则需要与质控团队的人员相互配合，负责从质控团队接受和反馈信息，执行部的督导们则向访员传递质控的结果，规范访员的访问行为。

6. 数据管理人员

数据管理涉及数据的收集、汇总、储存、提取和使用等多个环节，数据管理人员对调查数据的质量和数据安全至关重要。其主要工作职责包括对有效数据的清理，对于不完整数据、奇异值的挑选等任务。对于发现的不完整数据、奇异数据则会通过执行督导反馈给访员，访员再进行核实和反馈，对于有效数据则需要根据项目的需要进行编码、运行各种描述分析，包括调查进度方的调查质量控制。

三、重视数据的保密和安全

一项大型流行病学调查，最重要的产出就是数据，如何确保研究数据安全在研究过程中至关重要。流行病学调查中数据的安全主要涉及几个方面：数据获取、传递和使用过程及其用途的合法性；调查数据的安全性；数据保护措施的可靠性。大型流行病学数据包括很多敏感信息，一旦泄露可能造成严重后果，比如全国调查使用到全国抽样框架数据库，往往包含有国家重要人口学信息，研究者在授权使用过程中务必要确保数据库信息不泄露，数据的传递、使用和保存过程应该符合《中华人民共和国保守国家秘密法》

《卫生工作中国家秘密及其密级具体范围的规定》的要求。

通常情况下数据安全至少包括两方面的内容：数据库的安全和研究对象的个人隐私保护。国际、国内有关生物医学伦理准则中均对研究对象的隐私保护有明确的要求。2009年国际医学组织委员会（Council for International Organizations of Medical Sciences，CIOMS）与世界卫生组织合作颁布了《流行病学研究中的国际伦理准则》就如何保护受访者的个人隐私做了详细的描述。CIOMS《涉及人类受试者的生物医学研究国际伦理准则》主张："研究者必须树立对受试者的研究数据保密的各套保护措施，应告知受试者研究人员维护保密的能力受到法律或其他方面的限制，以及违反保密可能造成的后果"。研究者及其团队应该在研究开始阶段就认真考虑如何保护研究数据的安全和保密事宜，例如美国国立卫生研究院要求研究者在项目的申请阶段就必须提交数据安全监测计划（data safety monitoring plan，DSMA），并对DSMA做了具体的要求。目前，我国通常的做法是在项目正式实施前需要通过伦理审查，有关数据安全监测计划需要在伦理审查过程中提交作为支撑材料。合格的DSMA一般包括个人隐私保护的措施、数据监测的方案和突发泄密事件的处置预案。为确保流行病学调查数据的安全，应该要做好下面几方面的工作：

1. 受访者个人隐私保护

签署知情同意书是保护受访者个人隐私的重要措施之一，研究数据的获取过程（调查）都必须是在研究对象知情同意、自愿参与的情况下进行，要求所有的研究对象签署书面知情同意书。一般的知情同意书签署的过程应包括3个步骤。首先，给予受访者足够的时间，详细阅读本研究的相关介绍和知情同意书的所有其他内容。然后，研究负责人（或者现场负责人）与受访者当面沟通，确认受访者已经了解研究内容和需要受访者提供的信息，并回答受访者对研究的任何问题。最后，受访者（或者其监护人）在研究人员在场的情况下签署知情同意书，明确双方的权利和义务，其中研究者重要的义务之一就是确保受访者提供的信息安全，保护受访者个人隐私。

对于已经完成的问卷或者和受访者有关的资料，不可随意地通过快递、物流等运送，对于涉及被试的隐私等情况的电子版资料，只有将相关敏感信息删除代码转换后才能通过网络传送。在公开发表的出版物中，不得有任何被访者的私人信息。在数据使用过程中，通常的做法是将受访者的个人身份信息（如姓名、地址、联系方式以及其他身份识别的信息）与研究数据信息进行分割，在数据分析的数据库里面隐藏或者删除个人身份信息，将保存有个人身份信息的数据库单独保存，严格管理，一般只有项目负责人和专门的数据管理人员在必要的条件下可以访问和查阅个人信息（如需要进行数据核查、追访、补充研究变量等），以此加强个人隐私保护。要求调查机构、调查组和访员在调查期间，不得擅自对外披露调查信息、被调查者的个人信息。无论是从对数据保密性，还是对数据安全性的考虑，访员在进行数据传输时应该注意以下 5 点：

（1）对调查机构提供的和访问中收集的所有信息严格保密；

（2）每天及时对数据进行发送接收；

（3）访问设备只能自己使用，禁止外借；

（4）访问设备只能用于访问工作，不可用于其他个人用途；

（5）不可使用陌生 U 盘、移动硬盘或其他移动存储设备。

2. 制订数据安全监测计划

中国精神卫生调查为了确保研究数据的安全，制订了详细的数据收集、传递、保存和使用的计划和相应的规定：①数据收集过程全程采用无纸化信息采集，项目组设计了专门的计算机辅助调查系统，所有访员使用项目组专门提供的笔记本电脑完成现场调查。②数据的传递通过加密的无线端口直接汇总到信息中心，由专门的数据工作人员管理，所有人员都设置有数据访问权限，访员只能通过个人账号和密码登录自己的工作电脑。数据管理人员均接受统一的培训，只能在项目组专门的服务器上访问和管理数据。③所有调查数据均保存在项目组专用的服务器上，数据管理人员在规定的办公地点工作。数据的备份必须使用加密的硬盘，存储设备保存在带锁的柜子，由项目管理人员管理，每次使用和更新都应该有详细的记录，包括使用者姓名、目的、时间等。④调查数据的使用由项目学术委员会统一组织安排，为了更加有效、规范地组织和管理后期的数据分析及文章撰写工作，项目组建立了学术管理工作平台，制定了数据分析行动方案。数据分析人员在学术委员会审批同意后获取数据库的访问权限，按照数据分析方案完成数据分析。建立统一的数据分析中心，由工作组提供分析思路，经项目学术委员会统一协调，数据分析中心完成统计分析，并出具分析结果报告及相关解释，这种模式既保证了承担单位与合作单位共同分享研究数据，又能保障调查数据的安全性、分析结果的规范性及统一性。⑤学术委员会对课题组成员提交的论文撰写计划严格审查，关口前移，重点评估拟发表的论文是否涉及国家秘密。研究生毕业论文在开题阶段导师应该审查论文使用的数据是否涉密，按照单位相关规定做好涉密论文的管理，在论文开题、中期检查、审稿以及毕业答辩过程中严格执行相关单位对涉密论文的要求和规定。⑥项目负责人定期对数据管理的各个环节进行检查，并完成数据安全监测报告，向学术委员会报告项目的运行情况、数据的状态、存在的问题和拟采取的措施等。

3. 突发泄密事件的处置预案

为提高发生泄密事件应急处置能力，最大限度地减少泄密事件所造成的损害，根据《中华人民共和国保守国家秘密法》，项目组要结合依托单位的突发泄密事件处置预案制定项目（课题）泄密事件处置预案。成立数据泄密事件工作领导小组，明确成员分工和责任。发生泄密事件的单位或发现泄密事件的个人，应当在 8 h 内，以书面或其他形式向涉密工作领导小组报告。报告内容包括泄密的信息内容、数量及载体形式；泄密信息潜在的影响、是否涉及国家秘密，已经造成或可能造成的危害；事件发生的简要过程；课题组已经采取的措施和拟采取的补救措施等。对出现在公共网络、出版物、广播、电视等媒介上的泄密信息，协调相关职能部门，责令有关单位立即删除、收缴、停播、停售，并收缴有关涉密载体。如涉及课题成员投稿的论文应立即撤回投稿，已经发表的论文亦应与杂志社联系做撤稿处理。课题组积极主动配合依托单位开展调查，决定是否向国家保密、安全或者公安部门报案，寻求专业人员帮助。

四、编制统一的数据编码规则

数据编码（data coding）是对一个问题的不同答案给出一个电脑能够识别的数字代码的过程。在流行病学调查中，编码的目的是将不能直接统计计算的文字信息转变成可直接计算的数字的过程。编码之后的信息更为清晰和直观以便对数据进行分组和后期分析。数据编码是数据管理的主要内容之一，在调查问卷开始设计的时候编码工作就已经开始了。调查过程中的问题主要有两大类：一类是封闭式问题，即在提出问题的同时列出若干可能的答案供被调查者进行选择。调查问卷中的多数问题都是封闭性的，预先已经设计出可供选择的答案。通常为了方便计算机处理，这类问题的选项都预先设计了编码，这种编码方式称为预编码（precoding）。CMHS 调查问卷中设计了大量的此类问题，比如 CIDI 问卷的筛查章节问题 SC8.1：

SC8.1. 您认为您的身体健康状况如何？是好极了、很好、好、尚可，还是不好？

好极了 1

很好 2

好 3

尚可 4

不好 5

不知道 8

拒绝回答 9

在设计阶段就对设定的选项进行了预编码，访员在获得了受访者的回答后，直接输入答案选项后面的数字代码，而不是受访者答案的文字信息。如受访者回答“我的身体健康状况很好”，则访员在访问系统里直接录入数字代码“2”。

另一类是开放式问题，即不向被调查者提供回答选项的问题被调查者使用自己的语言来回答问题。对于开放性问题被访者需要用文字来叙述自己的回答。对于受访者给出的答案需要后期的人员对其进行编码。此类问题在 CIDI 问卷的精神病性障碍筛查章节比较常见，比如：

PS1a. 第一个问题是看见某个景象——就是你能看见，现场其他人都不能看到。您曾经看见别人不能看到的东西吗？

如果受访者回答“是”，则继续追问：

PS1a.3. 您能给我举一个这种情况的简单例子吗？

____

上述问题中 PS1a.3. 就是一个非常典型的开放问题，访员需要详细记录受访者讲述的例子，调查结束后由精神科医生根据数据编码表对访员记录的文字信息进行编码，转换为计算机可以识别的有效数字信息。

数据管理过程中往往还需要对数据进行“再编码”（recoding），指研究者根据研究数据分析的需要，对原编码进行调整修改，根据统一的编码表（coding book）对之前的预编码和已经编码的数据代码重新归类分组，是对原编码的有效补充。再编码往往伴随着重新归类分组，由于电脑对数字型数据的偏爱以及某些统计分析程序只能处理数字型数据，因此经过再编码数据处理更方便更可行。

不论是预编码还是再编码工作都有相同的原则，从这些原则可以看出编码做得好坏，也可以看出问卷设计是否科学、合理。在进行编码时要做好如下几方面的工作：

1. 制定统一的编码表

无论是封闭问题还是开放问题，应该尽可能地将选项相同的问题设置为统一的编码，对无信息的答案赋予标准代码，比如统一将拒绝回答编码为“999”，或者将受访者回答“不知道”的选项编码为“998”等。在 CMHS 调查中有大量的选项是一样的，往往都是统一预编码为 1 代表“是”、5 代表“否”等。这样做一是易于控制编码，二是给后期的数据处理、分析带来很多方便。编码表的制定主要依据研究目的，大多数情况下编码表的制定是相对容易的，由一般的研究人员即可完成。然而，对开放问题的编码往往很困难，需要借助专业的编码技术，甚至由专业的人员提供支持。比如 CIDI 问卷中有关精神病性障碍筛查的开放问题,必须由精神科医生系统地回顾受访者的全部信息，根据专业知识判断受访者给出的文字信息的编码。在实际应用过程中还要不断地对编码表进行修正,使其更加合理。目前,在流行病学调查中尚无统一的数据编码表被广泛应用，在某些领域已经有学者在探索建立统一的编码表来满足将来数据开放共享的需要，比如药物流行病学领域已经有学者对药物进行了统一的编码，这样可以方便不同的研究之间进行数据合并分析，充分利用现有数据的信息。即使不同研究的编码不一样，研究者也可以通过对不同研究的编码表进行学习，通过再编码统一所有研究数据的编码，方便数据合并分析。

2. 避免编码的混用

如前所述，编码的目的是有效地归类和分组，如果同一个编码值在数据库里面代表了多个不同的内容或者选项，就无法进行统计分析，使得分析的结果难以正确解释。每个答案只能有唯一的编码条目与之对应，不应出现同一个答案对应两个或以上编码条目的情况。通常的做法是在制定编码表的过程中反复测试，力求统一。对于受访者身份识别的变量（样本编号），编码的唯一性更加重要，具体可以参阅本章前面的内容。

3. 注重编码的完整性

相同的数据可以有不同的编码方式，而且都能满足研究目的，但是无论怎样编码在问卷设计阶段就要重复考虑编码的完整性，即受访者总是能够在备选答案中找到符合自己情况的选项。最终的编码表应当全面地涵盖问题设计时所要收集的各个方面的信息，有时候出现次数少但观点特别的回答可能代表一个特定的重要群体，从研究的角度来说包含这类编码也非常重要。在 CMHS 调查中涉及很多社会人口学特征的变量都具有非常广泛的类别，如职业、宗教信仰等变量，问卷提供的备选答案有 40 多个，包括了所有可能的职业和宗教组织。另外，编码应充分反映调查项目之间的内在逻辑联系，如对地区的编码，应该至少包括受访者所在省、市、区（县），体现出同一地区的样本地理位置接近这一客观事实，方便数据管理过程中的汇总和分类。

4. 制定统一的变量可操作性定义

在数据管理过程中要注意编码的合理性，根据研究的设计和目的使用规范的可操作性的定义，且应该认真考虑调查问卷是否收集了足够的信息满足定义的要求。精神障碍的流行病学调查更需要严格的定义，因为在大多数情况下，疾病的诊断就是依靠受访者提供的问卷信息，故需要专业人员根据规范的症状学标准对开放问题进行编码，帮助实现计算机辅助诊断。另外，在归纳确认最终编码表的时候，经常会遇到将一些答案归纳在一起还是将它们分开的情况。对于这样的问题要根据研究目的和数据分析上的要求确定取舍。如果问卷的问题是询问事实的，如“您通常有心理问题向哪些人求助？”，设计人员可能会按研究的要求保留出现频次最高的前几个答案，而将其余归纳为“其他人员”。如果问卷的问题询问的是观点、意见，如“您对社区目前的卫生服务有何建议？”，对较分散的答案则不能简单从频次确定取舍。对于研究目的来说，往往少数的回答是有建设性的意见，对研究更有价值。而过于细致的分类又可能造成分析的不便。所以对这类问题，编码工作是否能做好，取决于设计人员对调查目的的理解程度如何。因此，要使调查问卷的编码科学合理规范，设计人员必须对整个调查目的有一个详细的了解。

五、建立用户友好的数据共享机制

科学数据是现代科学可持续发展的重要资源，最大效率地使用科学数据是科学研究非常重要的工作之一。科学数据共享是实现科学数据高效流通、转化和传播的重要手段，是科技发展的客观需要，也是现代科学研究的重要手段。近年来，科学数据共享受到了国家和各个科学团体的高度重视。比如我国近年来相继建立了很多国家级公共数据中心，如国家基础科学公共数据中心、国家人口健康科学数据中心。另外，我国科技重大专项计划“精准医学”研究项目就明确要求：“各主要任务、各重点方向间展开全方位协作与队列、样本、数据等资源的有效共享”，并专门设置了“精准医学大数据管理和共享技术平台建设”专题，其中包括“国家大数据云平台”“国际生命组学数据共享计划”等课题。同时要求国家重点研发项目各申报单位要承诺所承担的课题数据、样本信息库、临床病例信息等科学数据协同共享到科技部指定的平台。在一些领域的科学团体也发展成立了科学数据共享联盟，如 2019 年由中国科学院国家微生物科学数据中心发起成立了微生物科学数据共享联盟，全球 46 个国家 120 个单位加盟。

建立用户友好的数据共享机制是实现大型流行病学调查数据开放共享的基本保障，制定数据共享机制主要目标包括：落实数据共享责任主体、明确工作机制、规范业务流程和明确适用范围。其遵循的基本原则可以包括：

1. 符合国家相关法律、规定

2018 年国务院办公厅印发《科学数据管理办法》，特别强调了统筹推进国家科学数据中心建设和发展，加强数据开放共享的评价考核，并对科学数据的共享和利用基本原则、方式方法和机制等提出了明确要求。这些国家层面的数据共享机制为课题组建立数据共享机制提供了依据和基础。数据的传递、使用和保存过程应该符合《中华人民共和国保守国家秘密法》《卫生工作中国家秘密及其密级具体范围的规定》的要求。

2. 结合实际、明确各方责任与义务

如 CMHS 研究数据共享机制根据不同单位在项目中的贡献，明确了项目负责单位、课题承担单位和课题协作单位的权力和义务。项目负责单位对数据集中管理、统一出口，制定了 CMHS 文章撰写和数据分析行动方案，CMHS 工作组，明确了数据共享利用的流程。文章撰写初期，由项目负责人提出文章主题建议，并以各单位产出基本平衡为原则对文章的撰写任务进行分配，由工作组的正、副组长负责确认文章主题，进行文章撰写，确保科研结论可验证、数据分析过程可重复。

3. 规范数据开放共享的流程

项目组应根据数据分等级、可发现、可访问、可重复利用的原则，制定规范的数据开放共享的流程，要重视顶层设计、确保数据利用具有可持续性。CMHS 项目组成立学术委员会，开发了数据使用共享 OA 办公平台，整合了数据使用申请、审批和传播的流程，学术委员会成员登录系统，根据数据使用的条件和申请使用的目的给出是否同意发布的意见。申请人得到容许后通过专门的数据访问系统，在数据管理团队的协助下访问、分析数据，撰写和发表论文。

（王志忠　温　静　马　超）

参考文献

[1] Hawkes T. METAPHOR [M]. London, UK: Routledge, 1972.

[2] Lakoff G, Johnson M. Metaphors We Live By [M]. University of Chicago Pr., 1980.

[3] Richards J C, Rodgers T S. Approaches and Methods in Language Teaching [M]. London UK: Cambridge University Press, 2001.

[4] 郭明航，李军超，田均良. 我国科学数据共享管理的发展与现状 [J]. 西安建筑科技大学学报（社会科学版），2009，28（4）：83-88.

[5] 李立明. 流行病学 [M]. 北京：人民卫生出版社，2007.

[6] Imielinski T, Badrinath B R. Mobile wireless computing: challenges in data management [M]. New York: ACM, 1994.

[7] 邹艳辉，孙妍. 计算机辅助调查系统设计与数据质量的提高 [J]. 统计与决策，2014（5）：78-79.

[8] 丁华. 计算机辅助调查与访员误差控制 [J]. 统计与决策，2017，（19）：38-41.

[9] 陈秀娟，胡卉，吴鸣. 英美数据管理计划与高校图书馆服务 [J]. 图书情报工作，2015（14）：51-58.

[10] 苏立昌，李建波. 从概念合成理论看隐喻翻译 [J]. 天津外国语大学学报，2009，16（3）：29-33.

[11] 范立新，杨功焕，李福田，等. 1995～1996年全国吸烟流行病学调查的数据清理 [J]. 卫生研究，1998，（1）：35-37.

[12] 王俊芳，时俊卿. 问卷调查的类别、优缺点及实施 [J]. 教育科学研究，2004.（9）：58-59.

[13] 肖富群. 调查研究中开放式问题的编码 [J]. 统计与决策，2007，（5）：73-74.

[14] 沈彤，徐列东，付海军，等. 数据管理计划的结构与内容 [J]. 药学学报，2015，（11）：1388-1392.

[15] Whyte A, Tedds J. Making the Case for Research Data Management [J]. British Medical Journal,

2011，295（6610）：1418.

[16] 石晶．数字化流行病学调查管理系统的设计与应用［D］．河北医科大学，2013.

[17] 张磊．流行病学调查和管理系统的设计与实现［D］．上海交通大学，2015.

[18] 李立明．大型人群队列研究随访监测适宜技术［M］．北京：中国协和医科大学出版社，2015.

[19] 李言飞，马家奇，葛辉，等．流行病学调查数据Web定制采集系统设计与实现［J］．中国数字医学，2011，06（6）：14-18.

[20] 宋菁，胡永华．流行病学展望：医学大数据与精准医疗［J］．中华流行病学杂志，2016，37（8）：1164-1168.

[21] 孟郁洁，戚晓鹏，马睿，等．流行病学动态数据采集平台在公共卫生调查中的应用［J］．医学信息学杂志，2013，34（6）：18-22.

[22] National Institute of Mental Health，Data and Safety Monitoring Plan Writing Guidance（Version date：April 16，2015），［EB/OL］．https：//www.nimh.nih.gov/funding/clinical-research/data-and-safety-monitoring-plan-writing-guidance.shtml.

[23] Pahor M，Chrischilles E A，Guralnik J M，et al. Drug data coding and analysis in epidemiologic studies［J］．European Journal of Epidemiology，1994，10（4）：405-411.

第五章 中国精神障碍流行病学调查中的精神科访谈

第一节

社区中的精神检查

一、社区精神检查与临床精神检查的异同

（一）社区精神检查与临床精神检查的相同点

无论是社区精神检查还是临床精神检查，在遵循的面谈步骤、对访员的修养要求和精神检查的技巧方面都是相同的。

1. 遵循相同的面谈步骤

无论是社区精神检查还是临床精神检查，均遵循一般的精神检查步骤，从开始到深入，最后结束。

（1）开始：面谈检查的开始，精神科医生的首要任务是让受访者先放松下来。应注意以下内容：首先，有一个不受干扰的环境。面谈检查的环境应该安静，理想的状况是只有访员和受访者两人。谈话的内容保证无外人听见，使患者感到自己的隐私受到尊重。交谈被频繁打断（无论是工作人员还是电话及其他通讯工具）会令受检查者不安。其次，注意自我介绍与称谓。访员必须简单介绍一下自己的背景状况如自己的工作经验、专长等，为访谈关系定下一个平等的基调。同时根据受访者的年龄身份，确定对受访者的称谓。最好的办法是询问受访者希望访员怎么称呼。采取上述步骤后如能令受访者放松，访员应该开始与受访者寒暄，了解其一般状况。如果受访者仍显得紧张，检查者就应仔细了解情况，发现导致受访者紧张的原因。如受访者十分担心谈话内容会被泄露给他人或受访者是在十分不情愿的情况下来参与访谈的（如酒精依赖患者），这时就需要访员对受访者作出保护受访者隐私的承诺。如果受访者在最初接触时显得迷惑混乱，访

员应考虑到受访者是否处于焦虑状态、意识障碍状态、智力低下或痴呆。如果确认受访者存在严重的认知功能损害或意识障碍，就应该考虑向知情者询问病史同时使用其他方式完成对受访者的精神检查（详见精神状况检查）。

（2）深入：最初的一般性接触结束后，面谈检查逐渐转入实质性内容。检查者希望了解受访者的精神状况，都存在哪些精神症状，精神症状的起因和演变等。在深入交谈阶段应注意的问题有：主导谈话。在谈话进行过程中访员不但要尽量使受访者感到轻松自然，还应该主导谈话，使受访者集中在相关的话题上，不能过多纠缠于细枝末节，避免导致头绪不清。如果确有必要，访员可以打断受访者的谈话，直接询问关键性问题，但这种方式应尽量少用。也可以使用某些技巧，引导受访者略去枝蔓，开掘要点。另外，非言语性交流中眼神、手势、身体的姿态等构成了非言语交流的主体，访员可以通过使用这种手段鼓励或者制止受访者的谈话。如访员可以采取身体前倾、眼神凝视、频频点头等姿态鼓励受访者讲出访员所要了解的重要内容，也可以采取后倾垂目、双手规律敲击等动作表示访员对受访者现在所说的没有兴趣。

（3）结束：在交谈临近结束时检查者应该做一个简短的小结，并且要询问受访者是否还有未提及的很重要的问题。对受访者的疑问给予必要的解释和反馈。

2. 具备相同的基本修养

精神检查是一项特殊的医学检查，具有很强的实践性，对检查者的基本修养和临床技能都有很高的要求，具体包括：

（1）坦诚、接纳的态度：精神检查的全过程中，访员必须与受访者发生面对面的接触，只有经过与受访者密切的接触、交谈，才能完成检查。因为精神检查不可避免要触及受访者的精神活动，精神障碍患者受其精神症状的影响而表现出不被社会接纳的谈吐、行为、处事方式甚至生活习惯。作为一个精神检查访员，应该真诚同情受访者，宽容理解其病态的表现。在社会、经济、政治日益全球化的今天，访员还应具备一定的文化敏感性和处理不同文化背景受访者的能力。

（2）敏锐的观察力：可以使访员在与受访者接触时敏锐地觉察到受访者的心绪，发现隐蔽的症状，不仅明白受访者说了什么、在什么情况下欲言又止，还要洞察受访者还有什么没说，判断受访者对访员的真实态度。

（3）良好的内省能力：在同受访者进行访谈时，访员不但要设法体察患者的内心世界，也应该尽力体察自己的内心。人非子，即使有足够的爱心和宽容，访员在面对受访者各式各样的问题时，特别是针对访员本人的攻击、侮辱时，依然会像所有普通人一样，产生种种负性情堵，如愤怒、不满、厌恶、恼恨等，这种负性情绪如果累积，不但会伤害访员本人的健康也会损害访谈关系或医患关系。访员除了应该掌握排解负性情绪的技巧外，也应意识到，冷静地分析自己的内心感受还可能有助于做出正确的诊断。

（4）丰富的经验与学识：受访者年龄有老有少，学问有高有低，文化背景、家庭环境、成长经历各有不同，做到与“人”打交道而不是与“病”打交道并不容易。建立良好的访谈关系的办法之一是设法找到共同语言，避其锋芒，投其所好，逐步深入，这就需要访员具有医学知识以外的学识，熟的话题较容易使受访者放松并愿意交谈。学识之外，还有经验，丰富的人生阅历是访员宝贵的财富，如果一个访员的阅历、相关知识缺乏，则不能很好理解生活在大千世界中有精神障碍者复杂的内心体验。

(5)得体的仪表与态度:仪表整洁、态度端庄是对每一个访员的基本要求。除此之外，访员在仪表与态度上应表现出更多的“善变”。在年轻的受访者面前，访员的装束举止不可过于严肃，以免失之死板；面对躁狂患者，又不能太过随便，令患者误以为轻佻；与心情忧郁者，可试以幽默；同人格障碍的患者打交道，应尽显机智敏锐。此外，要取得受访者的信任，访员要表现出自信。自信心是建立在学识与经验的基础上，自信的人在态度上是可亲的，最后还应注意，访员要与受访者保持恰当的距离。

3. 运用相同的沟通技巧

（1）倾听：这是最重要也是最基本的一项技术。访员必须尽可能花时间耐心、专心、关心地倾听受访者的诉说。如果受访者离题太远，访员可以通过提醒，帮助受访者回到主题。医生应该允许受访者有充裕的时间描述自己的身体症状和内心痛苦，唐突地打断可能在刹那间丧失受访者的信任。

（2）接受：这里指无条件地接受受访者，受访者无论是怎样的人，访员都必须如实地加以接受，不能有任何拒绝、厌恶、嫌弃和不耐烦的表现。

（3）肯定：指肯定受访者感受的真实性。我们并非赞同受访者的病态信念或幻觉体验，但可以向他们表明访员理解他所叙述的感觉，接纳而不是简单否定的态度，有助于访员与受访者的沟通。

（4）澄清：就是弄清楚事情的实际经过，以及事件从开始到最后整个过程中受访者的情感体验和情绪反应，最好让访员完整地叙述事件经过，并了解受访者在事件各个阶段的感受。

（5）善于提问：面谈检查既不同于提审犯人，连珠炮似的步步紧逼，也不同于求职面试，提问顺序、提问内容千篇一律。首先可以就受访者最关心、最重视的问题开展交流，随后自然地转入深入交谈。

（6）重构：把受访者说的话用不同的措辞和句子加以复述或总结，但不改变受访者说话的意图和目的。重构可以突出重点话题，也向受访者表明访员能够充分理解受访者的感受。

（7）代述：有些想法和感受受访者不好意思说出来，或者是不愿明说，然而对受访者又十分重要时，访员可以代述，例如对性功能障碍这样受访者羞于启齿的话题，访员可以这样开始“我想别人处于您这样的状况，也会出现一些问题”。代述这一技巧可以大大促进访员与受访者之间的沟通。

（8）鼓励受访者表达：有多种方法，除了前文提到的非言语性交流方式外，医生可以用一些未完成句，意在鼓励受访者接着说下去。用举例甚至可以用访员本人的亲身经历能引发受访者的共鸣，从而得以与受访者沟通。

（二）社区精神检查与临床精神检查的不同点

1. 受访者的差异

社区精神检查的对象是居住在社区中的一般人群，通过特定的抽样方法随机选择为受访者，其接受精神科检查不是就医行为，是为了配合完成特定的精神卫生研究。社区精神检查的受访者不是主动寻求精神科医生来进行精神科访谈，通常没有精神卫生服务的需求；大部分访谈的对象不存在精神心理的问题，精神检查的结果多为阴性；对访谈的配合程度受到很多因素的影响，如时间是否充足、对访员是否信任、对问题的敏感程度等；因为方言的问题，社区精神检查中会出现言语不通的情况。而临床精神检查的对象是有精神心理服务需求的潜在精神障碍患者，其接受精神检查是因为本人或者家属有求医的意愿，有精神卫生服务的需求；大多数受访者存在着精神心理问题，大多数人有精神障碍的诊断；主动求医的患者配合程度高，而无自知力的患者配合程度较低。在社区精神科检查过程中与受访者建立的是访谈关系和合作关系，而临床精神科访谈过程不仅是要建立好的访谈关系，也是一种治疗关系。两种精神检查在受访者上的异同点见表 5-1。

表 5-1 社区精神检查与临床精神检查中受访者的异同点

	社区精神检查	临床精神检查
本人或家属求医意愿	无	有
精神科诊断	大多数为阴性	大多数为阳性
与访员的关系	访谈关系、合作关系	访谈关系、治疗关系、医患关系
合作程度	多因素影响：如时间是否充足，对访员是否信任，对问题的敏感程度等	受患者自知力影响明显，主动求医者合作程度高；无自知力者合作程度低

2. 访谈环境的差异

社区精神检查一般都在社区完成，如受访者家里、居委会或者社区医疗中心等，很难保证在安静且相对私密的环境中进行，实际操作访谈中会受到旁观者（如受访者家属、邻居、现场其他工作人员）等在场人员的干扰，也会受到被试家庭条件的限制。而临床精神科访谈通常在特定的医疗机构完成，可以设置特定的诊疗环境（相对安静、舒适的诊室，或者专门的临床精神检查室），一般不会有其他人员的干扰，能够较好地保护患者的隐私。

3. 检查目的的差异

无论是社区精神检查还是临床精神检查，对精神障碍患者或者受访者进行精神状况检查，大体上来说，面谈检查的主要目的是为了获取必要信息以便确立诊断，并且在访谈过程中对精神障碍患者或者受访者进行初步的精神卫生知识宣教。但是两者存在一定的区别，社区精神检查的目的还包括与受访者建立良好的访谈关系与信任关系，以便于之后的随访调查。而临床精神检查的目的是让精神科医生从完整的人的角度了解患者，了解患者所处的环境，形成良好的医患治疗关系。

4. 访谈流程及诊断标准的差异

（1）社区精神检查遵照研究计划的要求，使用特定的访谈工具或者检查流程完成，如中国精神卫生调查使用临床检查定式访谈量表，按照标准化诊断访谈工具对被试进行访谈，最后按照标准化诊断工具的诊断流程做出精神障碍的诊断，对于所有的受试者均遵循相同的流程和使用相同的工具；而临床精神检查不需要按照标准化诊断访谈工具对被试进行询问，通常都是以患者的主诉为线索，检查者可以根据实际情况逐步展开访谈，不同的患者涵盖的内容可以不同。在深入阶段以开放性交谈为主，对于神志清楚、合作者可以提一些开放性的问题，如“你哪里不舒服？”“你的心情怎么样？”“这种不舒服是怎么发生的？”“你能不能比较详细谈谈你的病情？”。与封闭式问题相比（患者对这样的问题只能以“是”或“否”来回答，如“你最近是不是经常失眠？”），开放式交谈可以启发患者自己谈出自己的内心体验。通过开放式交谈可以了解其主要的病态体验及其发生发展过程，并通过观察，掌握患者的表情、情绪变化，以及相应出现的异常姿势、动作行为和意向要求。

（2）社区精神检查与临床精神检查使用的诊断标准不同。社区精神检查的诊断标准可以依据研究的具体需要由课题组确定可操作性的定义，或者选择同行认可的标准，对于一些前沿性、探索性的研究亦可以采用非临床诊断标准。临床精神检查最后的诊断多遵循成熟的、国际通用的疾病临床诊断和分类标准，在我国和世界大多数国家多使用《国际疾病分类》（International Classification of Diseases，ICD）诊断系统为标准，美国多使用《精神障碍诊断与统计手册》（Diagnostic and Statistical Manual of Mental Disorders，DSM）诊断系统为标准。

（3）社区精神检查与临床精神检查调查时长不同。社区精神检查受时间限制，因为大多数调查与受访者只有一次面谈的机会，访谈之后也不可能对受访者进行跟踪和观察，必须在较短时间对受访者给出正确的诊断结果。而临床精神检查有连续性，有充足的时间让医生来询问或者及时补充患者资料，并且可以纵向观察患者病情的发展，甚至可以根据疾病的进展情况修改、补充新的诊断。

5. 对访员的要求不同

临床精神检查中需要检查者具备扎实的临床基本功，良好的科学和人文素养、敏锐的观察力和对所观察行为进行正确分析判断的思考能力，还要有清晰的整体医学意识，能够对受访者的精神症状、躯体症状和社会功能做出全面的分析判断。社区精神检查中检查者除具备临床精神检查的基本要求、具备访员的基本修养和掌握精神检查的沟通技巧外，还需要对标准化诊断工具熟练掌握，全面熟悉调查工具的问题和针对的诊断标准，在遇到一些需要鉴别诊断的问题时能够思路清晰并且正确跳转。另外，因为社区精神检查多在受访者家中进行，需要访员有足够的体力来拜访所选取家庭的成员，也需要访员有遇到危险随机应变的能力和保护自己的能力。总之，社区精神检查过程中会伴随着各种复杂的情况发生，对访员提出了更高的要求，为了控制信息偏倚，减少访员之间的不一致性，社区精神检查访员需要接受严格的培训才能够参加调查，应对调查的目的、要求、方法、内容有全面的了解，并熟练掌握检查技术。对调查中所使用的调查工具，要求做一致性检验，使之达到规定的标准。社区精神检查过程中，访员会面临更多的复杂性和挑战性，对访员的选择需要注意以下几个方面：第一，选择身体健康、有足够体力进行访谈的访员；第二，访员需要具备一定的精神科的临床基础，熟悉精神科诊断，并且具有一定的沟通技巧；第三，访员能够打破临床诊断思路，快速掌握利用诊断工具做出诊断的能力；第四，访员应该有遇到危险和突发情况的应对能力。所以不仅需要对访员进行诊断工具使用方法的培训，还应针对调查中可能出现的各种情况进行应对能力的培训。

二、社区精神检查要点和注意事项

（一）社区精神检查要点

社区精神检查与临床精神检查的核心要点是一样的，主要从受访者的一般状况、认知过程、情感表现和意志与行为活动进行检查。以合作者为例检查要点如下：

1. 一般表现

（1）意识状态：意识是否清晰，有何种意识障碍（包括意识障碍的水平和内容）。

（2）定向力：时间、地点及人物定向能力，自我定向如姓名、年龄、职业等。

（3）接触情况：主动或被动，合作情况及程度，对周围环境的态度等。

（4）日常生活：包括仪表、饮食、睡眠等；女性受访者的经期情况；与家人、邻居以及周围社区的接触，参加社区集体活动及工作、社会交往情况等。

2. 认识过程

（1）知觉障碍：①错觉：种类，出现时间及频度，与其他精神症状的关系及影响。②幻觉：种类，出现时间及频度，与其他精神症状的关系及影响。特别要检查有无诊断价值较大的症状如评论性幻听等。③感知综合障碍：种类，出现时间与性质等。

（2）注意力是否集中，是否涣散，可能的影响因素有哪些。

（3）思维障碍：①思潮及思维形式：语量和语速的异常，有无思维迟缓、思维奔逸、思维中断、破裂性思维及思维贫乏等。②思维内容和结构：如有妄想，其种类、内容、性质、出现时间、发展动态、涉及范围、是否固定或成系统、荒谬程度或现实程度，与其他精神症状的关系。又如强迫观念，其种类、内容、发展动态与情感意向活动的关系。

（4）记忆力：记忆力减退（包括即刻记忆、近记忆及远记忆力），记忆增强，有无遗忘、错构及虚构。如有明显记忆减退，则应进一步详查。

（5）智能：包括一般常识、专业知识、计算力、理解力、分析综合及抽象概括能力等。若有智能减退，则应进一步详查。

（6）自知力：如自知力缺如，有部分自知力及自知力基本完整。

3. 情感表现

情感障碍包括情感高涨、情感低落、焦虑、情感淡漠、情感倒错、情感迟钝等。观察时应注意患者的表情、姿势、声调、内心体验及情感强度、稳定性，情感与其他精神活动是否配合，对周围事物是否有相应的情感反应。

观察、检出和评价情感障碍及其症状，对于年轻医生准确判断和评价比较困难，主要原因在于不明确依据什么进行观察及怎么检出和评价。按照正常人情感反应表现的以下特点分别予以观察、检出和做出评价精神症状是适宜的和有效的。

（1）情感的反应性：作为情感表现的面部表情这种情感反应是对原发的外部刺激或当时主观体验的一种直接的反应。正常人的情感体验、情感反应保持一定强度，一般是与刺激相一致、相符合，即强刺激产生强反应，弱刺激产生弱的情感反应。另外情感反应还根据刺激的性质，即刺激对本人或对社会的重要意义的不同而采取不同情感反应。这就是说情感反应会因人因事由于具体时间、空间关系而有所不同。但是正常人的情感反应总是与当时的主观体验、外部刺激相对应、相配合的。精神障碍患者往往不只是一般的情感强度的减弱，还有一些患者缺乏或丧失了根据刺激性质、强度产生适宜或相应情感反应的能力。

（2）情感的灵活性：正常人的情感具有灵活地改变或波动性、活跃性特点，正常人根据外界刺激和当时主观体验的不断发展变化及时活跃地采取相应的面部表情活动反应。然而精神障碍患者可能缺乏正常的面部表情，可以表现为呆板、淡漠、怪异的表情，如精神分裂症较常见的丧失面部表情活动的情感淡漠，是此种情感障碍的典型表现。

（3）情感的诱发性、稳定性：正常人的情感活动在平时保持一定稳定性及一定强度，具有特殊性质的外界刺激才可能引起明显的情感反应。但是在精神病理状态下，患者可以在现实刺激作用下极易诱发或难于诱发情感反应。表现为患者情绪极端不稳定，情绪极易变动不定。有的在微不足道的刺激下即产生强烈情感反应。

（4）情感的配合一致性：正常人的情感反应与他本人当时的思想和行为是相互配合一致的，如讲述亲人死亡经过时，面部表情显现悲伤，并有哭泣的行为表现。精神病理状态下可出现不配合、不协调的表现。

4. 意志与行为活动

意志减退或增强，本能活动（如食欲和性欲）的减退或增强，有无兴奋、木僵及怪异的动作行为。注意其稳定性及冲动性，与其他精神活动的配合程度等。

（二）社区精神检查的注意事项

社区精神检查一般使用复合性国际诊断交谈表（composite international diagnostic interview，CIDI）或 DSM- Ⅳ临床定式检查（structured clinical interview for DSM- Ⅳ，SCID）等定式检查工具进行访谈。现以使用 SCID 时需注意的问题为例来阐述社区精神检查的注意事项，总结为“要”和“不要”见表 5-2。其中有几个方面容易出现错误，比如：要确定目前所记录的每一条症状均有诊断意义。例如，如果被检查者称他一直以来睡眠均有问题，那么在 SCID 中重性抑郁发作章节这一症状就不能记录为现患（除非睡眠障碍在近一段时间明显加重）。当一种发作性状态与一种慢性疾病状态重叠时，这一点特别重要（如重性抑郁发作和心境恶劣障碍）。

要注意双重否定，特别是在排除标准（如没有比沮丧反应更好的解释），意思是如果有比沮丧反应更好的解释则评分为 1，否则评分为 3。

当您本意是作为排除条件的标准不存在时，不要对这项排除标准评分为 1（如：如果标准为“不是直接由于某种一般躯体疾病或药物所致。那么评分为 1 的意思则是该障碍为继发性的，也就是继发于某种一般躯体疾病或药物。而评分为 3 则意指原发——不是由于一般躯体疾病或药物所致）（思考一下：“是的，我们没有香蕉……3，我没有可作为病因的一般躯体疾病或物质使用”）。

表 5-2　社区精神检查中的“要”与“不要”

要	不要
在检查开始时要对被检查者简要解释一下检查的目的，在进行研究时这一条通常应包含在知情同意书的内容中	不要因为使用定式检查而感到抱歉或道歉
要使用概述和筛查以获取对被检查者存在问题的总体印象	不要在概述和筛查时询问某个特殊症状的细节，这种特殊症状在后面的 SCID 将会涉及
在检查开始时要充分利用概述和筛查获得目前疾病的信息以便了解疾病进展水平	不要仅在对目前所患疾病仅有概述和筛查时的大概了解下专门询问某些症状的情况
要坚持询问开始部分的问题，正如 SCID 中所写的，除非必要，可针对患者已经讲述过的问题作轻微的调整，或要求证明，或进一步询问	不要因为您认为有获得同样信息的更好办法，而按您自己的意见询问开始部分的问题。您的轻微改动就可能造成对问题含义的严重的负面影响
为了从患者的自述中获得细节，要做一些澄清性质的附加询问	不要把检查当成检查表或区分正确 / 错误的测验
要运用您自己对症状的判断，要考虑到所有您可获得的信息，并与被检查者当面核实（当然，态度要温和）被检查者所提供的不合常理的、奇怪的信息	如果被检者的反应与其他的信息相矛盾或者您已经有理由相信其反应不可靠，则不要相信被检者的反应
要确定被检者已经理解了您所问的问题，如有必要您可以重复甚至逐字逐句地复述您的提问或询问被检者是否听懂了	不要使用被检者不能理解的询问
要确定您和被检者的注意力同时集中在每一个问题上	不要假设被检者正在叙述的症状是同一时间段内的一组症状，除非您已经对这段时间的情况很清楚
要把重点放在获取用来判断当前正在考虑诊断标准的信息上	不要只注意获得 SCID 中问题的答案
要从患者利益出发，对任何可疑的精神症状评分为阴性或域下症状	不要把可接受的亚文化宗教观或对某种观念的过分重视当成是妄想
要确定目前所记录的每一条症状均有诊断意义。要注意双重否定，特别是在排除标准	当您本意是作为排除条件的标准不存在时，不要对这项排除标准评分为“1= 阴性”
要根据 SCID 的标准做出诊断，并将其记录在总分表上	不要做出您自己认为正确而不符合 SCID 规则的诊断
要确保 SCID 使用的连续性，除非是根据指令跳到另一章节	不要因为您认为某一章节不适用而一字不写地跳过整个章节
要选择代表目前状况的评分	不要记录错误的评分，如本该选 1 或 3 而实际选择了 2

第二节

访谈工具的使用要点

一、DSM-Ⅳ-TR轴Ⅰ障碍临床定式检查

在 CMHS 中，SCID 被用于进行精神分裂症及其他精神病性障碍的诊断。以下将详细介绍该工具的发展历史、版本类别以及使用方法。

（一）SCID概述

1. SCID的发展历史

本节根据 First 等编辑的 DSM-Ⅳ轴Ⅰ障碍使用指南对该工具的使用要点做简要介绍。1980 年出版的 DSM-Ⅲ对精神病学诊断进行改革，包括了对所有精神障碍的专门的诊断标准。在此之前已有几套诊断标准，如 Feighner 标准（Feighner 等，1972）和研究用诊断标准（Spitzer 等，1978），以及根据这些标准设计的诊断用定式检查。到 1983 年，DSM-Ⅲ诊断标准已经广为传播并成为描述受访者的标准语言，得益于此，开始进行作为 DSM-Ⅲ诊断工具的 SCID 的设计工作。SCID 具有一些以前诊断工具所没有的利于在精神病学研究中使用的特征。例如，设计了概述和筛查部分，让患者自己描述当前疾病的进展情况，并通过适当的设计使研究者能够排除那些主要诊断与自己的研究无关的个体。

1983 年，世界精神卫生组织也意识到需要使用某种评价手段来进行 DSM-Ⅲ的诊断，并对这种诊断手段的建立提出了意向要求。在 SCID 实验性工作的基础上，进一步将其发展为一种诊断工作。1985 年 4 月，生物统计学研究室得到拨款以在几个不同的临床和非临床人群中进行检验 SCID 可靠性的现场测试（Spitzer 等，1993；Williams

等，1993）。DSM- Ⅲ -R 的 SCID 手册由美国精神医学出版社于 1990 年 5 月正式出版。适用于 DSM- Ⅳ的 SCID 版本的设计工作开始于 1993 年秋。1994 年下半年，由一些对 SCID 感兴趣的研究者对改动后的 SCID 进行现场测试，最终版本于 1996 年 2 月正式出版。最大的修改是 2001 年 2 月的版本，按照 DSM- Ⅳ的修改版本（DSM-Ⅳ -TR）而更新。可参考 SCID 的网站（www.scid4.org）以查看每次 SCID 修改的具体记录。

定式临床检查（SCID- Ⅰ）是用以对 DSM- Ⅳ轴 Ⅰ 的大多数障碍进行诊断的半定式检查工具。可供熟悉 DSM- Ⅳ分类和诊断标准的临床医生或受过严格培训的精神卫生专业人员使用。既可用于精神障碍患者的诊断，也可用于在普通医疗部门就诊的患者的精神障碍筛查，或者是那些并不认为自己患有精神疾病的个体，如在社区精神障碍普查中使用和用于对精神障碍患者家属的调查。SCID- Ⅰ的交谈方式和诊断范围适用于成人（18 岁以上），经过一定修订后亦可用于未成年人。任何具有初中文化程度的个体均能理解 SCID- Ⅰ中的问题。

SCID- Ⅰ不能用于有严重认知缺陷、激越或严重精神症状的个体。这类个体的精神症状一般在进行概述和筛查的开始阶段就可以表现得非常明显，对患者和检查者来说继续进行下去都是一个难以忍受的过程。这时候就可以用诊断量表或其他方式代替 SCID- Ⅰ以获得必要的信息。

SCID- Ⅱ是用来评价 DSM- Ⅳ轴 Ⅱ 人格障碍的工具。SCID- Ⅱ配有专门的指导手册，作为一种独立诊断工具出版。

2. SCID的不同版本

SCID 最初的设计是为了同时满足研究者和临床工作者的需要，这就要求 SCID 既要包含关于研究方面的非常详细的资料，又要便于临床工作者使用。这种二重性的设计最终使研究者在使用时出现了问题。为了避免过于烦琐，许多潜在的有价值的诊断信息（如疾病亚型）从 DSM- Ⅲ -R 版的 SCID 中被剔除出去。尽管如此，许多临床工作者仍认为 SCID 中所包含的某些细节太长太复杂，开发者为了解决这些问题，研制了 SCID 临床版和科研版两种不同的版本：

SCID 科研版由于包含了更多的精神障碍亚型，严重程度指标和特殊病因，并为过去出现的心境发作设立了详细的代码，因此篇幅要比临床版长的多。在设计时纳入了对研究价值的尽可能多的信息，不同的研究者可以根据自己的研究兴趣选择性地使用仅对自己的研究工作有用的部分。基于此，SCID-Ⅰ在印刷出版时就设计成便于分析的形式。SCID鼓励研究者根据自己研究的特殊需要改进相应的内容，如加入有关严重程度的评定量表。这样做可能也需要同时对指导语进行更改。

研究者对SCID的使用有三种典型方式，最常用的是筛选受访者人群。例如，在对几种抑郁症治疗方法的有效性研究中，使用SCID可以确保所有受访者的症状符合DSM-Ⅳ重性抑郁障碍的标准。SCID也可用来排除患有某种疾病的个体。例如，在上面提到的研究中，研究者可以用SCID来排除所有有物质使用历史的患者。最后，SCID可用来确定现在或曾经有过精神疾病诊断的研究人群的特征。

SCID临床版（SCID-CV）由美国精神病学出版社出版，是专门为临床工作设计的一种标准化评价工具。它包含了对所有临床实践中最常见的DSM-Ⅳ诊断的评价，删除了科研版中大多数的亚型和特殊诊断。此外，它还被重新设计为两个文本，一本可反复使用的手册和一种仅供一次性使用的表格式手册。使用者可在后一种文本上记录所有的评价和相关信息。

SCID临床版的使用方法至少有三种。第一种，临床工作者按照自己的方式对患者进行检查后，可用SCID-CV的有关部分加以证实并确定SCID的诊断。例如，当临床医生听到患者叙述有惊恐发作的表现时，就可使用SCID-CV中有关焦虑障碍的章节搜寻符合DSM-Ⅳ惊恐障碍标准的特殊症状。对这个病例，SCID-CV不仅为临床医生提供了DSM-Ⅳ惊恐障碍的诊断标准，也提供了获得必要的资料以判断是否符合诊断标准的和有效的SCID询问方式。第二种，SCID-CV和SCID-Ⅱ（为诊断人格障碍而设计）合用，可对DSM-Ⅳ轴Ⅰ和轴Ⅱ诊断做出系统评价。这种方式已经在医院和临床工作以及其他领域如精神病学、心理学、精神病社会工作和精神病护理专业中得到应用。第三种，SCID-CV有助于精神卫生专业的学生提高晤谈技巧。向他们提供对获得信息有帮助的指导性提问，并对照诊断标准做出判断。通过反复使用SCID-CV，学生就会熟悉DSM-Ⅳ诊断标准，并在对患者进行检查时，使用有效的指导性提问。

（二）SCID研究版的不同版式

SCID研究版有3种标准的版式，可对大多数轴Ⅰ和轴Ⅱ障碍做出诊断。

1. SCID-Ⅰ患者版（SCID-Ⅰ/P）

SCID-Ⅰ/P 是为确定患有精神障碍的患者设计的，它包括下列内容：

SCID-Ⅰ/P 总分表

SCID-Ⅰ/P 概述和筛查

A．心境发作

B．精神病及相关症状

C．精神病性障碍

D．心境障碍

E．物质使用障碍

F．焦虑障碍

G．躯体形式障碍

H．进食障碍

I．适应障碍

J．供选择的内容

CMHS 使用的就是 SCID-Ⅰ患者版，由于 CMHS 第二阶段调查仅需要获得精神分裂症及其他精神病性障碍的诊断，因此省去了 E 至 J 节的询问。

2. SCID-Ⅰ精神病性障碍筛查版（SCID-Ⅰ/P PSYCHOTIC SCREEN）

对于某些估计精神障碍的发病情况较少见的部门（如焦虑患者门诊）或某些要求排除精神病性障碍的研究，可使用 SCID-Ⅰ/P PSYCHOTIC SCREEN）的删节版。这种版本将 SCID 中的 B、C 两章删除，代之以合并了 B 和 C 两章内容的仅供筛查精神症状的提问。删除了篇幅很长的逐步诊断精神障碍的内容。此外，该版本还同时对总分表做了修改，其中不包括精神障碍评分。

3. SCID-Ⅰ非患者版（SCID-Ⅰ/NP）

SCID-Ⅰ/NP 是针对那些尚未确定受访者是否患有精神病的研究设计的（如，社区调查、家庭研究、初级卫生保健研究）。SCID-Ⅰ/NP 中的诊断性内容与 SCID-Ⅰ/P PSYCHOTIC SCREEN 相同。两种版本唯一的区别在概述和筛查部分：SCID-Ⅰ/NP 中的概述和筛查没有假设的主诉，而是采用一些提问来获取精神病理学的症状。如果将总评分表、概述和筛查两部分与精神病性症状筛查部分互换，SCID-Ⅰ/P 就可能变成了 SCID-Ⅰ/NP。

（三）诊断范畴

下面的这张表格列出了 SCID 各章节中所包含的症状、发作状态和障碍。

表 5-3　SCID 各章节中所包含的症状、发作状态和障碍

A．心境发作	重性抑郁发作（现患 / 曾患） 躁狂发作（现患 / 曾患） 轻躁狂发作（现患 / 曾患） 心境恶劣障碍（仅为现患） 一般躯体疾病所致心境障碍 物质所致心境障碍
B．精神病性症状	妄想 幻觉 言语行为紊乱 紧张行为 阴性症状
C．精神病性障碍	精神分裂症 　偏执型 　紧张型 　青春型（紊乱型） 　未分化型 　残留型 精神分裂样障碍 分裂情感性障碍 妄想障碍 短暂性精神病性障碍 一般躯体疾病所致精神病性障碍 物质使用所致精神病性障碍 其他精神病性障碍
D．心境障碍	双相Ⅰ型障碍 双相Ⅱ型障碍 其他双相心境障碍（循环型、非典型） 重性抑郁障碍 未特定抑郁障碍
E．物质使用障碍	酒精依赖 酒精滥用

续表

E. 物质使用障碍	苯丙胺依赖 苯丙胺滥用 大麻依赖 大麻滥用 致幻剂依赖 致幻剂滥用 阿片依赖 阿片滥用 苯环利定依赖 苯环利定滥用 镇静/催眠/抗焦虑药依赖 镇静/催眠/抗焦虑药滥用 多种物质依赖 其他或未知的物质依赖 其他或未知的物质滥用
F. 焦虑障碍	伴广场恐怖的惊恐障碍 不伴广场恐怖的惊恐障碍 不伴惊恐障碍史的广场恐怖症 社交恐怖症 特殊恐怖症 强迫障碍 创伤后应激障碍 广泛性焦虑障碍（仅为现患） 一般躯体疾病所致焦虑障碍 物质所致焦虑障碍 未特定焦虑障碍
G. 躯体形式障碍	躯体化障碍（仅为现患） 未分化型躯体形式障碍（仅为现患） 疼痛障碍（仅为现患） 疑病症（仅为现患） 身体变形障碍
H. 进食障碍	神经性厌食症 神经性贪食症 暴食障碍
I. 适应障碍	适应障碍（仅为现患）
J. 供选择的内容	急性应激障碍 轻度抑郁障碍 焦虑抑郁混合障碍 既往曾患重性抑郁/躁狂发作的详细症状

续表

K. 未列入其他分类的冲动控制障碍	间歇爆发性障碍 偷窃狂 纵火狂 病理性赌博 拔毛癖 冲动、强迫性购物障碍（DSM-Ⅳ-TR 无此诊断） 冲动、强迫性非性欲倒错的性行为障碍（DSM-Ⅳ-TR 无此诊断） 冲动、强迫性网络使用障碍（DSM-Ⅳ-TR 无此诊断） 冲动、强迫性虐皮障碍（DSM-Ⅳ-TR 无此诊断） 未特定冲动控制障碍
L. 自杀评估	自杀意念 自杀未遂

（四）SCID的基本特征

1. 概述和筛查

在开始检查是否符合某种特殊的DSM-Ⅳ诊断之前，SCID先进行对现有疾病和过去精神症状发作的开放性的概述和筛查。这一过程向被检者提供了一个用自己的语言描述当前所存在的问题的机会，也可收集到一些在对具体某个诊断标准进行评价时得不到的信息（如：治疗史，社会和职业功能，精神症状发展的前后关系）。概述和筛查结束后，检查者收集到的信息就足以形成一个暂时性的分类诊断。

2. 诊断流程

SCID问题顺序的设计估计到了一位有经验的临床医生进行鉴别诊断的过程。由于DSM-Ⅳ诊断标准插入在SCID文本中并按检查的顺序排列，事实上，检查者进行检查的过程就是一个不断验证诊断假设的过程。需要注意的是，对于某些障碍，所列出的诊断标准并不是按照DSM-Ⅳ的顺序，而是根据SCID的顺序排列以方便使用。例如，精神分裂症诊断的D标准紧接放在A标准之后，这样，如果心境症状和精神病性症状不支持精神分裂症的诊断，检查者则可迅速跳过精神分裂症这部分。

3. 是对诊断条目的评价而不是简单地回答问题

虽然SCID为所要获得的信息提供了专门设计的问题，但是要记住事实上SCID的作用是对诊断标准的评价而不是追求对问题的回答。尽管 SCID 的大多数问题可以用“是”或“否”来回答，更多的时候仅仅靠对问题的简单回答“是”或“否”并不能获得足够的信息以判断是否符合诊断标准，而需要被检者仔细考虑或提供特殊的事实证据。例如，有一个关于重性抑郁的问题询问个体是否感到“思考困难或难以集中注意力”，在与相应的诊断标准对照评分之前（如，“思考或集中注意的能力降低”），检查者应该问一些别的问题（如：“什么事让您难以集中注意力？”），只有当检查者觉得症状与诊断标准的符合程度令人满意后，才能做阳性评分。有时可能需要从其他渠道获得可靠的信息（如家庭成员，以前的病历记录）。在有些病例中，为使被检者清楚理解检查者的问题，可读出诊断标准或向检查者解释诊断标准。最后，检查者对于是否符合诊断标准必须做出“临床判断”。如果检查者坚信存在某种特殊的症状，他 / 她不必接受被试的否认。有少数病例，即使个体坚决否认，某些症状仍被记录。例如，一个被试声称每天花 2 h 的时间做仪式性洗手行为并不“过分或不合理的”。另一方面，如果被试认为症状存在而检查者怀疑症状不存在，可以评 1 分（无症状），但没有必要非让被试相信症状不存在。

4. 诊断的时间框架

除个别情况外，SCID 可以确定轴 Ⅰ 诊断是否曾经存在（一生曾患病）以及是否现患该疾病（根据在过去 1 个月内表现是否符合诊断标准来确定）。下面这些疾病则不然，对他们而言，SCID 仅能确定是否为现患，它们是：心境恶劣障碍，广泛性焦虑障碍，所有的躯体形式障碍，以及适应障碍。SCID 判断“现患”的时间界定为 1 个月。例如，在本月中如果符合某种障碍的全部诊断标准则为现患该障碍。虽然这种时间框架对大多数障碍均使用，但有些研究者仍需要对“正在发作的疾病”定出不同的时间框架。

5. 总评分表

当检查结束后，临床医生在总评分表上记录诊断。总评分表包括：①个体的一生中是否曾患有 SCID 中所包括的任何一种轴 Ⅰ 疾病（或仅以亚临床水平存在）以及个体现在的表现是否符合诊断标准的评分；②关于目前存在的特殊疾病或疾病亚型的评分；③显示“主要诊断”；④ DSM-Ⅳ心理社会及环境问题检查表（轴Ⅳ）以及总体功能评价量表（轴Ⅴ），供临床医生记录近 1 个月中个体社会功能最差时的状况，这是独立于诊断之外的内容。

6. 信息来源

在对个体进行评分时，检查者应该尽可能利用一切可以利用的信息来源渠道。可以是参考病历记录和亲友的观察结果。在某些病例，检查者可能会遇到个体的叙述与从其他渠道得来的信息相矛盾的情况。

如果个体提供病史不清（如有急性精神病性症状伴激越的住院患者，有认知功能损害的慢性患者），大部分资料可能需要从病历记录中获取。在开始检查这类患者之前，检查者应先复习病历卡，在患病记录卡上记录个体的症状及以前住院治疗的日期。对需要详细评价的 SCID 相关部分，要对患者的症状作简要的描述（如在 B 章中简要记录精神病性症状的表现）。对于这种病例，对患者进行检查所得到的信息较少。SCID 毕竟只是一个检查指导，与已有的住院记录相比，它并不是一种可以系统记录患者症状的文件。

（五）使用方式

一般而言，SCID 轴Ⅰ诊断只需使用一次，费时 60 ~ 90 min，具体用时取决于病史的复杂性以及个体简明扼要的叙述自己症状的能力。一般在 SCID 轴Ⅰ诊断完成后可进行轴Ⅱ诊断，也可间隔几天进行（SCID-Ⅱ的使用要求在 SCID-Ⅱ的使用指南中列出）。对某些病例或某几种类型的患者，SCID 的使用可能不得不分几次进行。如果在检查结束后已可获得关于以往精神病理学的其他资料，则对 SCID 的使用可做适当调整。

（六）SCID的内容和具体用法

1. 三栏结构

SCID 每页的左边一栏为检查者问话和对检查者的指导，还包括位置标记（用来显示可略过部分的起始位置），以黑体字加“*”表示（如：* **精神分裂症** *）。与问题相对应的诊断标准位于中间一栏。右边一栏则是对应于标准的评分。最右边的小的字体有资料的编码，为的是方便在电脑上输入 SCID 的资料。如果使用这个编码为变量的名称，研究者可以更容易地把自己的 SCID 资料与其他用同样资料名字的资料库进行比较。

2. 病史

每个诊断一开始的问题通常是“您曾经患过……”这是为了询问个体有无该病的病

史（A 章除外，重性抑郁、躁狂、轻躁狂发作的现在和既往患病情况将分别进行询问）。

3. 逐字提问

除括号内的插入语外，要求逐字询问每一个体，这是 SCID 使用的基本原则。唯一例外的情况是在某些个体在接受 SCID 前面部分的检查时已经提供了所需的信息。例如，如果在概述和筛查部分个体称前来就诊的原因是因为在近几个月中非常抑郁，那么检查者在进行 A 章内容时对开始部分的问题则无须逐字询问："近一个月中，您是否有一段时间几乎每天都觉得抑郁沮丧？"。但是，对这类病例检查者也不应简单地认为症状存在而不经证实就对相关条目评 3 分。因为该症状标准的某些方面（如持续时间）尚未充分揭示。这时检查者应将该问题向个体加以解释以证实已获得的资料，比如检查者可以问："您已经告诉我您在过去的几个月中感到抑郁，那么在近一个月中您是否有持续两周的时间几乎每天的大部分时间都感到抑郁呢？"

4. 插入的问题

括号中插入的问题不是对原计划将要得到信息的怀疑，而是供在检查者觉得有必要对个体的回答进行证实时使用。例如，关于重性抑郁发作的第一条标准的插入提问是询问症状持续时间是否达到两周。如果个体已经提供了抑郁心境的持续时间，则不必再去询问。但持续两周的抑郁心境仍然是评价症状为现患的必要条件。此外，我们也鼓励检查者为确保评价的有效性加上自己认为有必要的问题。

5. 通俗易懂的语言

在许多问题的插入括号上均注明"以易懂的语言"。提示检查者对问话方式进行调整，使用个体描述自己症状的方式。例如，如果个体将自己躁狂发作的情况说成是"那时我非常兴奋"，那么检查者可以将问题"什么时候您觉得最(高兴 / 易怒 / 易懂的说法。)"改为"什么时候您最兴奋？"

6. 评分

每一条标准均记录为 ?、1、2 或 3。每个等级的解释如下：

?= 没有获得足够的信息，不能评为 1、2 或 3。

“?”应该在对某种明确的障碍的某一条标准进行检查时未能获得足够的信息时使用。例如，在对既往重性抑郁发作时睡眠情况标准的评价时，如果个体不能回忆重性抑郁发作时对睡眠的影响，则可使用“?”。某些病例中所得到的诊断信息可疑，“?”则表示不确定(例如,一位患者否认有幻觉,但却被观察到有自言自语现象,提示他可能听到声音)。

如果以后得到的信息可以做确定诊断，就不应评“?”，而在合适的评分上作标记。以后的信息可能来源于别的渠道，或在同一次检查中的稍后一段时间从个体那里得到，或在以后的检查中获知。然而，对某些个体，如上文中的第一个病例，也许会永远得不到您想要的信息，那么与之对应的标准就不能使用。

（1）1= 缺乏证据或阴性：缺乏证据指显然不存在标准所描述的症状（例：没有明显的体重和食欲增减）；阴性指据诊断标准显示为明显阴性（例：在所要求的 5 种症状中仅有两种存在；重性抑郁发作所要求的两周中，个体仅有 2 ～ 3 天感到抑郁）。

（2）2= 亚标准状态：几乎达到诊断标准的要求，但距完全符合仍有一定差距（例：与所要求的两周病程相比，个体有 10 天的时间感到抑郁，仅对某些活动不感兴趣，而不是标准所要求的“几乎所有活动”）。

（3）3= 达到标准或确定存在：达到标准指符合诊断标准（例：被检查者报告抑郁时间达两周）或超过标准（例：被检查者称抑郁时间达数月），确实存在指诊断标准所描述的状态是确定存在的（例：标准 A、B、C 评分为 3）。

7. 提供描述性信息

我们鼓励检查者向被检查者询问一些特殊的细节如思维、情感及行为细节，目的是为了增加评价标准的效力。这些资料应该记录在 SCID 上，以便通过这些资料来调整检查者的评分。对于某些标准来说,有关的特殊资料的记录是非常重要的。对于这类标准，在其下注有“描述”字样。当所问的问题特别容易引起被受检查者曲解时，特别要求这样做。遇到这种情况时，对于一个可能引起误解的问题，重要的是检查者要求个体描述行为的细节，而不能仅仅满足于一个肯定的答复。如果资料来自相关记录或知情者，则无须在 SCID 上记录细节。

8. 跳过

当条件适合时，也就是说某些诊断标准对于某个特定的个体而言并不适用时，

SCID 的程序设计可以让检查者很方便地跳过这些标准。检查者必须保持对跳过指令的注意。当没有跳过指令时，必须按原有顺序依次进行。

9. 总分表

在检查结束后，检查者填写总分表，它位于 SCID 的开始处。

10. 多项条款

注意某些条目包括两个或以上的条款。各项条款之间以“或”连接（如：经常大量饮酒“或”难以想象的长期饮酒）。如果其中有任何一个条款得到证实，该条目均可评价为 3 分。

11. 相等问题

在每页的左边，一些互相严格限制的问题之间用双箭头连接。遇到这种情况，检查者要根据每个问题前面所给出的条件来选择该用哪一个问题来询问。

12. 特殊情况

SCID 为心境、精神病性和焦虑障碍列出了一些特殊诊断。其他的在 DSM-IV 中则诊断为未特定性障碍（如未特定性进食障碍）。在 SCID 总评分表中应该归入其他轴 I 障碍。

13. 继发与原发

SCID 中所包括的绝大多数诊断均要求检查者确定是否直接由一般躯体疾病或物质使用所致（如：“并非由于药物使用或一般躯体疾病直接导致的障碍”）。这一标准在 DSM-Ⅳ中即为“排除器质性疾病标准”。如果检查者确定某种精神障碍是由一般躯体疾病或作用于中枢神经系统的药物使用所致，那么这种精神障碍就是继发的。并且 SCID 要求检查者跳过原先所考虑的诊断而诊断为一般躯体疾病或药物导致的精神障碍。反之，如果检查者判断一般躯体疾病或药物使用不是精神症状的原因，那么这种精神障碍就被评定为“原发”，检查者可继续按原来的顺序进行检查。

14. 评价治疗效果

如果受检查者没有接受治疗，则要不带任何主观偏见的评价症状为现患或为既往曾患。因此，如果一个患者服用了 1000 mg 氯丙嗪后出现幻听消失，则听幻觉评价为“当前无”，即使是检查者相信如果没有药物的作用也会出现听幻觉。同样，如果一位被检者因每晚服用镇静剂而不再有失眠（初段、中段或末段），那么，失眠也应被评价为“当前无”。

15. 时序

SCID 中的大多数障碍均以时序来总结（例如，恐怖症见 F.6）。在大部分情况下，时序部分的第一个问题是有关该障碍是否现患。在大部分的障碍中，如果最近一个月内符合障碍诊断所需的所有标准，诊断是现患。注意：针对这些有具体病程标准的障碍（例如重性抑郁发作应该是有连续两周的症状），如近一个月内任何时候符合诊断所需的标准时，还视为现患（如果 5 个星期之前发病的重性抑郁发作，通过两周的治疗有部分缓解，仍然视为现患）。如果某一障碍的目前状况评为“3”，也应该评估目前的严重程度（如轻、中、重）。如果目前不符合标准，又应该评估缓解的种类（部分缓解、完全缓解或有过去史），还应判断检查时间与最后一次有障碍的任何症状的间隔时间。最后检查员应该记录发病年龄及首次有该障碍任何症状的年龄。

16. 临床显著性

SCID 中所包括的许多障碍都有这样一条标准，就是在做出 DSM-IV 的诊断之前，临床必须表现有明显的痛苦或功能损害。对于许多接受检查的人来说，也许明显的临床特征意味着自己是一个患者，故很多接受检查者不愿意暴露自己的痛苦或功能损害。因此这条标准在 SCID-NP 中就尤为重要（也更难以评价），因为在 SCID-NP 中被检者并不被认为是患者。注意这一条包含两个内容：痛苦和功能损害，任何一条均有显著意义。寻求治疗当然是明显痛苦的证据，而功能损害则可能包括如：连续数天停课或停止工作，或人际关系破坏。

17. 在概述和筛查中使用筛选性问题

SCID 中的概述和筛查部分是以一个有 16 项筛查问题的任选式筛查组成。这些问题是从 SCID 的主诉中抽出的，在使用 SCID 筛查某种障碍时首先使用。它们有助于减少“阴性反应偏倚”的潜在作用。这种“阴性反应偏倚”在 SCID 的后面部分是特别可能出现的问题。由于 SCID 的设计,使接受检查者注意到了当对前面的问题回答“是”时，会接下来继续询问相关问题，如回答“否”则很快跳到另一部分内容。这就造成了有些受检者回答“否”以加快检查进程。通过在检查开始的部分，使用筛查性提问并根据被检者对问题的回答来确定是否应该跳过某些部分，可将反应性偏倚减到最小。

在筛查的 1 ～ 2 页，检查者将被要求使用这 16 个问题，而不能进行追问或进一步深究。在后面 SCID 的每种障碍的小节中，检查者会有机会问被检者一些附加的问题。因此，当受检者对这些筛查问题中的某一个给出阳性的回答，检查者应该向他解释:“我们等一会将进一步讨论这个问题”。如果回答“否”则记 1 分，模棱两可的回答记 2 分，肯定回答记 3 分。概述和筛查结束时要完成一套筛查问题的检查，而后这些问题答案的编码要填写在 SCID 相应章节的简述部分。当在进行 SCID 过程中遇到相关内容时会指导检查者跳过这部分（若该部分的筛查问题的答案编码为 1 时）或继续询问下面的内容。对这些筛查问题（也包括 SCID 中的所有问题），如果您认为您已经知道了答案，您可以将问题改变为“您已经说过……是这样吗 ?”。

二、10/66老年精神检查

（一）认知功能检查工具的使用要点

在 CMHS 中，10/66 老年精神检查的目的是对 55 岁及以上人群的认知功能进行检查并对痴呆进行诊断。认知功能检查使用的工具是社区痴呆筛查表（the Community Screening Interview for Dementia，CSID）中的受访者部分，根据 CMHS 的设计，该部分量表被整合到 CIDI 中在 CMHS 的第一阶段中使用。CSID 的受访者部分主要关注的是受访者瞬时记忆、延迟回忆等能力，以及理解力、定向力、语言能力和判断力等多个认知功能的维度。

在进行操作时，应当注意，认知功能检查是一个高度的定式访谈，不能给予受访者任何提示，也不要更换问题的内容和形式。如果情况允许，应对接受访谈的受访者进行单独的访谈，否则家人有可能替他们作答，妨碍受访者自己作答，或者，也可能因为家人的在场而使他们焦虑或者不安。

在使用时，应当注意个别问题的特殊指导语。例如，单词表测验中每个列表的 10 个单词应当以每秒一个单词的速度读给受访者。应当严格按照访谈的指导语进行访谈，不允许改变、添加或减少测验指导语的措辞。

应当按照问卷上所写的问题进行访谈。如果受访者不能理解问题，访谈人应使用完全一致的词语重复问题。对于十词列表和三词列表的问题，应当按照要求进行检查。如果问卷提示可以重复，则进行重复。如果问卷没有提示重复，则不能重复整个列表或个别单词。即使受访者报告不能听清单词，也不能额外进行重复。在每次施测后，应当让受访者尽量回忆单词。必须由访员朗读这些词，确保清晰准确，尽量让受访者能够听到。即使受访者有听力障碍，也应当完成这个测试，而不能让受访者自己阅读这些词汇。

受访者在努力记忆和回答时可能会感到非常困难，访员必须适应这一情况，不能催促受访者或者给受访者提示。有些受访者可能由于回答不正确或者回忆不起来单词而受挫，甚至不想再继续测评。在这种情况下，请向受访者再次强调指导语，即犯错误很正常并且是预料之中的。没有人能对所有的问题都作出正确的回答。鼓励受访者继续接受测评，不要轻易接受拒绝测评的决定。

患有痴呆的受访者（在一般社区人群调查中此类受访者在整个样本中所占比例可能少于 5%）会在这些测验中遇到巨大的困难。然而访员仍应当坚持将访谈进行完毕，只有两个例外情况可以中断：一是，受访者的精神疾病过于严重，以至于他们不能够理解问题和要求，并（或）不给出回答或对整套问题给出随机的答复。这种情况下（根据访员的判断），访谈就没有必要继续进行下去。二是，患有早期痴呆的受访者（他们知道自己能力的局限）会有“毁灭性”表现，例如，对被测有愤怒的反应，如指责访员问他们“愚蠢的问题”以羞辱他们。这种情况下，继续进行访谈也不是明智之举。

认知访谈中不应使用缺失值编码。如果访谈过早结束（见上文）那么应将所有剩余的变量编码为回答不正确。如果在访谈过程中受访者对某个问题没有回答，或给出无意义回答，那么不论是由于耳聋还是其他交流障碍、痴呆等，问题的编码都是回答不正确。如果受访者主动请求修改他们对认知问题的回答，那么核查他们确定要修改答案，然后编码新的回答（无论回答正确与否）。

CSID 除了受访者部分外，还有一部分内容需要由知情人完成。这部分内容在 CMHS 中整合到第二阶段调查中完成。CSID 知情人访谈的目的是筛查认知和功能的损伤情况，同时也可以进行痴呆社区筛查工具的预测效度研究。对知情人进行访谈的意义在于如果直接对受试对象进行认知功能测试其结果易受测试对象的年龄、性别、受教育程度、感觉器官缺陷以及存在严重疾病的影响，会使得调查结果的准确性难以保障。因此在痴呆的流行病学调查中逐渐发展了知情人调查问卷，既往研究显示筛查痴呆时知情人问卷比测试对象认知测验的灵敏度和特异度高。

（二）老年精神状态问卷的使用要点

老年精神状态问卷（geriatric mental state agecat package，GMS）是 1976 年由利物浦大学的 John Copeland 教授开发。本量表的 541 个原始条目来源于精神现况检查第 8 版的 268 个条目、精神现状检查中的 64 个条目及附加的 209 个条目。CMHS 研究用的是社区简版，该版本目前应用最广，其条目反映了社区常见的老年期精神病的重要症状。

1. 访谈原则

GMS 与问卷的其他部分有所不同，GMS 的部分问题是相对开放的，题目的答案编码较多，虽然受访者普遍发现这些问题容易理解也容易回答，但复杂的是访员需要将受访者的回答画到提供的编码条目上。这不是一件容易的事情，因为很多条目答案的选项需要访员根据受访者提供的信息做出判断，这对于非精神卫生专业的访员可能是一项“不自然”的任务，尽管他们能够轻松可靠地完成访谈工作。要遵循的原则如下：访员的任务是严格根据条目标准来评估受访者的回答，问卷中相应的编码标准已经描述得很详细。在进行每个条目时访员都应该：①严格按照问卷提问各条目；②如果受访者要求澄清问题，仅重复问卷题目，不要给予其他任何提示或解释；③尽力按照标准编码受访者自发的回答。不要在此花太多的时间去反复问问题或给予提示等。当访员认为答案可以接受，编码并继续访谈，一定要注重受访者的自发回答。

2. 问卷条目结构

该问卷的条目有两种类型，一类为定式的直接问题，访员仅需要按照条目要求询问被试即可。另一类为观察题目，即被试当时可能由于精神状态、环境因素等回答问题的可靠性比较差的时候，访员需要根据自己的观察作出判断，具体评分原则如下。

3. GMS评分的一般规则

0= 无（或“正常”）；

1= 是（或“不正常”）为轻到中等的强度，不经常或很快消失；

2= 是（或“不正常”）并严重，经常或持续出现；

8= 对提问不作回答或不理解，或回答听不清楚、答不切题或不连贯，或评定不确定；

9= 未问或不适用。

在评定时，不考虑被试的年龄也不考虑躯体疾病的存在，除非有另外的说明。如果对症状是否存在（1 或 2）或不存在（0）存有疑虑，那么编码为不存在（0）。如果对症状是否为轻微到中度（1）或严重（2）存有疑虑，则编码为 1。也就是说，有疑虑时要给予较低的编码（编码 0 而非 1，或编码 1 而非 2），编码 0 与 1 之间的差别一般来说比 1 与 2 之间的差别更为重要。

访员必须尽力避免评为 8，如果回答不能被编码（8），将问题再问一遍，以得到可被编码的回答。如果被试的回答不可信，如随便回答、回答极其简短、自相矛盾，那么可用非特异性探索问题来鼓励被试将他 / 她的回答进一步讲清楚。

在任一项目中，评定者都可用下列“非特异性”的开放式提问：如“有多少？”“在上一个月中有多少次？”“对您有多大程度的干扰？”“关于这个问题请再讲一讲？”“那种情况是什么时候发生的？”“您的意思是什么？”“您讲这……的意思是？”“您能给我举个例子吗？”等问题。

要检测对妄想的相信程度，问：“我想有些人可能会认为您那些（特定妄想）想法不可能是真的，您相信那是真的吗？”

除非出现以下情况时评为 8 ：①如果当症状存在或者不存在（0 或者 1）时，被试提供了自相矛盾的答案而又无法确定哪一个正确时，评为 8（如果只是怀疑 1 和 2 之间的差别，编码 1，而不是编码 8）。②在评定妄想时，如需要外部证据时，评为 8。③当在认知部分被试不能明白指导语和不能恰当地回答时（请在错误行为章节记录您认为的理由）。

没有提问该问题（编码 9）的情况非常少见。唯一的例外可能是访员因为总是得到无意义回答而放弃进行访谈。如上所述，至少要完成并编码访谈开始部分对时间、地点和人物的定位。如果最终仍然不能进行有效的访谈，访员应当跳到行为观察条目（158.1-

180.20）并且确保所有条目都得到了尽可能准确的编码。在此部分不要使用编码 8 或 9，除非不能够进行观察，而这是不可能发生的。交流障碍部分（179）给出了有关交流障碍的原因的重要信息。

如果访谈中止，访员不需要进行剩下未施测并编码 9 的部分，将这些部分空着即可。

如果访员按照跳过原则跳过 GMS 的一个部分，跳过的部分也不需要编码 9，空着即可。数据录入程序会自动跳过这些部分。

（三）知情人问卷的使用要点

在 CMHS 第二阶段调查中，知情人除了报告完成 CSID 知情人访谈部分的内容，还需要报告受访者的照顾安排以及对照顾者的影响等信息。该部分开始是开放式的筛查问题，通过开放式问题的询问，访员除了可以得出受访老人是否需要照顾的信息之外，还能概括出家庭的主要结构，确定谁是负责组织和提供“直接”照料的人。确定知情人是否参与组织照料或提供直接照料，如果是，他是否是主要照料者之一。访谈过程中，知情人可能对有些问题找不到重点，访员可以和其讨论可能出现的情景，出现该情景之后家人的处理办法等（由于该部分是开放型问题，可以进行适当的问题引入，争取获得可靠的信息）。这一部分的访谈必须进行，除非老人确实不需要任何形式的照顾。

一个较为刻板的测试就是提问：“这名老人是否能够独自料理生活，或者他们必须自理生活？”只有得到这一问题确定的肯定答案时，照顾单元才可以被跳过。如果有任何疑虑，这一部分都应当完整进行。保证访员理解，即使亲属需要为精神上健全的老年受访者提供身体上的照顾，照顾单元也应当完整进行。

在 10/66 老年精神检查中，知情人还需要完成神经精神问卷（neuropsychiatric inventory，NPI-Q）以及病史和病因表（history and aetiology schedule-dementia diagnosis and subtype，HAS-DAS）。NPI-Q 是对老年期痴呆相关精神行为症状（behavior and psychiatric symptom of dementia，BPSD）进行评估。如果可能，知情人访谈应当在受访者不在场时进行，否则会影响知情人给出诚实、正确的回答，特别是在回答有关认知和功能障碍的问题时。而 HAS-DAS 询问有关痴呆症状的病程和发作的细节问题，用于痴呆的诊断和亚型的鉴别。上述两个工具没有在 CMHS 中使用。

第三节

访谈工作的组织和协调

一、调查系统的构建

构建调查系统是为了更加有效地帮助调查顺利进行，便于对调查员进行管理、进行实时的数据下载和上传并对数据初步进行校验。本节以 CMHS 调查系统为例分别介绍调查员管理、任务分配、下载数据与时间校验功能。

（一）调查员管理

调查员管理包含“新增调查员”和“调查员列表”。在“新增调查员”选项中可以设定新增调查员的登录名和密码，以及新增调查员的性别、真实姓名、邮箱和电话。这样确保每个调查员信息都在系统之内，方便联系和问题的处理，详见图 5-1。调查员列

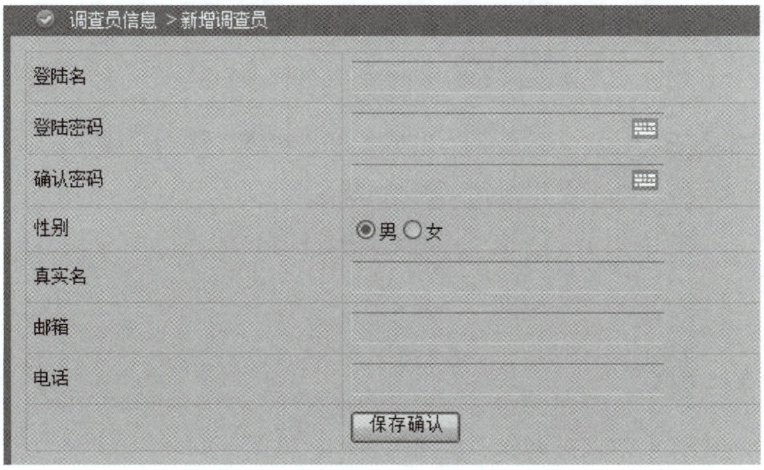

▲ 图 5-1　调查系统中新增调查员信息录入

表中可以根据名字查找调查员，填入姓名之后可以查询出此调查员的登录名和所属单位及所属队长。并且可以对此调查员进行进一步信息的完善，或者进行删除，详见图 5-2。

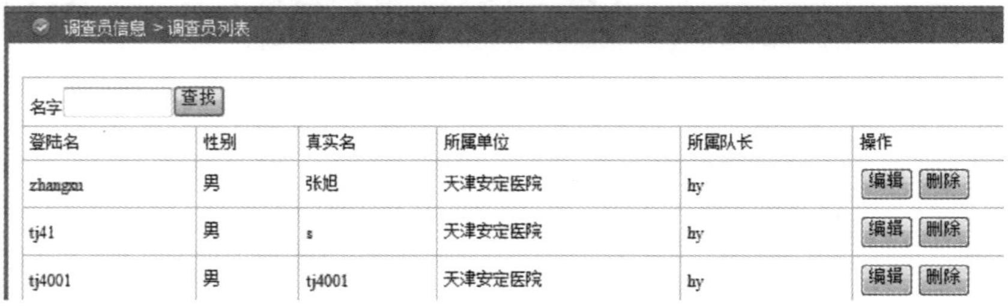

调查员信息 > 调查员列表

名字 [查找]

登陆名	性别	真实名	所属单位	所属队长	操作
zhangxu	男	张旭	天津安定医院	hy	编辑 删除
tj41	男	s	天津安定医院	hy	编辑 删除
tj4001	男	tj4001	天津安定医院	hy	编辑 删除

▲ 图 5-2　调查员列表

（二）任务分配

访谈任务分配模块包括：样本待分配、样本已分配、样本已退回、样本失访、样本拒访、访谈已完成、访谈通过和访谈未通过。

1. “样本待分配”

对已经上传并且未分配的样本进行分配；选中要分配的样本信息，点击“分配样本”按钮，然后弹出要分配的“访员”，选择好要分配的人员，点击“确定”即可，见图 5-3。

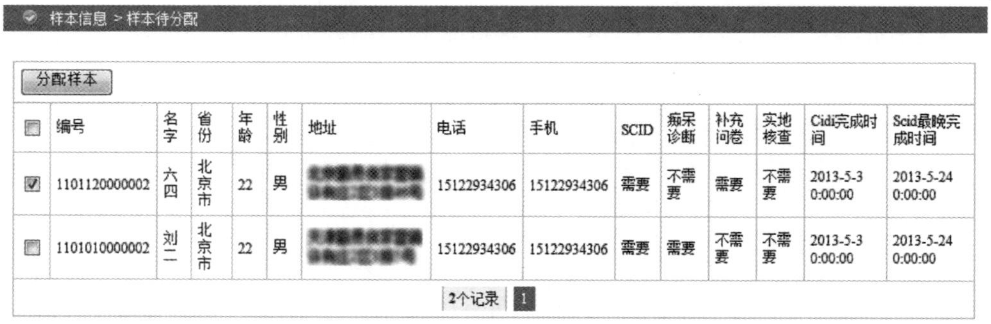

样本信息 > 样本待分配

分配样本

	编号	名字	省份	年龄	性别	地址	电话	手机	SCID	痴呆诊断	补充问卷	实地核查	Cidi完成时间	Scid最晚完成时间
☑	1101120000002	六四	北京市	22	男	[illegible]	15122934306	15122934306	需要	不需要	需要	不需要	2013-5-3 0:00:00	2013-5-24 0:00:00
☐	1101010000002	刘二	北京市	22	男	[illegible]	15122934306	15122934306	需要	需要	不需要	不需要	2013-5-3 0:00:00	2013-5-24 0:00:00

2个记录 1

▲ 图 5-3　样本待分配显示信息

2. “样本已分配”

对已经分配的样本信息查询和“退回”操作，见图 5-4。

样本信息 >样本已分配

编号	名字	省份	Cidi完成时间	Scid最晚完成时间	访谈员	操作
1202251109430	[redacted]	天津	2013/5/4 0:00:00	2013/5/25 0:00:00	zhang4	退回
1202251106160	[redacted]	天津	2013/5/4 0:00:00	2013/5/25 0:00:00	zhang3	退回

▲ **图 5-4　样本已分配显示信息**

3. “样本已退回”

显示已经退回的样本。

4. “样本失访”

显示访谈人因为不能联系到被访谈人而不能完成的样本，见图 5-5。

样本信息 >样本失访

编号	名字	省份	Cidi完成时间	Scid最晚完成时间	访谈员
1202251104640	[redacted]	天津	2013/5/4 0:00:00	2013/5/25 0:00:00	zhang3
1202251105440	[redacted]	天津	2013/5/4 0:00:00	2013/5/25 0:00:00	访谈人不存在

2个记录 1

▲ **图 5-5　样本失访信息查询**

5. “样本拒访”

显示被访谈人拒绝访问的样本信息，见图 5-6。

样本信息 >样本拒访

编号	名字	省份	Cidi完成时间	Scid最晚完成时间	访谈员
1202251100440	[redacted]	天津	2013/5/4 0:00:00	2013/5/25 0:00:00	zhang3

1个记录 1

▲ **图 5-6　样本拒访信息查询**

6. “访谈已完成”

显示正常访谈结束的的样本信息，见图 5-7。

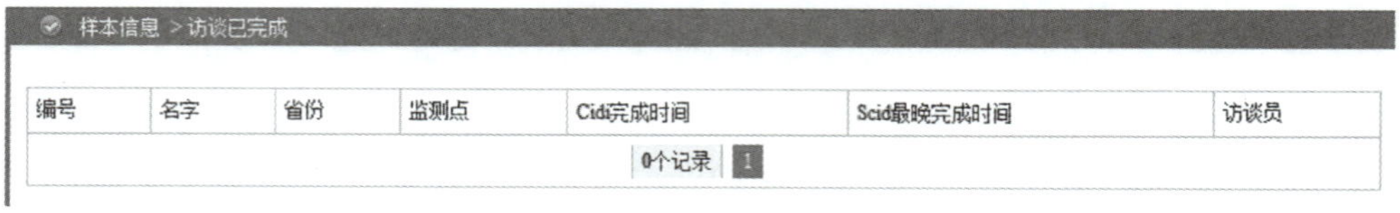

样本信息 >访谈已完成

编号	名字	省份	监测点	Cidi完成时间	Scid最晚完成时间	访谈员
0个记录 1						

▲ 图 5-7　访谈已完成信息查询

（三）下载数据功能

系统在样本名单上方设置下载数据功能以方便协调员下载样本名单。在下载数据中可以看到样本的编号、姓名、省份、CIDI 完成时间、SCID 最晚完成时间、访员和操作时间。详见图 5-8。

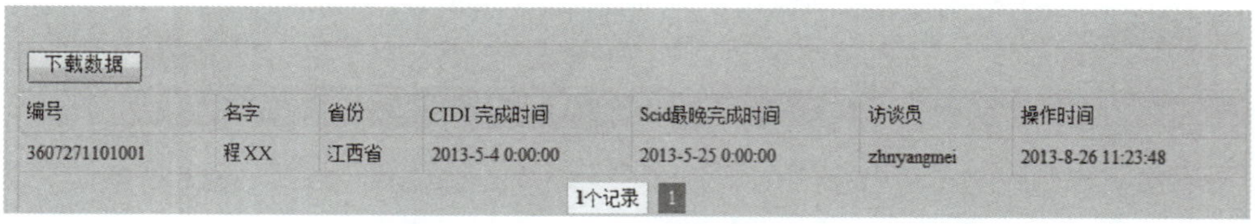

下载数据

编号	名字	省份	CIDI 完成时间	Scid最晚完成时间	访谈员	操作时间
3607271101001	程XX	江西省	2013-5-4 0:00:00	2013-5-25 0:00:00	zhnyangmei	2013-8-26 11:23:48
1个记录 1						

▲ 图 5-8　下载数据信息内容

（四）时间校验功能

当已分配的样本在距离最晚完成时间 5 天的时候系统会将样本状态变为红色，以便提醒协调员该对访员进行提醒、督促其及时完成调查任务。

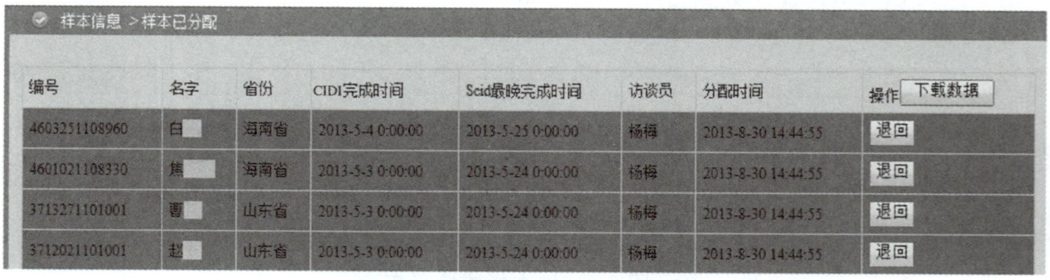

样本信息 >样本已分配

编号	名字	省份	CIDI完成时间	Scid最晚完成时间	访谈员	分配时间	操作 下载数据
4603251108960	白	海南省	2013-5-4 0:00:00	2013-5-25 0:00:00	杨梅	2013-8-30 14:44:55	退回
4601021108330	焦	海南省	2013-5-3 0:00:00	2013-5-24 0:00:00	杨梅	2013-8-30 14:44:55	退回
3713271101001	曹	山东省	2013-5-3 0:00:00	2013-5-24 0:00:00	杨梅	2013-8-30 14:44:55	退回
3712021101001	赵	山东省	2013-5-3 0:00:00	2013-5-24 0:00:00	杨梅	2013-8-30 14:44:55	退回

▲ 图 5-9　时间校验功能

二、访谈任务的分工与协调

精神科医生访谈在全国 31 个省 / 直辖市 / 自治区、157 个县 / 区、1256 个村 / 居开展，该项工作由北京大学第六医院（以下简称北大六院）全面负责，同时，在全国范围内依托课题的承担单位或合作单位建立了 11 个精神科医生访谈协调中心（以下简称协调中心）分别负责各自的区域性调查并参与质量控制工作。

北大六院根据 157 个监测点所处的县 / 区地理位置，并结合各协调中心的人力和资源情况，将工作任务进行分配。具体见表 5-4。

表 5-4　157 个监测点的分配情况

协调中心	监测点总数	负责省份及监测点数
北京大学第六医院	14	北京（2）、内蒙古（5）、广州（6）、西藏（1）
中南大学	16	江西（5）、山东（9）、海南（2）
中南大学湘雅二医院	18	湖南（7）、安徽（6）、福建（5）
上海市精神卫生中心	17	上海（2）、江苏（6）、浙江（6）、青海（3）
四川大学	16	四川（8）、重庆（2）、湖北（6）
昆明医科大学第一附属医院	17	云南（6）、贵州（5）、广西（6）
吉林大学	18	黑龙江（7）、吉林（5）、辽宁（6）
中国人民解放军第四军医大学（现名空军军医大学）	18	陕西（5）、河南（8）、甘肃（5）
宁夏医科大学	2	宁夏（2）
乌鲁木齐市第四人民医院	5	新疆（5）
天津市安定医院	16	天津（2）、河北（8）、山西（6）

说明：括号内为监测点数目，除宁夏医科大学和乌鲁木齐市第四人民医院外，每个协调中心负责 16 ~ 18 个监测点

第四节

协调员与精神科医生的培训

一、协调员培训

在 CMHS 中，每个协调中心均安排本单位的一名固定人员作为协调员，协调员的主要职责是定期与北大六院课题组取得联系，获得第二阶段调查工作的名单及工作任务，负责将这些访谈任务分配给各单位所辖省 / 直辖市的接受过项目统一培训的精神科医生，协助上报调查进度及调查数据，以及向精神科医生反馈质量控制的结果。

协调员培训的内容主要包括：①协调员培训开幕式及自我介绍；②项目整体方案介绍；③精神科访谈内容简介；④协调员工作职责及流程；⑤精神检查录入程序及访谈软件使用；⑥计算机练习。

二、精神科医生培训

在 CMHS 中，每个协调中心委派本单位的精神科医生，或者联合负责省份的相关精神卫生医疗机构的精神科医生，开展了精神科医生访谈工作。参加本项目的精神科医生均获得执业医师资格证书，并具备 2 年以上精神科的临床工作经验。这些医生完成了精神科医生访谈培训并获得证书，承诺可以全程参加调查，并具备良好的人际沟通能力，责任心强，能吃苦耐劳。

精神科医生培训的内容主要包括：①项目方案总体介绍；②精神科医生访谈的内容及流程简介；③精神检查：包括整体遵循的原则、章节串讲、总评分表串讲、角色演练、录入程序介绍；④ 10/66 老年期痴呆诊断访谈介绍；⑤精神科访谈补充调查问卷讲解；

⑥实地核查讲解及练习；⑦访谈调查程序讲解；⑧考试答疑；⑨分组考试及讲解。

其中，章节串讲是学习精神检查的内容、问卷设计，角色扮演是以实际案例为基础，用实际操作的方式来进行推演。培训考核分 6 小组进行实际案例的精神检查操作考试，每组 10 人左右。现场由一名考官进行考试，进行模拟案例的精神检查测查，最后由考官进行评判打分。考试时间约为 6 h，每名学员考试时间在 30 min 左右。在 CMHS 中，共分两批对 83 名精神科医生进行了培训，这些医生全部通过考试，并获得了培训证书。

第五节

访谈的现场执行

一、访谈数据的准备

在访谈实施前，需要先对访谈数据进行准备。首先是按照 CMHS 的抽样方案根据第一阶段调查的结果进行第二阶段的抽样，由于在第二阶段调查中涉及精神科检查（相应问卷简称“SCID 问卷”）、10/66 老年期痴呆访谈（相应问卷简称“GMS 问卷”）、精神科访谈补充信息收集（相应问卷简称“DEM 问卷”）以及实地核查（相应问卷简称“SDHC 问卷”）四项任务，因此抽样结果显示的是某一个受访者对于每一项任务是否需要完成的情况，而调查人群则是上述抽样结果的并集。随后，所有抽样结果会被导入第二阶段调查的系统中，由协调员负责分配给合适的精神科医生进行访谈。

二、现场执行的流程

访谈实施流程图详见图 5-10。整个过程由协调中心、北大六院（精神卫生中心，以下简称“精卫中心”）、北京大学中国社会科学调查中心（以下简称“调查中心”）和主要负责精神科医生访谈质量控制工作的天津市安定医院（以下简称“质控中心”）共同协作完成。

三、入户调查及访谈过程

本次精神科医生访谈的调查过程采取纸笔版记录和后期数据录入以及与现场计算

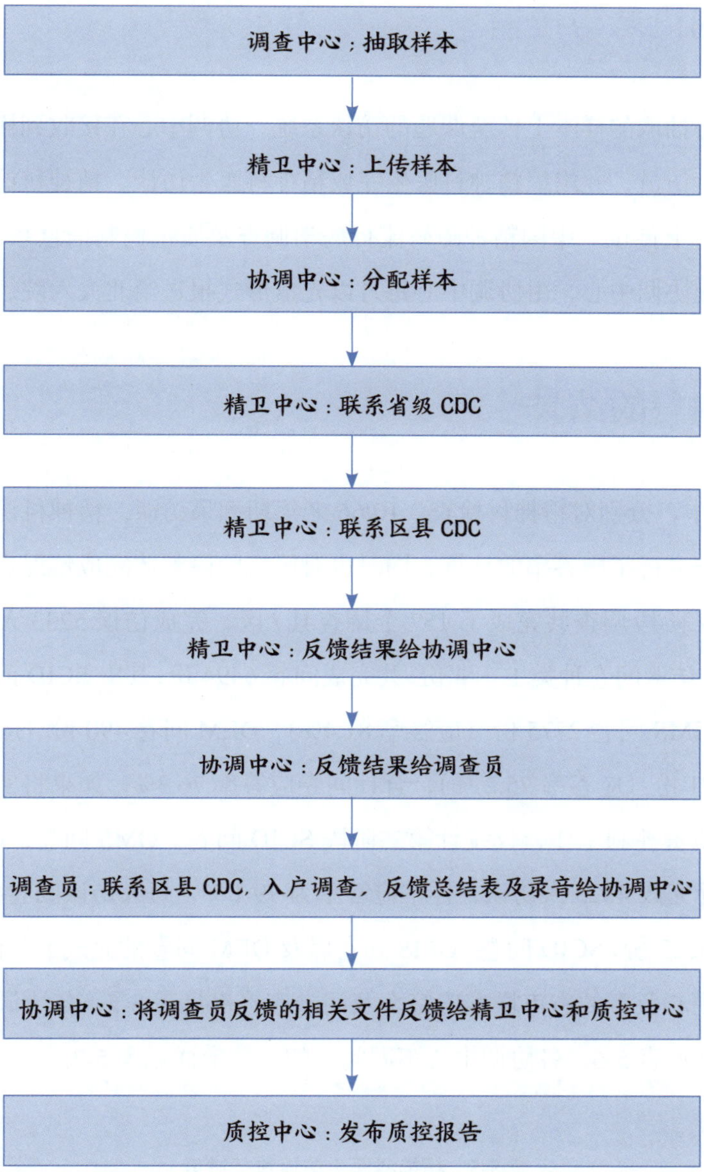

▲ **图 5-10　精神科医生访谈流程图**

机访谈相结合的形式进行。为此项目开发了“中国精神障碍流行病学调查及质量控制信息系统”，该系统中嵌入了精神科医生访谈录入及调查程序。在现场调查中，精神检查采取问卷询问，计分单记录的形式进行，调查结束当日，访员进入程序，完成精神科医生访谈数据的录入工作。其他部分的访谈，采取现场计算机访谈并记录数据的形式进行。所有精神科医生访谈的内容在不违反伦理学原则的前提下全程录音。

四、数据的记录与传输

北大六院将抽取的样本上传至课题的访谈系统。协调中心在接收到样本后，将调查样本分配给医生访员，并组织精神科医生完成精神科医生访谈。精神科访谈录入的数据文件，每日均应上传至“中国精神障碍流行病学调查及质量控制信息系统”。录音文件由访员定期上交协调中心，由协调中心每月以光盘形式报送给北大六院。

五、现场执行的结果

在 CMHS 中，分别对精神科检查、10/66 老年期痴呆访谈、精神科访谈补充信息收集以及实地核查进行了应答率的计算，同时也对第二阶段整体完成情况进行了统计。

CMHS 第二阶段调查共完成了 157 个调查县 / 区，完成访谈 5233 人，样本应答率为 79.2%。每人访谈问卷种类 1 ~ 4 份，共完成问卷 6494 份；其中 SCID 问卷 1958 份（应答率 74.1%），GMS 问卷 2775 份（应答率 81.4%），DEM 问卷 490 份（应答率 63.8 %），SDHC 问卷 1271 份（应答率 75.2 %），合计问卷应答率 76.3%。如果将实地核查工作归入第一阶段的质量控制工作，仅统计第二阶段 SCID 问卷、GMS 问卷、DEM 问卷的完成情况，则实际完成 4323 人访谈，样本应答率为 79.1 %，每人访谈问卷种类 1 ~ 3 份，共完成问卷数 5223 份，SCID 问卷、GMS 问卷以及 DEM 问卷的完成数与前述统计相同。

各个协调中心负责的省市样本应答率及问卷应答率见表 5-5，各协调中心不同问卷的完成总数量详见表 5-6，各协调中心不同问卷的应答率详见表 5-7。

表 5-5 精神科医生访谈执行进度

协调中心	省 / 直辖市	计划区 / 县数	已完成区 / 县数	完成工作的比例	已完成区县的样本应答率 *	已完成区县的问卷应答率 *
北京大学第六医院	北京	2	2	100.0	84.1	82.8
	广东	6	6	100.0	75.2	78.9
	内蒙古	5	5	100.0	92.7	90.7
	西藏	1	1	100.0	77.4	74.7
中南大学	海南	2	2	100.0	76.7	69.8
	江西	5	5	100.0	77.1	70.7
	山东	9	9	100.0	87.3	87.5

续表

协调中心	省 / 直辖市	计划区 / 县数	已完成区 / 县数	完成工作的比例	已完成区县的样本应答率	已完成区县的问卷应答率
中南大学湘雅二医院	安徽	6	6	100.0	63.5	58.8
	福建	5	5	100.0	73.2	66.4
	湖南	7	7	100.0	77.1	71.5
上海市精神卫生中心	江苏	6	6	100.0	81.3	80.1
	上海	2	2	100.0	73.5	68.6
	浙江	6	6	100.0	79.7	75.3
	青海	3	3	100.0	71.1	66.4
四川大学	湖北	6	6	100.0	86.5	84.4
	四川	8	8	100.0	87.4	86.2
	重庆	2	2	100.0	75.3	68.2
昆明医科大学第一附属医院	广西	6	6	100.0	82.6	80.1
	贵州	5	5	100.0	69.7	68.6
	云南	6	6	100.0	76.7	72.7
吉林大学	黑龙江	7	7	100.0	66.6	61.5
	吉林	5	5	100.0	86.7	83.8
	辽宁	6	6	100.0	76.6	75.7
中国人民解放军第四军医大学(现空军军医大学)	甘肃	5	5	100.0	83.6	81.9
	河南	8	8	100.0	90.5	89.9
	陕西	5	5	100.0	77.1	73.1
宁夏医科大学	宁夏	2	2	100.0	65.8	57.0
乌鲁木齐市第四人民医院	新疆	5	5	100.0	81.3	77.9
天津市安定医院	河北	8	8	100.0	79.0	74.6
	山西	6	6	100.0	75.9	74.4
	天津	2	2	100.0	79.3	77.3
合计		157	157	100.0	79.2	76.3

表 5-6 精神科医生访谈应答数量情况（按合作单位计）

协调中心	样本及问卷应答数量					
	样本应答数量/人	问卷应答数量/份	SCID-节选/份	痴呆诊断/份	补充问卷/份	实地核查/份
北京大学第六医院	544	771	243	254	101	173
中南大学	494	596	203	244	38	111
中南大学湘雅二医院	503	596	188	244	38	126
上海市精神卫生中心	526	625	151	302	38	134
四川大学	692	936	246	397	100	193
昆明医科大学第一附属医院	564	711	218	335	60	98
吉林大学	550	672	208	273	50	141
中国人民解放军第四军医大学（现空军军医大学）	693	819	246	430	35	108
宁夏医科大学	50	53	12	26	0	15
乌鲁木齐市第四人民医院	135	159	61	33	11	54
天津市安定医院	482	556	182	237	19	118
合计	5233	6494	1958	2775	490	1271

表 5-7 精神科医生访谈应答率情况（按合作单位计）

协调中心	样本及问卷应答率（%）					
	样本应答率	问卷应答率	SCID-节选	痴呆诊断	补充问卷	实地核查
北京大学第六医院	81.3	81.6	80.4	84.0	80.0	81.2
中南大学	83.0	80.0	82.2	81.6	66.7	78.2
中南大学湘雅二医院	71.7	66.1	63.1	69.9	45.2	74.1
上海市精神卫生中心	78.0	74.2	68.8	81.9	59.1	71.0
四川大学	84.9	81.8	80.4	85.4	71.9	82.5
昆明医科大学第一附属医院	76.5	74.3	68.1	83.1	63.2	70.5
吉林大学	74.6	71.0	69.1	77.3	56.2	69.1
中国人民解放军第四军医大学（现空军军医大学）	85.2	83.6	80.9	87.6	71.4	79.4
宁夏医科大学	65.8	57.0	52.2	70.3	0.0	53.6
乌鲁木齐市第四人民医院	81.3	77.9	80.3	82.5	64.7	76.1
天津市安定医院	77.7	74.8	75.5	79.5	45.2	72.8
合计	76.3	74.1	81.4	63.8	75.0	76.3

第六节

访谈的质量控制

一、质量控制的目标

入户调查数据质量的误差可以分为系统误差和随机误差两大类。其中系统误差多数是由人为因素引起的，是质量控制的主要目标。系统误差的来源可以分为以下三种，分别为问卷设计不当产生的系统误差、访员行为不规范导致的系统误差和数据汇总及整理过程中出现的系统误差。

CMHS 精神科医生访谈工作质量控制的目标就是尽可能地控制和减少这些误差，最大限度地保证调查数据的整体质量。为此，课题组质控部门针对上述误差的来源，分别制定了具体的质量控制方案。具体而言，针对不同的系统误差发生原因，分别设计了针对访谈真实性的电话核查，针对访谈质量的时长核查、录音核查，针对访员一致性的访员再培训等多个质控环节，从而最大限度地保证调查数据的整体质量。

二、质量控制方案的设计原则

结合系统误差的不同来源以及可实施的质量督导方法，CMHS 调查组制定了不同的督导策略。

1．针对问卷设计不合理产生的系统性误差，采用对问卷数据和并行数据进行统计分析的方法来达成质量督导目的。在调查开始之后，定期汇总问卷的调查数据，由专门研究人员进行统计描述和分析，找出存在系统偏差的位置，以及系统偏差的分布模式，然后根据需要更新采访系统，修正设计上的漏洞。主要督导内容包括问卷中每个变量频数、频率分布，集中、离散趋势，离群值，无回答率，关键模块、变量的采访用时等。

2．访员行为不规范导致的系统误差，需要借助所有的质量督导方法来达成质量督导目的。

（1）对于虚假访问的情况：在访问结束后，通过电话核查、录音核查来控制。对于虚假访问的情况，则找到正确的地址进行访问。

（2）对于替换或访错住户的情况：在正式访问开始之前，要求访员与住户当面核对地址，确定地址正确后，方才开始正式访问。

（3）对于替换或者访错个人的情况：在访问结束后，通过电话核查、录音核查来控制。对于访问错误个人的情况，则找到正确的人进行访问。

（4）对于臆答的情况：在访问结束后，通过对并行数据中各题目采访用时的统计分析以及录音核查来督导。

（5）对于提问不准确的情况：在访问结束后，通过录音核查来督导。

（6）对于诱导的情况：在访问结束后，通过录音核查来督导。

（7）对于追问不足的情况：在访问结束后，通过录音核查，对问卷数据无回答率的分析，以及对并行数据中各题目采访用时及键盘输入特点的统计分析来督导。

（8）对于捷径跳转的情况：在访问结束后，通过电话核查、录音核查，对问卷数据中每个访员在跳转变量上的答案分布特点进行分析，对并行数据中每个访员在各变量上采访用时进行统计分析，从而达成质量控制的目的。

（9）对于录入错误的情况：在访问系统中设计即时数值有效性校验，并于访问结束后，通过电话核查、录音核查，问卷数据离群值的统计分析来发现问题，达成质量督导的目的。

（10）对于代访的情况：在访问结束后，通过电话核查、录音核查来督导。

（11）问卷选择错误：在访问结束后协调员核查 SCID 问卷、GMS 问卷、DEM 问卷及 SDHC 问卷是否按照软件提示回答。

3．数据汇总和整理过程中出现的系统性误差，主要来源于编码过程和数据整理过程。

对于编码误差将借助系统化的编码表，通过三个人共同给同一个题目的原始资料进行编码的方式进行质量督导。对于数据整理过程中的误差，主要依靠多人多次循环检验的方式进行质量控制。

三、质量控制的实施

（一）质量控制的工作机制及人员组成

1. 工作机制

课题组设立了质量控制领导小组，由北京大学第六医院和天津市安定医院的相关人员组成，同时在各合作单位指定一名协调员作为质控员，共同开展质量控制工作，质控流程如图 5-11 所示。各单位成员分工如下：

（1）设立质量控制领导小组，成员来自北京大学第六医院及天津市安定医院。

（2）北京大学第六医院质控人员负责对精神科医生访员的在线培训，负责数据核查与时长核查。天津市安定医院质控人员负责进行录音核查与电话核查。随后，由北京大学第六医院负责将上述两部分质量控制结果汇总并发布质控周报。

（3）合作单位质控员负责督导现场调查的执行，并及时将质量控制的结果反馈给现场访员，并督促改正调查中的问题，提高调查质量。

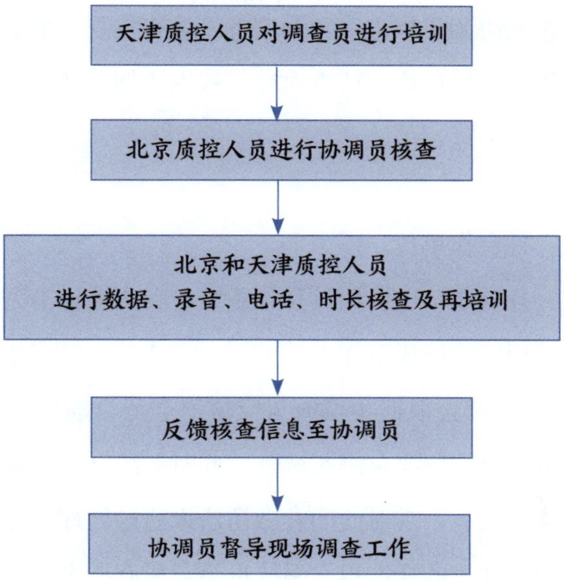

▲ 图 5-11　CMHS 精神科医生访谈质量控制流程图

2. 人员组成及职责

（1）确定质量控制总负责人：负责制定和协调所有质控工作并向 CMHS 项目负责人定期汇报工作进展。

（2）北京大学第六医院质控组：负责制定精神科医生访谈热身题，根据从问卷数据中反映出的访员行为不规范，对不合格访员进行再培训。负责数据核查与时长核查工作。负责汇总质量控制结果并发布质控周报。

（3）天津市安定医院质控组：负责进行录音核查与电话核查。

（4）质控工作协调员：负责核查访员调查问卷，同时将核查结果反馈给访员，控制现场调查质量。

（二）质量控制依托的技术平台

课题组借助计算机技术，设计了“中国精神障碍流行病学调查及质量控制信息系统”，该系统在实现访谈数据实时上传的同时，还具备质量控制功能。可以实现按照规则选取访谈记录进行核查，对质量控制结果进行记录，并向协调员提供反馈信息。

（三）核查方式、核查比例及完成单位

质量控制工作包括协调员核查、数据核查、录音核查、电话核查、时长核查以及访员再培训。各项工作的完成单位、核查内容、核查比例以及核查频率如下：

1. 协调员核查

（1）完成单位：各合作单位。

（2）核查内容：各合作单位协调员登录系统查看访谈样本完成情况，判断访员是否按照软件提示完成了相应的访谈工作。

如图 5-12 所示，系统会根据实填值与应填值进行自动核查比对，若实填值与应填值不匹配则表明访员没有按照要求进行调查，此时系统会自动在相应的不匹配行做红色标记，协调员发现该问题后，需对此问卷做访谈未通过处理，并通知相应访员。

在协调员确认访谈通过的样本里，系统也会对所有样本进行第二次核查，核查内容与上述一致，从而确保样本访谈工作按要求完成。系统会自动对所有访谈通过的样本进行问卷核查，确保访谈内容无误。如图 5-13 标阴影的样本为核查有误的样本，需要协

样本信息 > 访谈详情

题目编号	题目说明	实填值	应填值
JU1	是否做SCID诊断问卷	1	1
JU2	是否需要做CIDI核查问卷	5	5
JU3	是否需要做痴呆诊断问卷	5	5
JU4	是否需要做访谈补充问卷	5	5
S0	核查类型		0

▲ 图 5-12　访谈完成情况核查示意图

4107823104821	河南省	河南省辉县市	2013-7-27 0:00:00	2013-10-25 0:00:00	gcoyuing	2013-12-14 23:01:17
4107823100541	河南省	河南省辉县市	2013-7-28 0:00:00	2013-7-28 0:00:00	lishuliwg	2013-12-14 12:15:11
4103061200411	河南省	河南省洛阳市吉利区	2013-8-12 0:00:00	2013-8-12 0:00:00	gouyning	2013-12-12 8:52:32
6109211202310	陕西省	陕西省汉阴县	2013-9-11 0:00:00	2013-9-11 0:00:00	chyutug	2013-12-14 22:45:33
4113283200320	河南省	河南省唐河县	2013-10-6 0:00:00	2013-10-6 0:00:00	guoyiing	2013-12-4 10:06:56

▲ 图 5-13　核查有误样本示意图

调中心再次确认操作。

（3）核查比例：涵盖所有样本。

（4）核查频率：只要有新样本上传，就进行本核查工作。

2. 数据核查

（1）完成单位：北京大学第六医院。

（2）核查内容：与第一阶段调查提供的“应完成的访谈工作统计表”比对，判断访员是否按要求完成了各问卷的访谈工作，即确认是否有漏访问卷)；调用新增 SCID 问卷、SDHC 问卷、GMS 问卷以及 DEM 问卷数据库，运行事先编写的 SPSS 程序核查问卷中各条目回答之间的内部逻辑是否正确。

SCID 问卷数据核查的内容包括：① SCID 问卷中必填项目是否有空项和漏项；②关键跳转是否正确，各项目之间的跳转是否符合 SCID 中的指示；③诊断是否符合诊断标准中的条件；④填写的诊断与用程序得出的诊断的一致性等。

SDHC 问卷的数据核查主要内容是核查关键跳转是否符合跳转规则。GMS 问卷数据核查内容是核查：①跳转是否符合跳转规则；②是否有漏项、空项及填写非法值；③ GMS 问卷条目之间前后的填写矛盾。DEM 问卷的数据核查主要内容包括跳转是否正确，关键条目是否空项、漏项或者有非法值的输入。

（3）核查比例：调查 500 个样本。

（4）核查频率：一周两次，每周二和每周五运行核查程序。

3. 录音核查

（1）完成单位：天津市安定医院。

（2）核查内容：计算各合作单位所负责的调查区域访谈录音率；抽取一定比例的 SCID 问卷、GMS 问卷、DEM 问卷、SDHC 问卷访谈过程录音，由质量控制人员通过听取录音了解访谈细节，从而判断访谈质量。访谈质量判断标准包括：①是否为空白/无效录音；②是否代答；③风格是否符合要求；④信息搜集是否全面；⑤访员的评估和判断是否准确，其中后 3 个标准又细分为 3 个子条目。以上 5 条标准中任意一条不合格，录音质控结果判断为不合格。判断细则见表 5-8。其中，对于 SCID 问卷访谈录音，还需要判断访谈时长是否符合标准，时长≥ 30 min 为合格，15 ≤时长＜ 30 min 为可疑，时长＜ 15 min 为不合格。录音核查结果最终以报表形式报送给北京大学第六医院相关人员，内容包括各调查点录音核查详情汇总表、录音核查汇总表和不合格录音详情汇总表，见图 5-14、图 5-15 和图 5-16。

录音核查内容

调查点号：______ 研究号：______ 调查员编号：______ 访谈日期：____年____月____日

访谈用时：____分钟 质控用时：____分钟 质控员：____ 质控日期：____年____月____日

该次访谈 SCID 结果（X154-X158）：____/____/____/____/____（X159-X163）：____/____/____/____/

质控内容

检查风格

1. 使用通俗易懂的语言
2. 语气平和
3. 语速适中
4. 恰当处理受访者的问题

概述和筛查

1. 概述部分：问题询问清楚，记录准确

2. 筛查部分：提问只应针对当前问题

询问症状条目情况

1. 坚持逐字提问原则
2. 用易于理解的话解释问题
3. 避免诱导性质的提问
4. 突出症状存在时间、严重程度的关键词
5. 应在前后回答矛盾时及时追问

评估判断过程

1. 在获得阴性回答时，进行追问
2. 在获得阳性回答时，进行澄清
3. 条目判断正确，无捷径跳转

四个部分有任何一个部分中“差”的个数超过5个（包括5个），即为不合格。

访谈的总体评估：1= 非常好；2= 好；3= 一般；4= 差；5= 非常差。

在质量控制核查中，总体评估是“1、2、3”才能达到“通过”的标准，“4、5”则为不通过。若三部分中有任何一部分为“不合格”或其他严重错误，则总体评估为4或5。

表 5-8　质控内容判断细则

	好	中	差
1. 使用通俗易懂的语言	能使被试充分理解条目含义，并作出清晰的回答	可以使被试基本理解问题的含义，作出回答	不能使被试理解条目的含义，被试回答不明确
2. 语气平和	有抑扬顿挫，听起来温和，有亲切感	语气如平日聊天，不冷漠	冷漠，沉闷，机械式地念出题目
3. 语速适中	300字左右/分钟，根据语句结构有恰当的停顿，被访者可以听清提问，并有充分的时间思考	被访者可以听清提问，并有充分的时间思考	大于350字/分钟，语速快，没有停顿，被访者无法听清楚问题
4. 向受访者解释检查目的	访问开始时清楚地解释检查目的、解释录音的必要性和对被访者隐私权的保护	简单解释检查的目的，对是否录音采取“可有可无”的解释方式	不能清除解释检查目的，没有询问是否同意录音情况
5. 恰当处理受访者的问题	在检查过程中，对被访者的疑问可以恰当、巧妙地解释，使检查过程更顺利	在检查过程中，基本可以解释被访者的问题，虽不很充分，但对检查无影响	解释方式对检查起到反作用，甚至因为解释而使被访者拒绝访谈
6. 概述部分：问题询问清楚，记录准确	无漏项，对求医经过、药物治疗都详细询问（需要时）。描述简明扼要，准确记录对症状有线索意义的表述	无漏项，对求医经过、药物治疗的询问可以得到基本的信息，记录简单，但能表述清楚	有漏项或对求医经过、药物治疗一带而过，记录不准确，与被访者的表述不符

续表

	好	中	差
7. 筛查部分：提问只应针对当前问题	不过多、过早询问当前条目相关症状，不询问与当前条目无关的症状	有偶尔过多或过早询问的情况，但可以及时停止，回到当前条目	经常过多或过早询问相关症状，询问诊断标准；或询问其他与当前条目无关的症状
8. 坚持逐字提问原则	逐字询问，无漏读，并可加强语气突出关键词	逐字询问，无漏读，关键词无明显突出	没有逐字询问或者漏读，关键词一带而过或有意含糊读出
9. 用易于理解的话解释问题	充分理解症状本质，可以准确恰当地解释问题含义，使被试轻易就能理解问题并给出回答	对条目基本理解，解释恰当，被试可以听明白问题，并作出回答	死板念出问题，不能给予解释或者给予了错误的解释，使被试不知如何回答或给出错误回答
10. 避免诱导性质的提问	严肃认真地读出问题，不带有调侃、嘲讽语气，对关键词不带有戏谑的语气；不用反问的方式来诱导被试选择某个答案	严肃认真地读出问题，不带有调侃、嘲讽语气，对关键词不带有戏谑的语气；不用反问的方式，来诱导被试选择某个答案（标准同“好”）	不严肃询问症状，带有调侃、嘲讽语气；读出关键词时有戏谑语气；使用了反问的方式来询问症状
11. 突出症状存在时间、严重程度的关键词	突出条目中的关键词，并在必要时，给予准确的解释，使被试充分注意到关键词并理解含义	突出条目中的关键词，并在必要时，给予基本解释，使被试充分注意到关键词	没有突出条目中的关键词，被试没有理解关键词的含义，轻易给出答案或者无法给出答案
12. 应在前后回答矛盾时及时追问	可以及时发现前后回答的矛盾之处，进行有效的追问，解决矛盾，访谈内容前后一致，合乎情理。对矛盾的解释得到被试的认可。条目判断正确	可以发现矛盾之处，但只是进行简单的询问，没有深入询问，矛盾之处依然存在，但是不影响最后诊断	不能发现矛盾之处或发现矛盾后不能有效追问，做出可能导致误诊或者漏诊的判断
13. 在获得阴性回答时，进行追问	在得到阴性回答时，及时追问，方法巧妙，体现水平	在得到阴性回答时，可以做到追问	在得到阴性回答时，无追问
14. 在获得阳性回答时，进行澄清	在得到阳性回答时，及时澄清，方法巧妙，体现水平	在得到阳性回答时，可以做到澄清	在得到阳性回答时，无澄清
15. 条目判断正确，无捷径跳转	能根据症状准确判断条目，能根据得到的症状对条目进行合理判断，无故意做出捷径跳转的判断	能根据症状准确判断条目，无故意做出捷径跳转的判断（标准同“好”）	不能准确判断条目，得到的症状与条目的判断不合理或故意做出捷径跳转的判断

在录音核查的操作方面，各协调员定期（访谈完成后两周内）将调查录音上传到网

盘中，同时填写访谈录音汇总表，发给天津市安定医院。同时协调员还需要将录音刻录成光盘，注明刻录光盘的日期及所包括的内容（访员姓名以及录音编号）邮寄至天津市安定医院。天津市安定医院根据调查进度，定期督促、提醒各协调员上传并寄送访谈录音文件。天津市安定医院在收到访谈录音后，首先确定哪些样本有录音，并把这些样本登记在“录音核查表”中，录音核查不包括仅进行实地核查的访谈样本。随后，天津市安定医院质控人员回放选中样本的访谈录音，并按上述标准判断其质控的总体结果为“合格”或“不合格”。若不合格则由协调员按照不合格原因反馈给访员本人，以便在后续的访谈工作中提高访谈质量。

各调查点录音核查详情汇总表

样本编号	省份	区县	（基本信息）	SCID	DEM	GMS	SDHC	调查员姓名	是否有录音	是否录音质控	SCID时间	10/66时间	是否为空白嘈杂录音	录音时长	是否为代答	询问过程	录音是否合格	收到录音日期	质控完成日期	备注

▲ 图 5-14　各调查点录音核查详情汇总表

录音核查汇总表

协调中心	收到录音的检测点	完成质控监测点个数	应上传录音样本量（人）*	录音上传份数	录音上传率	核查录音份数	空白（无效）录音	有效录音份数	代答	时长过短	询问过程不合格	合格录音份数	核查录音有效率

▲ 图 5-15　各调查中心录音核查详情汇总表

不合格录音详情汇总表

样本编号	所属中心	省份	调查点	…	录音是否合格	空白/无效录音	访谈时间	代答	检查风格				信息搜集				评估判断			
									检查风格总评	使用通俗易懂的语言	解释检查目的	恰当处理受访者的问题	信息搜集总评	括号外问题逐字提问	括号内问题酌情调整	避免诱导跳转	评估判断总评	突出询问关键信息	在获得阴性回答时，进行追问	在获得阳性回答的时候，进行澄清

▲ 图 5-16　不合格录音详情汇总表

（3）核查比例：在“录音核查表”中随机抽取50%样本进行录音核查。抽到的单个样本录音可能包括SCID问卷、GMS问卷、DEM问卷、SDHC问卷中全部或部分问卷，其中SCID问卷的录音往往达不到50%。若某个监测点被抽中的录音中，SCID问卷访谈录音少于该监测点上传SCID问卷录音的一半，则继续抽取样本，直至抽到的SCID问卷录音数量达到上传SCID问卷录音数量的50%为止。

（4）核查频率：天津市安定医院收到录音文件后即开始录音核查工作。访员的录音率在调查后期保持在相对稳定的水平，此时开始作为指标进行监控，若录音率过低则增加该访员电话核查的比例。

4. 电话核查

（1）完成单位：天津市安定医院

核查内容：电话核查的目的是确认调查是否真实。质控人员登录质控系统的电话核查页面，可以打开电话核查问卷，电话核查员按照问卷上的问题进行电话核查。一旦发现虚假访谈，立即通知合作单位协调员，由协调员提醒访员本人纠正错误。若提醒以后还继续发现虚假访谈的情况，则取消该名访员的调查资格。电话核查流程见图5-17。访问开始前务必与电话接听人确认是访员接听电话才可以开始访问。如果存在方言问题，请告知受访者会有其他核查员与其联系，表示感谢后结束访问。如诊断为痴呆或者精神分裂症，应尽量找到知情人核查知情人问卷，如无法找到，则询问访谈本人问卷。其他诊断应该拨打受访者本人的电话。

电话核查内容见下：

一、电话核查单

（一）SCID质控电话核查单

访员编号：______________【加载软件用户名】

样本编号：______________【加载sampleid】

问卷回答人姓名：______________【加载vlastname】

访问完成日期：______________【加载JU4的答题时间】

电话核查日期：______________【加载电脑日期】

联系电话______________【优先加载cellphone变量，若没有则加载homephone变量】

需要完成的问卷种类：

礼品发放种类______________

电话未接通，填入结果代码______________　电话接通，填入结果代码______________

电话无人接听 -2001；电话占线 -2002；留言机、应答机、小秘书台 -2003；电话关机 -2004；不在服务区（无法接通、不在服务区、有故障）-2005；自动接收传真机 -2006；停机、号码过期、无权接受呼叫 -2007；空号 -2008；电话拒接 -2009；完成访问 -3001；约定访问时间 -3002；错号 -3003；杂音、无法听清 -3004；方言问题 -3005；语言障碍、年纪大无法交流 -3006；拒访 -3007；需要再次联系受访者 -3008；无法找到受访者本人 -3009；新的联系电话 -3010________

本次联系结果________ 下次联系时间________ 特殊说明 ________ 联系电话________

备注：

1．同一个电话号码拨打次数分为三类：1 次、2 次、3 次。

2．同一个电话号码以下几类情形之一则视为号码失效：

（1）达到某个联系结果限制次数（例如：出现一次 2008、3003 或 3009，或累计出现三次 2009，或累计出现三次 3004）。

（2）累计联系次数达到 3 次（不含 3002）。

3．若有多个联系电话，则一个联系电话出现除 3002、3010 以外的联系结果，可调用下一个联系电话。

4．若有多个联系电话，则多个号码均失效，方可定义为“无法联系”。

若拨打知情人的电话，电话核查内容如下：

“我是中国健康调查的工作人员，我在天津（SCID）质控中心给您打电话。在____（系统根据记录的访问时间，自动生成具体日期）那天我们有访员对您的一位亲属/朋友/同事/同学/邻居/领导/下属（系统根据访谈数据自动生成）进行了（SCID）一次调查的访问，现在想耽误您 2 ~ 3 min 时间和您核实几个问题，核实的目的是确保我们的访员按照要求完成了工作，所有问题不涉及您的隐私，您觉得可以吗？”

1a．请问您是否和您的一位亲属/朋友/同事/同学/邻居/领导/下属一起配合我们的访员接受了调查？或者是您作为知情人向我们的访员介绍了很多关于他的情况？

　1．是→1b

　2．否→1c

1b．请问您的这问亲属/朋友/同事/同学/邻居/领导/下属叫什么名字？（系统自动显示被访者的姓名【vlastname】）

【回答姓名是否和访谈记录相符？】

　1．是或不知道名字但却有此事→标记“第 1 题”合格

　2．否→1d

1c．您再好好想想，根据我们的记录，您的这位亲属/朋友/同事/同学/邻居/领导/下属叫________（系统自动显示被访者的姓名），您认识他吗？【vlastname】

　1．认识→1e

　2．不认识→标记“第 1 题”不合格

1d．您说的名字和我们记录的不一致，我们记录的是________（系统自动显示被访者的姓名），请问您是否帮助他接受过我们的问卷调查？或者是您作为知情人向我们的访员介绍了很多关于他的情况？【vlastname】

1. 是→标记“第1题”合格

2. 否→标记“第1题”不合格

1e. 那您既然认识________（系统自动显示被访者的姓名），那您是否记得在________（访谈日期）【自动加载回答I02.0的日期】那天，您和他一起接受了我们的调查，您介绍了一些关于他的情况，配合访员完成了调查？【vlastname】

1. 记得或有这回事→标记“第1题”合格

2. 不记得或没有这回事→标记“第1题”不合格

【第1题是否合格？】

1. 合格→进行到第2a题

2. 不合格→电话核查标记为“不合格”，并结束询问

2a. 我们的访员大致询问您或您的那位亲属/朋友/同事/同学/邻居/领导/下属一共有多长时间呢？【自动生成回答I02.0与回答JU1的时间间隔】

需要电话核查员手动填入知情人估计时长的最小值：________分钟。

1. 系统自动显示时间与估计时间差异≤ 30 min→电话核查第2题标记为“合格”，并进行到第3题

2. 系统自动显示时间与估计时间差异＞ 30 min→电话核查标记为“不合格”，并结束询问

3. 记不清楚，填入99→进行到2b

2b. 我们的访员是否询问了您或您的亲属/朋友/同事/同学/邻居/领导/下属有20分钟？

1. 有→电话核查第2题标记为“合格”，并进行到第3题

2. 没有→电话核查标记为“不合格”，并结束询问

【第2题是否合格？】

1. 合格→进行到第3题

2. 不合格→电话核查标记为“不合格”，并结束询问

3. 访员是否给您或者您的亲属/朋友/同事/同学/邻居/领导/下属支付了受访者酬金（礼金）/礼品？

填入数字：(1= 送了 2= 没有送)

1. 送了→进行到第4题

2. 没有送→电话核查标记为“不合格”，并结束询问

3. 请问该访员是男的还是女的？（系统自动显示记录信息【JU1.05】）

1. 相符→进行到第5题

2. 不相符→电话核查标记为“不合格”，并结束询问

3. 不知道→进行到第5题

*以下内容为与SCID中的回答内容进行比对

4. 请问被访者在接受访谈时的婚姻状况是未婚、已婚、离异、再婚、同居、丧偶，还是其他？（1= 未婚、2= 已婚、3= 离异、4= 再婚、5= 同居、6= 丧偶，7= 其他）【Z910】

系统自动判断是否与访谈数据相符

1. 相符

2. 不相符

3. 不知道

5. 被访者（由被试本人或由了解情况的家属回答）的文化程度？

1= 文盲、2= 小学、3= 初中、4= 高中、5= 中专、6= 大专、7= 本科或以上【ZP8】

1．相符
2．不相符
3．不知道

6．被试（您）生日是什么时候？年月日系统自动显示记录信息年【ZP2】月【ZP3】日【ZP4】
1．相符
2．不相符
3．不知道

7．被试（您）曾经因为躯体问题住过院吗？如是，是什么问题（简要描述）？【ZP23】系统自动显示记录信息
1．相符
2．不相符
3．不知道

4～7题共5个小题中，是否累计有2小题不相符？
1．是→电话核查标记为“不合格”，并结束询问
2．否→进行下一部分的核查，若没有下一部分则电话核查标记为合格

*以下内容为与10/66问卷中的回答内容进行比对

8．请问您在接受精神科医生访谈的时候是多大年纪？【比对题目GMS4】
1．相符
2．不相符
3．不知道

9．请问您接受调查时期的所在地址是在哪儿？【比对题目GMS8】
1．相符
2．不相符
3．不知道

10．请问您能够回忆出上届国家主席的名字吗？（GMS39.1中1 为不能回忆，0 为可以回忆【比对题目GMS39.1】）
1．相符
2．不相符
3．不知道

9～11题共3个小题中，是否累计有2小题不相符？
1．是→电话核查标记为“不合格”，并结束询问
2．否→进行下一部分的核查，若没有下一部分则电话核查标记为合格

*以下内容为与精神科访谈补充问卷中的回答进行比对

11．请问您的性别是？【比对题目SC1】
1．相符
2．不相符
3．不知道

12．您接受访谈时的婚姻状况是1已婚、2分居、3离婚、4丧偶，还是5未婚？【比对题目SC3】
1．相符
2．不相符
3．不知道

13. 您身高多少？【比对题目 SC4b】
  1. 相符
  2. 不相符
  3. 不知道
14. 是否有人告诉过您患有高血压？没有 0 有 1【比对题目 HDAS1】
  1. 相符
  2. 不相符
  3. 不知道
15. 是否有人告诉过您患有糖尿病？没有 0 有 1【比对题目 HDAS6】
  1. 相符
  2. 不相符
  3. 不知道
16. 在过去的 2 周内，您是否因为任何身体上的或心理上的问题去医院或诊所看过病？看过 1 没看过 5【比对题目 SR0.1】
  1. 相符
  2. 不相符
  3. 不知道

11 ~ 16 题共 6 个小题中，是否累计有 3 小题不相符？
  1. 是→电话核查标记为“不合格”，并结束询问
  2. 否→电话核查标记为合格

若拨打被访者的电话，电话核查内容如下：

“我是中国健康调查的工作人员，我在天津（SCID）质控中心给您打电话。在______（系统根据记录的访问时间，自动生成具体日期）那天我们有访员对您进行了（SCID）一次调查的访问，现在想耽误您 2 ~ 3 min 时间和您核实几个问题，核实的目的是确保我们的访员按照要求完成了工作，所有问题不涉及您的隐私，您觉得可以吗？”

1a. 请问您是否配合我们的访员接受了调查？
  1. 是→ 1b
  2. 否→ 1c

1b. 请问您叫什么名字？（系统自动显示被访者的姓名【vlastname】）
【回答姓名是否和访谈记录相符？】
  1. 是→标记“第 1 题”合格
  2. 否→ 1d

1c. 您再好好想想，根据我们的记录，您接受了我们的访问，您能回忆起来了吗？
  1. 记得或有这回事→标记“第 1 题”合格
  2. 不记得或没有这回事→标记“第 1 题”不合格

1d．您现在说的您的姓名和我们记录的不一致，我们记录的是系统自动显示被访者的姓名，请问当您参与调查时，是用的这个名字吗？【vlastname】

1．是→标记“第 1 题”合格

2．否→标记“第 1 题”不合格

【第 1 题是否合格？】

1．合格→进行到第 2a 题

2．不合格→电话核查标记为“不合格”，并结束询问

2a．我们的访员大致询问您一共有多长时间呢？【自动生成回答 IO2.0 与回答 JU1 的时间间隔】

需要电话核查员手动填入知情人估计时长的最小值：____min。

1．系统自动显示时间与估计时间差异≤ 30 min→电话核查第 2 题标记为“合格”，并进行到第 3 题

2．系统自动显示时间与估计时间差异＞ 30 min→电话核查标记为“不合格”，并结束询问

3．记不清楚，填入 99→进行到 2b

2b．我们的访员是否询问了您有 20 min？

1．有→电话核查第 2 题标记为“合格”，并进行到第 3 题

2．没有→电话核查标记为“不合格”，并结束询问

【第 2 题是否合格？】

1．合格→进行到第 3 题

2．不合格→电话核查标记为“不合格”，并结束询问

3．访员是否给您支付了受访者酬金（礼金）/ 礼品？

1．是的→进行到第 4 题

2．没有→电话核查标记为“不合格”，并结束询问

4．请问该访员是男的还是女的？（系统自动显示记录信息【JU1.05】）

1．相符→进行到第 5 题

2．不相符→电话核查标记为“不合格”并结束访问

3．不知道→进行到第 5 题

* 以下内容为与 SCID 中的回答内容进行比对

5．请问您在接受访谈时的婚姻状况是未婚、已婚、离异、再婚、同居、丧偶，还是其他？（1= 未婚、2= 已婚、3= 离异、4= 再婚、5= 同居、6= 丧偶，7= 其他）（系统自动显示记录信息【ZP10】（系统自动判断是否与访谈数据相符）

1．相符

2．不相符

3．不知道

6．请问您的文化程度是什么？

1= 文盲、2= 小学、3= 初中、4= 高中、5= 中专、6= 大专、7= 本科或以上（系统自动显示记录信息【ZP8】）

1．相符

2．不相符

3．不知道

7．（您）生日是什么时候？（系统自动显示记录信息年【ZP2】月【ZP3】日【ZP4】）

1．相符

2. 不相符
3. 不知道
8. 您曾经因为躯体问题住过院吗？如是，是什么问题（简要描述）？【ZP23】
1. 相符
2. 不相符
3. 不知道
5～8题共5个小题中，是否累计有2小题不相符？
1. 是→电话核查标记为“不合格”，并结束询问
2. 否→进行下一部分的核查，若没有下一部分则电话核查标记为合格
*以下内容为与10/66问卷中的回答内容进行比对
9. 请问您在接受精神科医生访谈的时候是多大年纪？【比对题目GMS4】
1. 相符
2. 不相符
3. 不知道
10. 请问您接受调查时的所在地址是哪儿？【比对题目GMS8】
1. 相符
2. 不相符
3. 不知道
11. 请问您能够回忆出上届国家主席的名字吗？GMS39.1中1为不能回忆，0为可以回忆【比对题目GMS39.1】
1. 相符
2. 不相符
3. 不知道
9～11题共3个小题中，是否累计有2小题不相符？
1. 是→电话核查标记为“不合格”，并结束询问
2. 否→进行下一部分的核查，若没有下一部分则电话核查标记为合格
*以下内容为与精神科访谈补充问卷中的回答进行比对
12. 请问您的性别是？【比对题目SC1】
1. 相符
2. 不相符
3. 不知道
13. 您接受访谈时的婚姻状况是1已婚、2分居、3离婚、4丧偶，还是5未婚？【比对题目SC3】
1. 相符
2. 不相符
3. 不知道
14. 您身高多少？【比对题目SC4b】
1. 相符
2. 不相符
3. 不知道

15. 是否有人告诉过您患有高血压？没有 0 有 1【比对题目 HDAS1】
   1. 相符
   2. 不相符
   3. 不知道
16. 是否有人告诉过您患有糖尿病？没有 0 有 1【比对题目 HDAS6】
   1. 相符
   2. 不相符
   3. 不知道
17. 在过去的 2 周内，您是否因为任何身体上的或心理上的问题去医院或诊所看过病？看过 1 没看过 5【比对题目 SR0.1】
   1. 相符
   2. 不相符
   3. 不知道

12 ~ 17 题共 6 个小题中，是否累计有 3 小题不相符？
   1. 是→电话核查标记为“不合格”，并结束询问
   2. 否→电话核查标记为合格

（2）核查比例：在区县调查完成以后抽取 10% 的完访样本进行电话核查。在调查前期因样本量过少采取手动抽取样本的方式进行，调查中后期则采用系统随机抽选的方式进行。如果访员在前期电话核查中出现过虚假访谈等严重问题，则采用人工选取的方式增加该访员电话核查的比例。如前所述，如果该名访员的录音比例过低，也会增加其电话核查的比例。

（3）核查频率：电话核查在区县调查完成一周内开展。

5. 时长核查

（1）完成单位：北京大学第六医院。

（2）核查内容：通过检查问卷的整体访谈时长以及调查问题平均时长来判断调查质量。其中 SCID 问卷的答题时长判断不包括在本项内容中。其他问卷（GMS 问卷、DEM 问卷、SDHC 问卷）总时长的计算方法为用同一个问卷最后一题的时间点减去第一题的时间点（SDHC 问卷为 JU3-JU2，GMS 问卷为 JU4-JU3，DEM 问卷为 IO1a.0-JU4）。调查问题平均时长是计算出来的，操作时首先确定每种问卷的答题个数（即不包括无应答的题目），然后用总时长除以答题个数，得出平均时长。质控人员登录质控系统，获得 GMS 问卷、DEM 问卷和 SDHC 问卷访问时长信息，根据实现设置的时长合格与

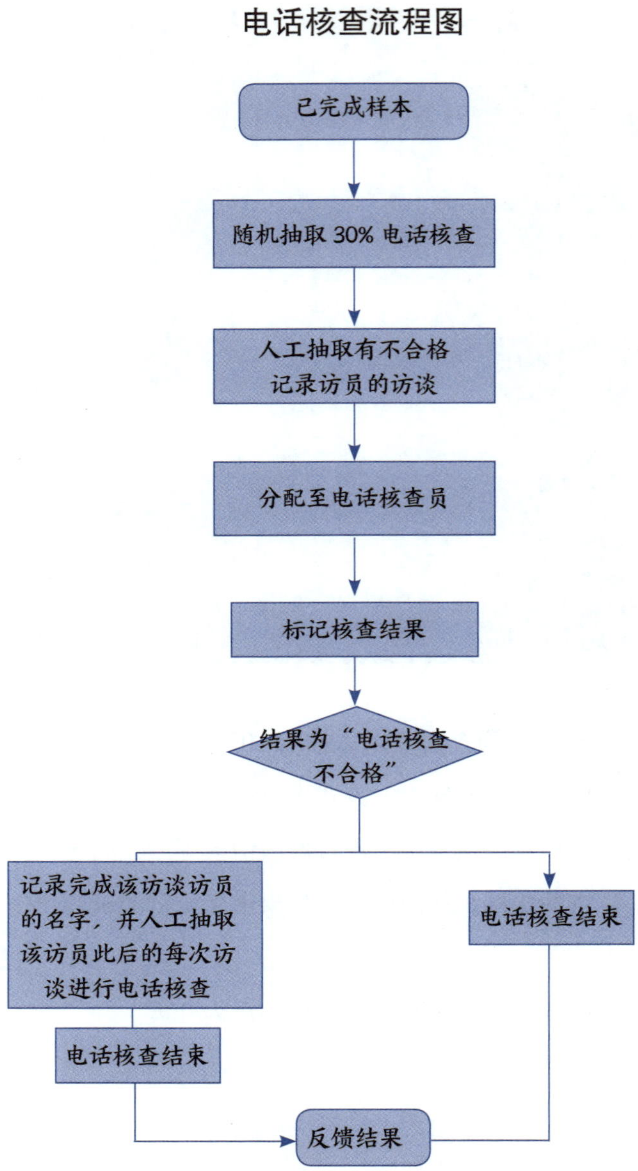

▲ 图 5-17　电话核查流程图

否的标准进行判断。各种问卷的标准不一样。GMS 问卷的判断标准为：①合格：时长≥ 40 min；②可疑：20 ≤时长＜ 40 min；③不合格：时长＜ 20 min。DEM 问卷的判断标准为：①合格：时长≥ 10 min；②可疑：5 ≤时长＜ 10 min；③不合格：时长＜ 5 min。SDHC 问卷的判断标准为：①合格：时长≥ 5 min；②可疑：2 ≤时长＜ 5 min；③不合格：时长＜ 2 min。对访谈时长不合格的问卷需要结合调查问题单题时长进行综合判定，如单题时长也低于平均水平，则判定为不合格。所有不合格及可疑的核查结果，将由合作单位协调员反馈给访员本人。

（3）核查比例：除 SCID 问卷外，其余访谈问卷全部进入时长核查程序。

（4）核查频率：每周两次，周二、周五进行。

6. 访员再培训

（1）完成单位：北京大学第六医院。

（2）核查内容：定期对访员应用软件与问卷的能力进行检查和考核，从而确保调查质量。课题开展过半后，质控中心采用网络授课指导与在线答题相结合的方式，对访员进行了再培训。访员必须参加在线测试，合格者方能继续开展现场调查工作。

（3）核查比例：所有访员均需要接受访员再培训。

（4）核查频率：每一位访员在课题进行过程中至少接受一次培训，不合格者取消资格或者再次接受培训。

四、质量控制的结果和评价

CMHS 第二阶段现场执行共完成访谈 5233 人，共完成问卷 6494 份，其中 SCID 问卷 1958 份，GMS 问卷 2775 份，DEM 问卷 490 份，SDHC 问卷 1271 份。质控组共对 1479 个样本进行了协调员核查，500 个样本进行了数据核查，1964 个样本进行了录音核查，1012 个样本进行了电话核查，4536 份问卷进行了时长核查。核查报表内容如图 5-18、图 5-19 和图 5-20。

协调员核查中未出现实际完成问卷与预期完成问卷不符的情况。数据核查中没有发现回答问题有内部逻辑错误，也未发现其他问卷错误。录音核查结果应上传录音 4580 份，

精神科医生访谈质控报告（20150206）

协调中心	样本应答数量（人）	电话核查结果			时长核查结果									录音核查结果				
		电话核查覆盖率	完成核查份数	合格率	实地核查问卷			痴呆问卷			补充问卷			应上传录音样本量（人）*	录音上传率	核查录音份数	核查录音有效率	合格率
					访谈份数	核查份数	合格率	访谈份数	核查份数	合格率	访谈份数	核查份数	合格率					

▲ 图 5-18　精神科医生访谈质控报告汇总（按照协调中心）

精神科医生访谈质控报告（20150206）

协调中心	样本应答数量						是否完成调查	是否完成核查	电话核查结果					时长核查结果															录音核查结果												
														实地核查问卷					痴呆问卷					补充问卷																	
	样本应答数量/人	问卷访谈数量/份	SCID-节选/份	痴呆诊断/份	补充问卷/份	实地核查/份			核查份数	合格	不合格	可疑	合格率	核查份数	合格	不合格	可疑	合格率	核查份数	合格	不合格	可疑	合格率	核查份数	合格	不合格	可疑	合格率	收到录音的检测点	完成质控监测点个数	应上传录音样本量	录音上传份数	核查录音份数	空白（无效）录音	有效录音份数	代答	时长过短	询问过程不合格	合格录音份数	核查录音有效率	合格率

▲ 图 5-19 精神科医生访谈质控报告详细列表（按照协调中心）

精神科医生访谈质控报告（20150206）

协调中心	省	市	区县	区县编码	样本应答数量							电话核查						时长核查结果																		录音核查结果													
																		实地核查问卷						痴呆问卷						补充问卷																			
					样本应答数量/人	问卷访谈数量/份	SCID-节选量/份	痴呆诊断量/份	补充问卷量/份	实地核查量/份	是否完成核查	核查份数	电话核查覆盖率	合格	不合格	电话核查无法完成	合格率	核查份数	合格	不合格	可疑	涉及调查员	合格率	核查份数	合格	不合格	可疑	涉及调查员	合格率	核查份数	合格	不合格	可疑	涉及调查员	合格率	是否收到录音	是否完成质控	应上传录音样本量	录音上传份数	录音上传率	核查录音份数	空白（无效）录音	有效录音份数	代答	时长过短	询问过程不合格	合格录音份数	核查录音有效率	合格率

▲ 图 5-20 精神科医生访谈质控报告详细列表（按照区县）

表 5-9　精神科医生访谈质控结果（按合作单位报告）

协调中心	样本应答数量（人）	电话核查结果			时长核查结果									录音核查结果				
		电话核查覆盖率	完成核查份数	合格率	实地核查问卷			痴呆问卷			补充问卷			应上传录音样本量（人）*	录音上传率	核查录音份数	核查录音有效率	合格率
					访谈份数	核查份数	合格率	访谈份数	核查份数	合格率	访谈份数	核查份数	合格率					
北大六院	475	19.6%	93	98.2%	155	155	94.2%	226	226	86.7%	100	100	93.0%	373	75.1%	147	94.6%	97.8%
天津市安定医院	482	28.2%	136	100.0%	118	118	85.6%	237	237	82.3%	19	19	89.5%	643	85.2%	296	92.6%	98.5%
吉林大学	550	10.4%	57	97.1%	141	141	94.3%	273	273	92.3%	50	50	96.0%	453	90.7%	218	96.8%	99.1%
中国人民解放军第四军医大学（现空军军医大学）	693	10.1%	70	97.7%	108	108	89.8%	430	430	96.5%	35	35	91.4%	618	73.3%	279	81.0%	92.9%
上海市精神卫生中心	595	19.2%	114	90.9%	152	152	93.4%	330	330	92.7%	39	39	97.4%	478	79.7%	267	92.1%	72.4%
中南大学湘雅二院	503	25.4%	128	91.8%	126	126	88.1%	244	244	93.9%	38	38	71.1%	408	73.8%	185	96.2%	78.7%
中南大学	494	15.8%	78	96.8%	111	111	88.3%	244	244	89.3%	38	38	94.7%	410	79.5%	169	95.9%	94.4%
四川大学	692	17.2%	119	90.3%	193	193	92.2%	397	397	92.7%	100	100	99.0%	563	74.2%	299	93.0%	95.0%
昆明医科大学	564	30.1%	170	95.0%	98	98	84.7%	335	335	97.0%	60	60	86.7%	508	48.4%	92	70.7%	81.5%
宁夏医科大学	50	42.0%	21	100.0%	15	15	66.7%	26	26	92.3%	0	0		37	100.0%	12	83.3%	80.0%
乌鲁木齐市第四人民医院	135	19.3%	26	90.9%	54	54	85.2%	33	33	97.0%	11	11	81.8%	89	—	—	—	—
总计	5233	19.3%	1012	95.3%	1271	1271	90.1%	2775	2775	92.3%	490	490	92.0%	4580	74.3%	1964	90.8%	90.9%

* 应上传录音样本量（人）= 样本应答总份数（人）- 仅实地核查样本数（人）

实际录音上传率 74.3%，进入核查的录音 1964 份，其中 181 份录音为空白录音，核查录音有效率 90.8%。有效录音中合格录音为 1621 份,合格率 90.9%。不合格录音 187 份。其中出现访谈时间不合格的有 76 个样本，出现评估判断不合格的有 59 个样本，出现家属代答情况的有 52 个样本。

共对 1012 人进行了电话核查，电话核查覆盖率为 19.3%。其中电话接通并完成核查 580 人，电话核查应答率 57.3%，合格率 95.3%。电话核查不合格的，有 27 个样本；电话核查无法完成的有 432 个样本。

时长核查中实地核查问卷时长核查 1271 份，合格率 90.1%；痴呆问卷时长核查 2775 份，合格率 92.3%；补充问卷时长核查 490 份，合格率 92.0%。通过时长核查，实地核查问卷时长核查不合格的（不含可疑结果），有 93 个样本；痴呆问卷时长核查不合格的（不含可疑结果），有 158 个样本；补充问卷时长核查不合格的，有 20 个样本。我们对参与工作的所有访员进行了再培训与测试,共涉及 62 名访员,测试结果为全部合格。

对各个协调中心调查数据进行核查结果见表 5-9。

参考文献

[1] 郝伟，于欣．精神病学．7版．北京：人民卫生出版社，2013：28-36.

[2] 沈渔邨．精神病学．5版．北京：人民卫生出版社，2009：185-186.

[3] First MB，Gibbon M，Spitzer RL，et al. User's Guide for the Structured Clinical Interview for DSM-IV-TR Axis I Disorders-Research Version (SCID-I for DSM-IV-TR，February 2001 Revision). New York：New York Bivmetries Research Department New York State Psychlatric Institute，2001：1-14.

[4] 闫芳，黄悦勤，巩嘉凯，等.社区痴呆筛查知情人问卷在北京部分社区老年人中的试测 [J].中国心理卫生杂志，2007，21(6)：375-378，410.

（尹慧芳　刘肇瑞　徐广明　刘　兰）

第六章 精神障碍流行病学调查的组织和协调

第一节

调查的筹备和策划

一、明确调查的研究目的

在开展精神障碍流行病学调查之前，研究者需要对所要研究的问题性质及其解决动机有清晰的认识。因此研究者应对现有的文献和各种政策、规定等文件进行综述，并与当地的精神卫生相关政策的制定者讨论。文献综述不应局限于已发表的流行病学研究，临床、药物、护理、康复等方面的研究也可以提供有用的信息。此外，有一些研究可能并不是公开的，只出现在政府的报告中，如有可能，也应尽力寻找并将其纳入进来。在完成现有资料综述后，可以考虑有哪些学术问题目前还没有解决，以此提出本次调查需要解决的研究问题，并提出研究目的。对于精神障碍流行病学研究，仅仅考虑学术问题是不够的，更应以制定政策为导向开展相应研究。

精神障碍流行病学调查的主要研究目的包括以下几个方面：①病因学研究：病因学研究是探讨精神障碍的病因和影响因素。以此为目的开展的精神障碍流行病学调查通常以获得精神障碍疾病分布的指标（如患病率、发病率）和引起死亡的指标（如死亡率）及各指标的人间、时间和空间的分布特点为基础，扩展到获得疾病与因素联系的指标（如相对危险度、比值比）。②疾病预防与控制研究：通过精神障碍流行病学调查，可以发现疾病、状态或结局相关的高危因素或高危人群，此时可以在精神障碍流行病学调查的基础上，开展精神障碍预防与控制相关研究。这类研究通常按照危险因素的预防和疾病三级预防的理念开展。③疾病监测：通过多次开展精神障碍流行病学调查，可以长期不断地收集和分析精神障碍的动态分布及影响因素的资料，长期连续地观察精神障碍及其影响因素的发展趋势，并对预防对策、卫生资源的分配进行评价。④对卫生服务活动进行研究和评价:可以研究精神卫生服务需求、使用以及卫生资源的公平性、分配和利用。⑤研究疾病的自然史:了解精神障碍的发生发展过程以及转归,从而找到预防和控制精神障碍的突破口。

随着全球化进程的加剧,精神卫生研究全球化趋势日趋明显,全球精神卫生运动(global mental health movement)生机勃勃,为在全球范围内改善精神卫生服务、减少精神残疾提供了机会,同时也使得精神障碍流行病学的研究范畴和目的得到进一步拓展,包括:开展跨文化比较精神病学研究来探讨精神障碍在不同文化背景下的症状学差异、精神障碍概念的历史演变、流行趋势和挑战。在全球精神卫生背景下,开展精神障碍流行病学与人类学、社会学的多学科交叉研究来更好地理解社会文化对人群精神健康的影响。开展全球精神卫生服务标准制定和应用研究、发展精神卫生多样化服务和全球精神卫生协作研究,为在全球范围内改善精神卫生服务公平性提供证据。

二、形成研究计划和方法

1. 确定研究设计

明确精神障碍流行病学的学术期望后,研究者就可以在此基础上确定研究假设,并选择最为有效且可行的研究设计来实现研究假设。

前述患病率及其分布研究可以通过现况调查,或者称为横断面研究的设计实现,即在某个时点或时期内,对某个人群进行调查获得人群患有疾病或处于某个健康状态的信息。在诊断精神障碍时,除了症状学标准,通常需要考虑疾病的病程,因此传统流行病学研究方法中时点患病率的概念并不适用于精神障碍流行病学研究。目前比较常用的报告方法都是使用期间患病率的概念。在中国精神卫生调查中,根据现场调查的结果,报告的患病率包括终生患病率(lifetime prevalence)、12 月患病率(12-month prevalence)和 30 天患病率(30-day prevalence)。其中终生患病率的时间范围指受访者自出生至调查时点期间的患病统计。12 月患病率和 30 天患病率指从调查之日起向前推算 12 个月或 30 天的时期内的患病统计。结合现场调查的结果,借助生存分析等模型分析的技术,还可以计算获得预测终生患病率(projected lifetime prevalence),即调查人群从出生日起,经调查时点,直至死亡的整个生命期间的患病风险估计,这一估计既包括既往和目前已患病的信息，也包括受访者未来可能患病的预期。

发病率调查往往需要通过纵向研究设计实现，即在一定的时间内对于相同人群完成两次调查，通过第一次调查明确未发生疾病或健康状态的人群，随后第二次调查获得该人群新发某种疾病或健康状态的信息。相对于患病率调查而言，发病率调查所需的经费更多，而且第二次调查失访率通常更高，更难组织实施。在中国精神卫生调查中，所有信息来自于现况调查，因此只能获得患病率的信息。但是研究者计划根据患病率的分布特点，确定影响患病率的重要人口学因素（如性别、年龄、城乡等），随后根据各类亚人群（如城市 18 ～ 25 岁男性）某种疾病或健康状态的起病年龄、病程以及发作次数等信息，在一个模拟的考虑了重要人口学因素分布的标准人群中，建立模型，从而估计一定时间内疾病或健康状态的发病率。

暴露因素研究可以采用回顾性的病例对照研究开展，即确定病例组和对照组，随后收集既往的暴露因素；也可以采用前瞻性的队列研究开展，即确定暴露组和非暴露组，随后追踪发生疾病或健康状态的结局。一般来说，对于精神障碍流行病学调查，大多数设计基于现况调查开展，在此基础上嵌入病例对照研究的设计进行数据分析，就可以获得暴露因素的比值比（odds ratio，OR）。队列研究需要对结局进行追踪，而精神障碍通常是慢性疾病，有些结局的出现需要很长时间，所需的人力物力投入均很大，因此与病例对照研究相比，较难开展。

对于疾病负担研究，需要首先确定疾病负担的指标，目前国际较通用的是使用伤残调整寿命年（disable adjusted life year，DALY），该指标计算时较为复杂，需要了解患病率、发病率、缓解率、死亡率、病死率、病程、伤残权重等关键参数才能够进行计算。通常可以先应用上文提到的调查研究设计，获得可获得的疾病相关资料，并结合现有文献，利用 DisMod 模型和变量间的相互关系来补全数据，计算 DALY。

对于卫生服务利用研究来说，研究设计通常和发病率研究或患病率研究相似，但是在调查时纳入的研究对象更为广泛，指标更为复杂。一方面，需要调查人群精神卫生服务的需求和使用情况；另一方面，也需要开展医疗机构调查，掌握精神卫生提供方的供给情况并综合分析，获得研究结果。

2. 形成研究方案

在选定研究设计之后，接下来就是确定具体的研究目的和研究方法，从而形成研究方案。每项精神障碍流行病学研究都需要准备研究方案，其详细程度取决于研究本身的准确性。不管研究方案的长短如何，它都应该作为完整的文件为研究提供足够的信息。表 6-1 列举了研究方案组成内容的推荐清单。

表 6-1　研究方案的组成

序号	推荐的内容清单
1	摘要
2	研究目的和研究假设
3	问题、背景和意义
4	前期研究和研究者资格
5	源人群和研究人群的描述以及研究样本的抽样方法
6	数据的来源和收集方法
7	疾病、健康状态、暴露因素、结局指标的测量方法
8	研究成员的要求、现场工作人员的招聘和培训
9	质量控制计划、实施以及执行人员的招聘和培训
10	数据分析策略和方法，包括数据录入与管理计划、统计方案
11	数据管理计划
12	研究的时间表
13	确保研究实施的其他资源，包括场地、设备、材料、行政、财务服务
14	伦理学考虑
15	附件，其他相关资料，比如参与研究的大学或机构的合作协议

3. 进行伦理审查

在一项科学研究正式启动前，研究者的研究方案必须获得相应的伦理委员会的批准。目前，在许多医疗机构和公共卫生机构中都会设立伦理委员会或机构审查委员会，以此来确保在开展任何与人体相关的医学研究时能使公共的利益得到保护。这些委员会通常由一名业外人士和来自于医学、科学、法律和哲学等学科的成员组成。此节重点描述伦理学申请的过程，而关于精神障碍流行病学研究中更广泛的伦理学问题将在本章第四节中讨论。

在填写研究申请表时要求研究者详细地描述研究目的，并考虑研究可能会产生的后果，其重点应放在尊重受访者的权利上。因此，除了必须描述研究的科学意义之外，还必须说明为何需要对受访者进行访问，以及如何保护受访者的隐私。提交申请时，必须同时附上拟定的知情同意书以便伦理委员会委员审查。每个机构都有自己的伦理审查申请表，在大部分机构中审查申请表的主要内容是基本类似的。大部分机构的申请表都要求申请者详细说明研究者的姓名、开展研究的机构以及研究假设，并重点突出研究者获得的资助和产生的经济效益之间利益冲突的可能性。申请表中还会包括研究的设计类型和可能的干预措施。研究的背景资料可以帮助伦理审查人员理解为何需要开展相关研究。申请表应详细说明受访者的入选和排除标准以及募集过程，另外还需描述所有涉及受访者的数据收集过程。

研究者通常要用书面的知情同意书向每一个受访者传达关于研究的信息。知情同意书应该使用那些对于任何有资格参加该研究的人都容易理解的语言。万一碰上是文盲的受访者，研究者就需要把同意书上的内容口头表达出来。如果研究人群包括多个民族，知情同意书则可能需要用不同的语言印刷。受访者在签名同意之后应保留该同意书的副本。要求每个可能的受访者都签署知情同意书，是要确保以下几种情况：①受访者充分了解该研究的性质和程序；②受访者不是被迫参与该研究的；③受访者能够对该研究提出疑问；④受访者能就提出的疑问从研究者那得到回答；⑤受访者能在任何时候自由退出研究。

在精神障碍流行病学调查中，如果涉及 18 岁以下儿童，则需要获得其监护人的知情同意。对于老年期痴呆、精神分裂症等可能影响其知情同意能力的受访者，需要由医生根据其病情进行判断，如果医生判定受访者缺乏知情同意能力，则同时需要获得其监护人或亲属的知情同意。

三、组建研究团队

研究团队人数的多少与研究的设计、目的和规模有关。大样本的多地区的精神障碍流行病学调查需要广泛的数据收集现场，一些研究还涉及实验室数据，相对来说较为复杂，需要由多学科专家组成的核心小组和较多技术人员以及现场工作人员。

1. 团队领导

精神障碍流行病学调查需要由能力卓越的项目负责人（也称为“首席研究者”）负

责指挥整个研究。项目负责人是整个研究团队的领导者，负责研究的总体规划和实施，确保研究过程执行规范，保证数据的质量，并对数据进行准确分析、解释和汇报。对于大规模的精神障碍流行病学研究，可能涉及多学科专家的通力合作，项目负责人就必须具有管理和运作多学科团队的能力与经验。如果一项精神障碍流行病学调查，比如中国精神卫生调查，由多个合作单位及协作中心实施，那么每个单位或中心都需要有一个分中心负责人，项目负责人需要与这些分中心负责人密切合作，让所有分中心负责人参与到整个研究的规划中来，并确保各个分中心之间密切配合、紧密协作。此外，在精神障碍流行病学调查中，通常还需要有专职的项目协调员，项目协调员作为项目负责人的直接助手参与各项工作，协调员通常需要熟悉各个部门的工作职责和流程，对于各种信息及时上传下达，确保项目的顺利运行。

2. 主要合作者和专家

在精神障碍流行病学研究中，项目负责人通常由流行病学专家担任，主要原因是他们能全面理解和把握研究的设计和后勤保障，并且熟悉其他相关学科。同时，他们也可以作为合作者参与研究，并将重点放在研究设计和其他一些相关问题上，包括确定抽样框架、实施人群抽样、规划数据收集过程的后勤保障、设计研究问卷和数据收集方法、相关人员培训，以及制定和监控质量保证程序。

对于精神障碍流行病学研究来说，精神病与精神卫生学的临床专家对于整个项目来说也是至关重要的，他们可以作为项目负责人或主要合作者参与研究，主要工作职责是精神障碍的评估，同时对于调查中遇到的各种临床问题给予解答并提出解决建议。

在一些精神障碍流行病学研究中，除了对受访者进行面对面访谈，有时还会采集一些生物样本，比如唾液、血液等进行遗传学分析，这时就需要由实验室专家来分析这些样品。事实上，对于实验室分析工作的质量、花费和可行性的考虑可能是整个研究设计的主要决定因素。因此，在研究设计的最初阶段就应该邀请有关的实验室专家参与。通常情况下都是在现场收集到生物样本，然后运送到实验室进行分析。在这种情况下，评价从运送样本到运送到实验室分析之前，采集现场对样本的处理和保存至关重要。

统计学家应该参与精神障碍流行病学研究的最初设计过程。他们可以帮助项目负责人选择和确定研究设计，包括基于统计精确度考虑的研究人群的样本量大小，帮助负责人形成定量的研究假设以确保预期的统计分析可以实现研究假设。在研究中，统计学家还应当检查原始资料和电子数据或文档，检查是否有缺失、前后矛盾或错误的地方，通过比较不同的访员和编码人员收集的数据来评价数据的质量以及与项目负责人协作分析和解释数据。

随着成本相对低廉的计算机的广泛使用和互联网的发展，越来越多的精神障碍流行病学调查依靠计算机进行研究管理、交流、开发研究工具、追踪和管理数据、统计分析以及撰写报告。由于许多研究都需要通过建立信息网络与研究团队中的成员和公众进行沟通，因此能够建立和管理计算机系统的计算机相关专家也是研究团队中不可或缺的一员。计算机相关专家可以与项目负责人和统计学家合作设计数据管理系统，此系统需要承担研究数据的采集、传输和储存的任务。对于大规模的流行病学调查，往往需要由专门的数据管理人员来设计和管理数据管理系统。

3. 访员、技术员和质控员

访员和技术员是研究的主要工作人员，他们在研究中起着重要作用。访员的工作是获取问卷资料，技术员则是进行样本采集和监测。为了项目的顺利进行，还可以考虑请社会学和大众传媒方面的专业人员作为协调员，他们能够很好地与当地行政管理部门以及受访者进行沟通。此外，为了确保调查的质量，还需要组建质控员的队伍，专门对调查质量进行控制。

在特定的精神障碍流行病学调查中，如果没有训练有素的工作人员，就必须培训那些经验不足的人员。使用哪种资质的访员，通常与某项精神障碍流行病学调查所使用的研究工具有关。在中国精神卫生调查中，复合性国际诊断交谈表（composite international diagnostic interview，CIDI）、社区痴呆筛查表（community screening instrument for dementia，CSID）、受访者的一般资料以及老年人群的照料和医疗信息可以由经过培训的非专业人员收集，而DSM-Ⅳ临床定式访谈（structured clinical interview for DSM-Ⅳ，SCID）和老年精神检查（geriatric mental status agecat package，GMS），则需要由经过培训的精神科临床医生或者高年资精神科护士使用，这有助于保证调查结果的准确性。除了资质外，在全国范围的调查中需要考虑方言和少数民族语言的问题，对于一些特殊地区，可能需要普通话和方言或少数民族语言均精通的人员作为访员或质控员。如果在精神障碍流行病学研究中，涉及盲人或聋哑人等残障人士，那么就必须雇用那些经过特殊训练的访员或质控员。

各类人员的配备数量因研究设计、研究目的和规模而异。通常来说，为了减少访员偏倚和访员之间的差异，访员不宜过多，根据调查规模确定一个最佳人数。在受访者中随机分配访员和技术员可以评估和进一步减小调查者偏倚。而质控员配备的数量与访员和样本数有关，人数不宜过少，否则无法完成实时质量控制工作，发现的质量问题也无法及时与访员或技术员沟通予以纠正。

在规模较大的精神障碍流行病学调查中，通常需要高级别的主管人员来直接管理访员、技术员和质控员。他们的主要任务之一就是确保调查问卷和质控问卷能按要求完成，如果是纸版调查问卷还需要进行回收和编辑，保证调查项目能正确实施。

4. 其他团队成员

其他专业人员可能有助于完善调查表和调查程序（如社会学家、心理学家、经济学家）以及各种实验检测项目（如生化学家、遗传学家），或者对于研究的合法和合理性（如律师、伦理学专家）进行保障。这些人员不一定是专职的，但他们对于研究的设计和实施往往会起到决定性的作用。此外，在研究的具体执行期间，还需要纳入当地行政系统的管理人员、疾病预防控制中心人员、社区卫生服务站的医疗卫生人员或者是社区的社会工作者等，他们熟悉研究地区的社会文化、健康状况以及该研究地区的其他重要特征，对于调查的执行能够起到重要的协调和支持作用。此外，对于一个项目来说，除了业务人员，还需要配有相关的管理人员。比如行政助理人员可以提供行政支持，组织会议和联系各方面人员；财务管理人员可以协助进行预算管理，并对项目执行期间的花费进行报销和登记，协助调整预算并监控预算执行进度；人力资源管理者可以协助招聘和评估项目参与人员的工作业绩，协助解决相关的人员问题。

四、争取外部资源

一项精神障碍流行病学研究如果得不到相关机构批准或社区合作就缺少了必要的现场执行条件，无法对受访者进行访谈，这项研究也就无法开展。基于社区开展的精神障碍流行病学调查通常需要获得当地社区的支持。通常可以先与高一级别的卫生行政部门或者疾病预防控制中心取得联系，获得业务领导的支持，之后与社区管理的行政或公安部门联系，获得开展调查的许可。尽量通过书面文件的形式获得上述支持或许可，随后携带相关许可文件，与各调查地点直接相关的卫生机构、行政机构人员联系，商议和落实具体的调查计划。在获取上级卫生行政部门支持的过程中要注意了解当地的卫生工作安排，尽量将调查工作融合到当地的日常工作中，减少基层医疗机构的负担，如可以利用社区卫生机构开展居民健康档案入户的机会，与卫生人员一起开展入户调查。

不同地区因精神卫生事业的发展情况不同，卫生行政机构对精神卫生工作的重视程度差异显著，故在开发领导层的行政资源时需要采取不同的策略，可以通过邀请重要的专家举办专题报告、座谈会、政协提案、人大代表提案等不同形式与主要负责领导接触，通报全国不同地区精神卫生工作情况，解释开展调查的必要性、重要性和预期的社会效益等。

此外，获得受访者及所在社区的支持也非常必要。通常可以根据研究设计来确定适当的方式，向受访者告知精神障碍流行病学调查的性质与目的。如果人群中有大部分都将参与到该研究中，那么最有效的方式可能就是召开社区会议或使用大众传媒（广播、报纸或电视）来鼓励受访者参与；如果人群中只有小部分参与到该研究中，那么可以通过电话、书信或家庭访问等个体接触方式进行告知。由于目前社会上存在对精神障碍的歧视，再加上患者及其家属的病耻感，因此在告知时应当注意方式和方法，避免引发不必要的矛盾和冲突。在中国精神卫生调查中，采取了群体告知和个体告知相结合的方式开展。社区中通过广播、张贴通知的方式进行，而个体采用致受访者一封信的方式告知。在告知时采用了身心健康调查的方式进行，从而最大程度减少病耻感和歧视的出现。

五、做好研究的计划安排

前已述及，在研究方案中的重要组成内容之一是撰写时间表。时间表的作用如下：①可以帮助研究者安排和布置任务；②可以作为综合的日历和备忘录使研究者能够评价相关活动是否在按计划顺利进行；③能使研究者确定最佳的活动顺序，这将决定整个研究的时间进度，在此顺序下所有的活动都会以最高的效率完成；④可以帮助研究者提前识别困难，以修改日程或者重新分配任务。时间表通常是一张表格或一个图表，在表格中列出具体的起始时间和每一项主要研究活动的持续时间，或者在图表中根据时间进度显示相应的各项活动。

除了时间表外，建立有效的研究团队组织结构也非常重要。各个部门的职权和报告的关系必须清晰。界定明确的组织结构将有助于合作专家之间、研究团队和利益相关群体（如地方组织、科学咨询委员会和出资机构）之间的沟通交流。在精神障碍流行病学研究中，许多工作都是相互联系的，包括：预约时间、入户访谈、村居协调、质量控制、问题反馈等，均需要各合作专家和研究工作人员了解他们在该项目中的职责以及与其他工作成员的上下关系。

一般来说，在精神障碍流行病学研究中，项目负责人负责整个项目，接受来自专家团队或利益相关部门的建议。专家团队由主要的合作科学家或团队成员以及主要项目协调人组成。项目协调人负责领导执行委员会，在研究过程中定期审查研究的进展情况，并促进研究小组之间的合作。通常研究过程会分为若干小组分别负责研究实施的各个方面，比如在中国精神卫生调查中，包括：①调查系统开发小组：主要负责建立调查系统；②抽样小组：主要负责定义并建立抽样框，确定抽样方案；③协调小组：主要负责与行政管理部门沟通协调并确保调查所需物资及时运送到调查现场；④现场执行小组：主要负责确定受访者，执行入户访谈和检查；⑤质量控制小组：主要负责实时核查调查质量并进行反馈；⑥数据分析小组：在现场调查过程中主要负责统计调查进度，并为现场执行和质量控制小组提供数据统计和分析方面的支持，在调查后期主要负责数据清理和分析；⑦临床专家小组：主要负责对精神障碍相关问题提供反馈和帮助，核查诊断程序并确认精神障碍患病率信息的合理性，为未来开展数据分析和文章撰写提供专业支持和指导。与此同时，部分工作人员还应该接受交叉训练，以熟悉小组内和跨小组的工作，这样可以做到在某些工作人员缺席的情况下不影响研究整体进展，从而提高工作效率。

六、落实调查所需的经费和物资

在精神障碍流行病学调查的筹备阶段，需要对调查所需的经费进行预算，并筹备相应的物资。

精神障碍流行病学调查的相关预算主要包括以下几个方面。①设备费：用于现场调查或数据分析所需的设备，可以购买新设备也可以租用设备，根据调查模式不同，调查设备可以是笔记本电脑，也可以是平板电脑或手机。②材料费：比如调查中用到的笔、纸、资料袋、文件夹、记事本、书包、接线板、录音笔等办公用品，闪存、移动硬盘、光盘等数据存储用品，采血管、试管、试剂、耗材等实验室耗材，给予受访者或社区协调人员的礼品等。需要注意的是通常材料费中包括的物品是低值易耗品，如果单价过高，比如超过 1000 元，通常需要作为设备费进行预算。③人员费用：人员费用包括参与调查或质量控制人员的工资、劳务费或绩效补助，专家团队的咨询费，给予受访者的时间补偿费，社区工作人员的协调费等。④会议费和差旅费：如调查期间召开的启动会、培训会、中期协调会、总结会等的支出，以及开展现场调查所需的交通食宿费等。⑤出版物 / 文献 / 信息传播费：包括寄送材料的邮寄费、快递费、电话通讯费、网络费等，还有与调查相关的其他费用，比如问卷、知情同意书或宣传材料的印刷费用，以及发表研究结果的版面费等。⑥其他费用：伦理审查费、管理费、税金、委托其他机构开展工作的测试化验加工费等。

通常在编制预算时，必须依据项目资助方的要求和经费管理规定。不同资助方可能对于经费使用有不同的具体规定，编制预算时需要认真把握相关的经费使用要求，对各科目的预算进行详细的说明和解释。

物资准备与调查模式有一定关系，下面以中国精神卫生调查为例进行描述。中国精神卫生调查主要采用计算机辅助访谈模式开展调查，在第二阶段调查时，辅以纸笔版问卷调查的模式。在物资准备方面，主要包括以下几类：第一类是访员的装备，包括书包、电脑、接线板、网卡、访员胸卡、工作证或学生证、身份证、常用药品、驱蚊用品、手电筒、口哨（在紧急情况时作为呼叫器使用）、步话机、意外伤害保险证明、文件夹（用于存放知情同意书等文件）、手机、雨伞、水杯、防晒用品、保暖衣物等；第二类是与受访者有关的物资，包括致受访者的一封信、知情同意书、礼品或酬金、礼品或酬金领取确认签字单、纸版问卷、受访者手册（辅助 CIDI 访谈的工具）、白纸（痴呆筛查时写句子或画图时使用）、签字笔等。

第二节

调查的组织和开展

一、研究正式实施前的准备工作

在正式开始主体调查之前必须有一个准备阶段，在此阶段中需要对研究团队成员进行培训，做好预调查工作，并为现场调查做好物资准备。

1. 人员培训

通常应当在调查开始时就招聘并培训访员，如果这些访员能自始至终地参与研究，那么就可以把访员偏倚和培训的费用降到最低水平。访员培训需要由专业的培训教师或有经验的资深人员根据事先拟定的培训计划进行。

培训时需要把研究中即将使用的全部工具和表格发给所有受训人员。在讲解具体的研究工具前，首先需要向他们介绍本次精神障碍流行病学研究的目的、组织结构以及相关研究方法，以便他们可以对研究有很好的理解，这样未来他们也可以采用无偏倚的方式向受访者解释研究的目的和意义。随后，培训人员需要向访员详细介绍调查工具，即各种调查问卷，并且提供如何使用这些问卷的详细书面指导，明确问卷的使用方法以及重要问题的各个注意事项。在中国精神卫生调查中，由于数据收集工作借助了计算机，因此在培训时，还需要对计算机的操作进行培训。在正式调查之前，访员需要多次试用问卷和调查系统，进行模拟调查练习，从而发现可能的问题并对调查技术做必要的修改。进行角色扮演是经常使用的一种非常有效的培训访员的方法。这种方法在最初阶段，可以由教师扮演受访者，请访员按照问卷进行提问。教师可以事先设计访谈脚本，模拟实际调查中受访者可能给予的回答方式以及回答内容。受访者的回答方式可能是不配合的，这就为训练访员对拒访的处理和转化提供了训练；有时受访者给予的回答不一定是准确的，这就为访员练习澄清和探寻技巧提供了机会；此外，还可以为访员学习如何正确提问和记录数据提供实践平台。当访员较为熟悉研究工具后，可以让访员之间相互扮演受访者和访员，从而进一步熟悉问卷的设置，领会问题跳转的规则。

除了上述针对问卷以及如何使用设备的培训，通常在访员培训时，还需要对访员进行人际沟通能力的培训，包括如何动员受访者参与调查，如何赢得他们的信任以及如何使他们确信他们对该研究的重要性或重大作用。同时，培训人员还要向调查者说明他们的行为、语言和着装对受访者的重要影响作用以及厘清受访者社会文化的必要性。在培训结束后，还需要对访员进行考核，考核既包括研究工具的使用方法和技巧，也需要包括研究目的、现场协调方面的考核。只有参与访员一致性评估通过了考核后的访员才具备正式开展调查的资格。

在中国精神卫生调查中，由于研究在全国 31 个省、直辖市或自治区开展，涉及的地域很广，调查持续时间较长，因此项目组还事先制订了计划以应对在研究过程中可能发生的人员流动问题。所有培训都会用相同的日程、进度表和资料，教师团队集体备课并统一访谈脚本，制作标准的培训录像和介绍，确保各期受训人员以相同的方式接受培训。

2. 预调查

为深入了解研究实施过程各个环节中可能出现的问题，必须开展预调查工作，通过收集少量受访者的数据来评估获得研究人群和收集所需信息的可行性。进行预调查是为了评估即将开展的主体研究是否已准备充分、可行并且合适，还可以检验对于资金和时间的估计是否准确。尽管预调查的时间短，并且只可能在某一小的区域内进行，但是它必须包括全部研究环节和要素，从而检验研究中的每部分是否准备齐全。在预调查的总结阶段，项目组应根据执行过程中发现的问题对研究计划进行必要的修改，通常在预调查和主体研究之间需要预留一段时间，从而对研究计划进行调整。如果调查涉及生物样本的收集，那么在预调查时还需要对样本转运、保存以及实验室检测等各个环节进行测试。在预调查中，除了对联络沟通、现场执行以及质量控制等各个环节进行测试，还需要对数据收集和分析方法进行检查。检查的目的并不是为了检验研究假设，而是为了获取信息，以完善研究方法在主体研究中的应用。此时通过数据分析，有时还可以发现研究工具设计的重要缺陷，比如重要题目由于设计错误被跳过导致缺失值的出现，或者研究中缺少了关键信息的收集，受访者对某些研究问题不能理解或理解出现偏差等。通常情况下，预调查之后，会对研究工具和实施方案进行修改，因此不建议在正式调查点中开展预调查，也不建议将预调查的数据与主体调查的数据合并。比如在中国精神卫生调查中，预调查是在天津蓟县的村居开展，这些村居不是调查点，未来也不会与主体数据合并。

二、调查过程中的问题及应对

1. 访员的问题

访员在调查中可能会遇到多种问题。首先是访员安全方面的问题。访员通常需要借助一定的交通工具，前往社区中进行入户访谈。在这个过程中，难免会遇到交通意外、人身伤害等安全问题。购买意外伤害保险是推荐的一个方案，可以在一定程度上减轻因为意外伤害导致的经济损失。当然更为重要的是对访员进行安全教育，穿着要轻便舒适，夏季需要注意服装不要过于暴露，尽量结伴入户。在农村地区遇到家中养狗的情况时，注意请主人将狗拴好再进门，不要和小动物戏耍。外出调查尽量少带现金，并将个人财物随身看管好，避免丢失。在中国精神卫生调查中，为了使得访员能够在发生危险时尽快呼救，项目组为每位访员配备了口哨。与手机相比，口哨更易使用，且声音传播得较远。其次是访员本身的问题导致调查进度或质量受到影响。访员在经历长时间的调查后，身体比较疲惫，加上不能被受访者理解、被拒绝等，逐渐失去信心，进而影响士气，导致工作效率或调查质量的下降。有时，访员由于自身原因离职，此时有可能导致现场缺少访员，而培养新访员需要时间，这就会使当地调查被迫中断或调查周期延长。此外，访员在现场工作时，需要有明确的分工和合作机制，如果互相推卸责任，或者不能承担个人应承担的责任，不能良好地与其他访员或者督导进行沟通，也会影响整体调查的进度安排。针对上述情况，可以安排专人，比如督导或者调查队长等，与访员保持密切的沟通和联系，给予访员情感方面的支持，并尽力提供物资上的保障。可以定期召开访员会议，一方面可以加强沟通和交流，增进感情；另一方面，也可以让访员在会议上陈述自己遇到的问题，协商解决方法。此外，这样的会议还可以为访员提供心理方面的支持，访员诉说自己的压力和痛苦，其他人倾听并给予支持，对于压力过大的访员，可以调换工作岗位，或者安排休息并加强心理疏导。

2. 受访者不配合或出现其他健康问题

精神障碍流行病学调查，需要获得受访者的同意才能完成访谈。可以在研究开始前为每位受访者准备事先告知信，鼓励受访者积极参与调查。比如在中国精神卫生调查中，会向受访者发放致受访者的一封信，信中明确告诉他们研究的目的、过程、时间安排和其他可能的细节，激励受访者，鼓励他们与访员合作，完成调查问卷。通常这样的事先告知信可以由项目负责人或者其他受到受访者信任的人签署。除了事先告知信，也可以通过召开社区会议、个人访问或者通过初级卫生机构工作人员传达信息的方式告知调查。如果受访者是在校学生，那么就必须通过教师、校长或者学校的家长委员会等与家长取得联系，获得支持。在入户后，受访者也可能会不配合调查，认为浪费时间，或者不感兴趣等，此时可以使用本书第二章第八节中提到的拒访的转化技巧来应对。有的时候，拒访转化工作的对象不仅仅是受访者本人，其家属往往也是受访者是否参与访谈的关键影响因素。如果受访者出现与调查无关的健康问题，如有必要，访员应当在第一时间给予人道主义协助，同时立即向上一级主管汇报，并汇总至项目协调员和项目负责人处，通过集体讨论确定解决和应对方法，并咨询相关法律专家，避免被动。

3. 调查社区不配合

获得调查社区的配合，是精神障碍流行病学调查顺利开展的重要保障。如果调查社区不支持调查，不允许访员在社区开展工作，那么整个调查将无法开展。通常可以首先获得社区上级主管部门的批准，携带正式批文或文件进入社区沟通，以证明本次调查的合法性。进入社区后，应当与社区工作人员进行充分沟通和协商，尽量避免对社区原有工作产生影响，或尽量少增加社区工作人员的工作负担。如果经费允许，可以酌情安排一些社区协调费，用于补偿社区工作人员协助联系受访者、带领访员入户调查时的时间成本。如果社区工作人员无法直接联系受访者或带领入户，则至少应当确保其了解整个调查的目的和过程，以便在受访者产生疑问时给予解答。

4. 生物样本采集率低

如果在精神障碍流行病学调查中，还需要采集生物样本或者进行临床检查，则应事先安排好各种设备。为了鼓励受访者参与，提高采集率，应尽可能地将收集工作安排在受访者的住处附近，或者是交通便利的地方。如果涉及交通问题，可以统一安排受访者乘车往返或提供往返交通费。如果受访者中有残疾人和老年人，则需要注意满足他们的特殊需求。同时，访员还需要注意向受访者充分解释采集生物样本或临床检查的必要性，并确保采集和检查工作的安全性和隐私性，从而提高受访者的参与率。

5. 随访时无法联系到受访者

如果精神障碍流行病学调查采用了队列研究的设计，或者有的调查分为两个阶段，比如中国精神卫生调查，则会涉及在一段时间内需要再次或多次联系受访者。通常这类研究在人口相对固定，居民登记信息完善，有较好的户籍登记系统的社区内开展会比较容易实施。无论社区条件如何，在基线调查时，访员应当尽可能地登记受访者的多种联系方式，如有可能应尽可能记录其家属或联系人的联系方式。在记录联系方式后，需要注意与受访者进行确认，避免记录错误影响未来的联系。如果在随访时遇到受访者搬迁的问题，则需要对时间和成本问题进行权衡，目标是在调查期限内，衡量是否有可能以相对较低的成本对受访者进行随访，还可以根据研究设计确定是必须面对面访谈，还是可以通过电话、通信等方式收集受访者的信息。

6. 数据质量不符合要求

在精神障碍流行病学调查中，调查数据的质量是整个研究的核心问题。曾经有学者提出“垃圾进，垃圾出”的说法，意思就是如果调查获得的数据质量不过关，则在此基础上进行数据分析并以此获得结论是没有价值的。调查数据质量不符合要求包括以下几种情况：首先是调查数据不完整，这就需要培训访员，尽量收集所有信息，减少缺失和无应答。有时会出现整条数据缺失，或者多个受访者在某些题目中信息缺失，这时就需要仔细核查调查系统、数据传输系统是否出现问题，并及时予以纠正。第二种情况是调查数据是虚假的或者编造的，这时需要对一部分访谈进行电话核查或者实地核查，及时发现问题，同时对于有不端行为的访员提出警告或者停止其调查工作。第三种情况是调查数据的真实性不佳，出现这个问题是多种原因造成的，有时是受访者不愿意提供真实信息，此时可以增加问卷内部的效度题，检测前后不一致的回答；有时是访员调查技术不过关，此时应当加强培训，帮助访员理解核心问题；有时还可能是访员故意为之，比如在中国精神卫生调查的第一阶段调查中，研究工具是复合性国际诊断交谈表，该量表信息量大，访员为了节省时间，没有按照要求提问，快速略过问题，或者对于筛查题记录了阴性答案从而快速跳过章节，这时可以采取时间核查的方式找到询问过快的访谈，也可以通过核查筛查阳性率和诊断阳性率，依据访员各阶段工作时期内的稳定性判断访员是否按照相同的方式进行访谈。录音核查是一个相对好的检查问卷是否被正确使用的方法，但是如果访谈持续时间较长且样本量大时，就需要仔细测算录音核查的成本和效果。通常可以考虑的方式是至少告诉访员，调查过程已被录音，这样访员知道这些录音在未来的某个阶段会被其他人听到，这样对于访员来说也是一个事先的警告。此外，可以对关键问题进行录音，比如在中国精神卫生调查中，研究团队确定了一些关键问题，在随后的录音核查中，仅对这些关键问题进行回访来核查质量，这样可以大大节省时间、提高效率，尽管中国精神卫生调查仅对关键问题进行录音，但是访员依然被告知访谈是全程录音的，以确保访员以相同的方式对待所有问题。在进行录音核查的时候，还需要确保核查员接受了良好的业务知识培训，或者本身就具有丰富的调查经验和工作经验。比如在中国精神卫生调查的第二阶段调查中，SCID 问卷是全程录音的，质控员由高级别的精神科医生担任，他们对 SCID 有更好的理解和把握，可以发现访员在调查过程中出现的问题。录音核查时还需要注意一个问题就是需要配备懂得方言的核查员加入核查团队，从而解决语言问题。

7. 发生重大公共卫生事件或其他应急事件

在极个别的情况下，调查现场可能会出现传染病流行等重大公共卫生事件，或者地震、火灾、人身伤害等应急事件。针对上述情况，应当提前做好预案，组建应急管理工作小组并确定负责人。需要培训现场工作人员的应急处理能力，并告知他们在发生重大公共卫生事件或其他应急事件时，人身安全是第一位的，此时不需要超越自身能力去挽救数据或物资。在事件结束后，还应当对相关当事人采取适当的心理疏导，以避免事件对其心理带来伤害。

三、调查过程中的管理和协调机制

作为精神障碍流行病学调查的核心人物，项目负责人必须具有良好的领导力并具有诚信的品质。项目负责人需要全面负责研究设计，落实资金和人员，掌握现场实施和质量控制的进度和问题，纠正调查中可能出现的错误，并在调查结束后报告研究的发现。项目负责人应确保所有人员接受过适当的培训并胜任其职责，应该对所有研究团队提出要求，明确保护受访者的权益，维护其隐私权，确保数据的完整性和准确性，以及公正地报道研究结果，这些是开展流行病学调查的核心价值观。项目负责人不可能参与所有工作人员的每一项工作，但是应当能让大家感到他对所有研究活动都给予关注，并且非常重视受访者的保护和数据质量。项目负责人还应当尽可能多地与研究团队中的成员会面，以尊重和平等的态度进行沟通和交流，肯定成员们的工作成绩，表达赞赏和感激之情，并与他们共同讨论和解决遇到的困难和问题。项目负责人应当将监督的权力下放，通过分级监督管理的方式，确保对研究的各方面进行监管。配备得力的项目协调员对于项目负责人推进各项工作可以起到重要的上传下达作用，项目协调员负责研究开展期间的日常管理工作，应当熟悉所有的工作流程，经验丰富，有责任心，且具备良好的人际沟通和组织能力。

在精神障碍流行病学调查研究计划的启动阶段，项目研究团队需要定期召开工作会。工作会分为核心领导会议以及各部门协调会议。在核心领导会中，所有分管各项工作的主管必须参加会议，并汇报研究工作的进展，讨论存在的问题。各部门协调会议可以在各执行团队中召开，主要是传达核心领导会议的重要决议，并解决本部门存在的问题。所有工作会都应该提前拟定会议日程，并落实发言人员。会议中，应当注重鼓励各个参与人员发言，充分交流，以提供发现和解决问题的机会。同时，在工作会上，应当保持友好的会议风气，即便在现场调查中出现问题，或者发现某些团队人员的工作存在失误，也不能过分地指责，而是应当将专注点着重放在讨论解决问题的对策上来。在召开工作会期间，还需要注意激励团队成员的士气并提升参与者对研究目标的兴趣，并在会议期间增加教育和培训环节，提升整体研究团队人员的水平。

此外，在整个精神障碍流行病学调查过程中，所有研究团队人员遵循统一的研究手册是非常必要的。研究手册的第一部分，是标准操作规程（standard operating procedures，SOPs），涵盖研究方案、研究组织结构以及研究方案中方法学部分的细化内容等方面，具体包括：抽样、确定受访者、随机化、研究量表的使用方法、样本收集的标准以及运输和检测程序、设计和使用操作系统、沟通和联络、现场调查流程、质量控制、数据管理、统计分析计划、数据和安全监察计划以及伦理学要求等。研究手册的

第二部分，是本次调查所涉及的所有研究问卷、表格和知情同意书。这样的研究手册对于像中国精神卫生调查这样的样本量大、涉及地区广以及多中心研究者共同协作的研究来说是非常重要的。这个研究手册在项目完成后，可以作为项目整理、开展数据分析、撰写文章和著作、发布研究成果等的参考资料，同时对于未来的研究来说，也是一份宝贵的资料，可作为改进实施方法和测量技术的基线资料。

第三节

调查的总结和宣传

一、调查后的管理工作

精神障碍流行病学调查结束后，需要对整个项目的过程进行梳理，对现场调查的物资、问卷以及知情同意书等进行清点和回收，对数据进行清理和分析，完成工作报告和研究报告，发表学术文章和专著。在一定范围内采取适当的方式向参与调查的受访者、利益相关者以及公众反馈调查的结果，并向相关部门提出政策建议。也就是说，在现场调查工作完成之后，研究团队并没有解散，而是需要有条不紊地开展调查后的众多后续工作。随着研究任务从完成协调和实施现场调查及质量控制，转向分析数据和报告结果，研究团队成员的组成和分工也需要进行相应的调整，以适应新的工作需求。

对于原始问卷和知情同意书等原始资料，需要在一定时间内予以保存，以便在出现纠纷或者对数据存在疑惑时进行查询。保存的时限目前没有统一的规定，可以根据各个项目管理单位或者伦理委员会的具体管理要求确定，通常至少需要保存 10 年。数据清理和分析的流程、要点可以参考本书第四章相关内容，务必注意对原始数据和清理后的数据进行多个备份保存，同时对于数据库需要配备相应的编码手册，以供未来的研究者查询和使用。工作报告主要是对调查的整体过程进行描述和梳理，重点是反映工作过程和工作结果，比如在中国精神卫生调查中，根据调查工作的分工，分别撰写了信息系统报告、抽样报告、调查执行报告、质量督导报告以及数据管理报告。研究报告更加偏重科学性，通常按照学术文章的组织结构进行撰写，比如在中国精神卫生调查中，研究报告的内容包括研究背景、研究目标、研究方法、研究结果、讨论以及政策建议。每一份报告均应配有相应的摘要，从而使得阅读者能够快速了解报告的核心内容。有关学术文章和专著的发表，以及科研结果的反馈、宣传和政策建议等相关内容，将在本节后续内容中进行介绍。

二、科研数据的发表

精神障碍流行病学调查结束后，应当尽可能科学、合理、高效地整理和利用调查数据，发表相关科研论文和专著，从而为国内外学者以及国家有关部门提供高质量的精神障碍相关基础数据。对于多中心多团队的研究来说，在撰写论文和专著前，有必要对数据库的使用方法以及工作机制进行约定。以下以中国精神卫生调查的数据分析和文章撰写共识为例进行说明，供读者参考。

1. 明确数据库的共有权

明确规定了中国精神卫生调查的数据库和执行管理数据库的所有权归项目承担单位、合作单位以及在项目开展过程中起主要作用的三家协作单位所共有，同时建立以承担单位和合作单位的负责人为委员的学术委员会，对未来的文章和专著进行学术把关。

2. 建立工作组的模式

以工作组为单位组织开展中国精神卫生调查项目各类数据库的文章撰写工作（表6-2）。每个工作组设立组长和副组长各一人，均来自上述数据库共有权所属单位，并综合考虑了各单位的均衡。项目其他参与人员（包括项目承担单位、所有合作单位以及协作单位）可以报名参加任一工作组成为组员，在组长及副组长的带领下参与文章撰写工作。文章撰写的框架和内容由各工作组的组长或副组长负责制定，文章撰写前需提交计划书，说明文章的主题及分析思路，获得学术委员会的批准后方能组织撰写工作，从而避免各工作组的文章撰写内容出现重复或交叉的情况。

表 6-2　中国精神卫生调查工作组

（2017 年 5 月 27 日修订）

序号	工作组	组长	副组长
	方法学分析		
1	调查设计和方法学	黄悦勤	王　红
2	调查并行数据使用	严　洁	刘肇瑞
	精神卫生分析		
3	全国精神障碍流行强度	黄悦勤	徐一峰
4	文化差异	黄悦勤	王　波
5	精神 - 躯体的共病性	徐一峰	黄悦勤
6	精神障碍的共病性	卢　瑾	何燕玲
7	疾病分类学	何燕玲	许秀峰
8	初级保健和服务	周　亮	刘肇瑞
9	精神障碍的负担和影响	肖水源	刘肇瑞
10	童年逆境的成年影响	王　波	郭万军
11	自杀	黄悦勤	肖水源
12	性别	闫永平	刘　兰
13	社会阶层和不利因素	于雅琴	闫永平
14	家庭暴力	寇长贵	李凌江
15	卫生政策	于　欣	肖水源
	精神障碍单病种分析		
16	心境障碍 - 抑郁症和双相情感障碍	许秀峰	李　涛
17	精神病性障碍	李　涛	于雅琴
18	强迫障碍	张　燕	田红军
19	广泛性焦虑障碍	徐向东	黄悦勤
20	恐怖症	王志忠	周　亮
21	创伤后应激障碍	李凌江	卢　瑾
22	成瘾性障碍	谭立文	徐向东
23	老年期痴呆	刘肇瑞	徐广明
24	注意缺陷多动障碍	寇长贵	柯晓燕
25	器质性精神障碍	郭万军	马燕娟

3. 建立数据统一管理和分析模式

确定由中国精神卫生调查项目的承担单位北京大学第六医院统一管理和维护数据库。建立统一的数据分析中心，由工作组提供分析思路，数据分析中心完成统计分析并出具分析结果报告及相关解释。鼓励各单位委派具有数据分析能力和资质的人员加入数据分析中心，并在数据分析中心的协助下，完成统计分析工作，从而保证数据的正确使用以及对外报告结果的一致性。

4. 明确文章作者的署名原则

关于署名问题的总体原则是共享论文和专著的成果。只有实际参与研究设计或者进行数据分析与结果解释，并且参与撰写或修改论文的人员才能被列入作者。允许同一篇文章的第一作者和通讯作者来自不同单位，并可以根据实际贡献大小，增加并列第一或并列通讯作者。所有作者按照其对文章的贡献程度分为甲、乙、丙三类。甲类作者为文章撰写的主要贡献者，即执笔撰写文章或对文章撰写提出重要修改意见的作者。乙类作者来自于拥有数据库共有权的单位，且对文章撰写提出过修改意见。丙类作者来自于其他协作单位，且对文章撰写提出过修改意见。作者顺序按照甲、乙、丙的类别依次排序。甲类作者的排序由工作组的正、副组长共同决定，作者必须为本工作组的成员。乙类作者各单位除外该课题负责人只能再上报一人，人选由该单位课题负责人确定，允许弃权。排序时按照乙类作者所在单位的拼音确定序号。前一篇文章排名第一的单位在下一篇文章中排至最后，其余单位向前推进，以此类推，确定后续文章的排序。丙类作者单位只能上报一人，人选由该单位课题负责人确定，允许弃权。排序及轮转原则参考乙类作者排序原则，但是如果丙类作者单位已在文章中出现，则不参加该轮作者排序。

5. 明确共识的有效期

共识有一定的有效期（3 年），在有效期结束后，各数据共享单位将重新协商后续数据库的使用方案，并重新拟定相关共识。

三、科研结果的宣传和推广

本章前已提及精神障碍流行病学调查的学术期望，在此基础上，调查所获得的结果或推论应当在更广阔的范围内产生影响，通过调查所获得的基础数据可以升华为政策建议，确定精神卫生应当优先关注的领域，提升精神卫生服务能力，提高精神卫生服务的可及性和价格合理性，促进全人群的精神健康。

1. 调查直接参与者的反馈

调查的直接参与者，也就是调查的受访者，往往对研究结果非常感兴趣，他们尤其关心自己是否存在精神或心理问题，对于一些确实存在精神卫生服务需求的受访者，他们还非常关心如何获得优质且价格合理的精神卫生服务。根据《中华人民共和国精神卫生法》的相关规定，精神障碍的诊断应当由精神科执业医师在其所注册的医疗机构内进行，因此，精神障碍流行病学调查无法直接向受访者反馈其精神障碍的诊断结果，但是可以向受访者反馈其可能存在的心理问题，并提出是否需要进一步前往相关医疗机构就医的建议，也可以向受访者提供周边精神卫生服务机构的相关信息。

2. 利益相关者和公众的交流

利益相关者来自于很多领域，可以是社区的民众，也可以是管理部门，通常这些利益相关者是不会完全理解精神障碍流行病学研究的结果将会如何影响政策的。因此，首先需要做的就是识别出这些利益相关者并且组织他们参加讨论，讨论的内容包括他们关注并希望能够执行的决策以及那些阻碍他们参与的屏障。需要考虑的问题是什么方法能带来有效的结果，所谓有效的结果是指精神障碍流行病学调查能否得到有把握的结论，或者这种有把握的结论是否有助于利益相关者判断是否接受未来有可能出现的政策变化。通常，这些讨论达成的共识是基于精神障碍流行病学调查的结果，并不一定会如这些利益相关者所预期的那样对政策产生影响，这时研究者应当尽可能地提供其他可能解决问题的建议。

公众参与近年来越来越受到公共卫生机构的重视，因为公众参与可以引导这些机构朝着更好的研究方向发展，最终制定出更好的政策。公众参与既是政治平等性、合法性、政府问责制的必要组成部分，也是公民的社会责任。通常精神障碍流行病学调查的研究者以及利益相关者需要考虑在研究的哪些阶段让公众参与进来，并明确需要考虑到制度、社会、政治、文化限制，明确公众对于结果的期望，以及采用什么样的语言才能使公众理解相关结果。

应当注意，在研究结果的科学报告中必须使用精准、确切、客观的科学语言。而政策制定者、公众、大众媒体要求科学家展示简化的研究结果报告。但简化的报告有可能会省略技术性的细节，导致误解的发生。因此，这样的简化报告必须由项目负责人及其团队客观地检查和审定这些材料。报告中可能需要明确地定义流行病学的方法，并确定是否需要追加额外信息以支持研究的结论。

3. 中国精神卫生调查的宣传和推广

在中国精神卫生调查现场工作结束后，国家卫生健康委员会在项目组配合下，于 2017 年 4 月 7 日世界卫生日当天举办了新闻发布会，公布了调查的主要研究结果。2018 年 5 月 24 日，项目组举办了北京大学 120 周年校庆系列学术活动“中国精神障碍疾病负担及卫生服务利用研究”（简称“中国精神卫生调查”）项目成果报告会。2019 年初，中国精神卫生调查的主要研究结果发表在国际知名杂志《柳叶刀・精神病学》。这些均从一定程度上为宣传和推广中国精神卫生调查的结果起到了良好的作用。除了上述活动，项目组也与《健康报》《生命时报》《今日头条》等多个媒体机构合作，采取多种形式向公众宣传研究结果和相关的精神卫生知识。同时，项目团队成员还在多个国内外学术会议上报告了中国精神卫生调查的结果，受到了国内外同行的关注。

第四节

贯穿调查整体的重要事项

一、伦理学相关问题

精神障碍流行病学调查从项目的选择到调查的开展，及至调查结束后的总结和发布的整个过程中均涉及伦理的问题。伦理的关注点不仅仅是保护参与精神障碍流行病学研究受访者的权益，还包括对研究结果进行准确的报告。

1. 伦理学的原则和理论

伦理学最主要的分析方法是原则论，包括了四个伦理学准则：①自主原则，即尊重人们的自主决策，在精神障碍流行病学调查中需要如实告知受访者风险和利益，在充分知情的前提下决定是否参加调查；②有利原则，即要求它是有利的，确保精神障碍流行病学调查潜在目标是为了实现公共的利益；③无伤害原则，即要求它不会造成伤害，在精神障碍流行病学调查中，不对任何参与过程的人造成伤害；④公正原则，即公平或公正的要求，也就是说无论是那些有能力把研究结果转化为政策的人，还是那些研究的参与者，都应该平均分配任何来自精神障碍流行病学调查的伤害和收益。除了原则主义，伦理学分析中还有一个方法称为决疑，即在之前案例研究的基础上找到解决办法。把原则论和决疑论两种方法组合在一起分析问题更有助于理解精神障碍流行病学调查中的伦理问题。

在伦理学的理论层面，精神障碍流行病学调查主要适用以下几个理论：①道义论，即科学家对他们的研究和实践保持公正和客观，需要对研究参与者、同事、研究资助者及社会履行义务；②功利主义，即需要为最大多数的人群争取最大的福利；③平等主义，即平等地衡量集体中每个成员的利益，对脆弱群体和弱势群体给予特殊的关注。与功利主义和平等主义相反的自由主义理论很少在精神障碍流行病学调查这样的公共卫生项目中应用，因为自由主义坚持的是个人比集体更重要，允许人民根据自己的主观愿望去改善他们的状况。

2. 中国精神卫生调查中遇到的伦理学问题和应对方式

在精神障碍流行病学调查的实际工作中，应当灵活运用上述原则和理论解决实际问题。以下以中国精神卫生调查为例，说明与精神障碍流行病学调查相关的几个重要的伦理学问题及应对方式。

（1）多单位伦理审批：中国精神卫生调查项目承担单位在现场调查工作启动前，向北京大学第六医院伦理委员会递交伦理申请并获得批准，随后各合作单位均通过了本单位的伦理审批。

（2）自愿接受调查：《中华人民共和国精神卫生法》和联合国及世界卫生组织对于精神障碍患者有关事务（包括诊断、治疗、研究）的相关规定中均将患者、受试者、受访者的自愿接受和自愿参与作为第一原则，因此社区居民参与精神障碍调查研究均以受访者自愿接受调查为优先原则。

（3）知情同意能力判定：精神障碍患者均具有知情同意的能力，除非由精神科医生按照临床诊断标准判定为无知情同意能力。中国精神卫生调查是社区居民精神障碍的调查研究，尽管有精神科医生进行入户调查，但不能在非执业地点进行精神障碍的诊断，因此无论是否罹患精神障碍，都应该由受访者自己签署知情同意书。

（4）行为责任能力判定：精神障碍患者的民事行为和刑事责任能力的判定者是法律专业工作者，医生没有资格进行判定，且精神障碍患者无行为责任能力时的监护人需要由法院判定。中国精神卫生调查的受访者，如果没有经过法院判定受访者有法定监护人，则不需要他人代为签署知情同意书。

（5）高危风险的处理：在中国精神卫生调查中，如果访员发现有自杀意念、自杀计划或自杀未遂者，将对其本人发放需要求助精神卫生专业人员的“医疗救助卡”并告知其家属。

3. 其他有可能遇到的伦理学问题

精神障碍流行病学调查中，为了鼓励受访者参与，可能会为参与者提供报酬，但是这样做有可能会使社会经济地位较低的人失去理性判断的立场而甘愿承担风险；为了增加社区的配合度，往往会获得上级主管部门的行政支持，但是有可能违背了社区的自愿参与意愿；为了获得受访者的信任，调查时往往会由村居干部、妇女主任或者社区医生等权威人士带领访员入户，但是这样做有可能会使一些受访者迫于权威人士的压力接受调查。上述这些问题目前也存在争论，尚无统一的处理方式，值得精神障碍流行病学调查的组织者深思。

二、科研经费的使用和管理

科研经费的使用和管理首先需要遵守国家的法律法规，按照经费管理机构的相关规定使用经费。在使用期间，有可能会遇到国家对于科研经费管理的政策进行调整，这就要求科研管理人员和财务人员及时掌握政策动态，紧跟国家要求使用科研经费。科研经费的执行情况往往在项目结题审计时，执行一票否决制，即科研经费使用若存在问题或违反规定的情况，项目验收不予通过。因此这项工作必须受到研究人员的高度重视。以下以中国精神卫生调查为例，与读者分享该项目执行过程中的科研经费管理经验。

1. 科研经费的管理规定和国家政策梳理

近年来，随着国力的提升，科教卫生事业的快速发展，国家、地方政府对科学技术重视程度日益加大，对科学研究投入力度不断增加，高校、科研院所等科研机构的科研经费呈现快速上升的趋势。2012 年，全国公共财政中科学技术支出 4429 亿元，当年我国全社会研究与试验发展经费投入首次突破万亿元大关。《2018 年全国科技经费投入统计公报》数据显示，2018 年，全国共投入研究与试验发展经费 19677.9 亿元，比上年增加 2071.8 亿元，增长 11.8%，连续 3 年保持了两位数的增速，延续了“十三五”以来较快的增长势头。

在科研经费高速增长的背景下，针对科研经费的预算、执行和调整等方面出现的问题，财政部、科技部根据党中央、国务院对科技工作的部署和要求，在科技计划和科研经费管理方面大力推动科技工作的改革。

“十二五”开局之年的 2011 年，财政部、科技部出台了《关于调整国家科技计划和公益性行业科研专项经费管理办法若干规定的通知》（财教〔2011〕434 号），该文件进一步强化了项目承担单位和合作单位的职责，强调了监督检查的形式，同时更具重大操作意义的是提出了简化预算调整程序的要求，明确规定了可调增、调减的科目，且课题组和课题负责人可以根据实际情况提出申请，由课题承担单位审批，科技部或相关主管部门在中期财务检查或财务验收时予以确认。该文件指导意义巨大，可操作性强，更符合科研活动的客观规律。

2012 年 12 月教育部出台《教育部关于进一步加强高校科研项目管理的意见》和《教育部关于进一步规范高校科研行为的意见》；同时，教育部、财政部联合发文《关于加强中央部门所属高校科研经费管理的意见》；之后教育部将 2013 年作为高校科研经费管理年，把加强科研经费管理列入 2013 年教育部工作重点，并启动对 16 所高校的巡视检查和 59 所高校的专项检查，主要从体制机制建设、制度建设、项目管理、经费管理和监督检查五个方面对科研经费进行全面检查。

2014 年，国务院发布《国务院关于改进加强中央财政科研项目和资金管理的若干意见》（国发〔2014〕11 号），该文件在财教〔2011〕434 号文件精神的基础上进一步下放了预算调整权限：允许会议费、差旅费和国际合作交流费三项支出之间调剂使用，但不得突破三项支出预算总额。对于间接费用的管理，文件明确规定将间接费用直接拨付到项目承担单位，且额度核定与单位的信用等级挂钩。

“十三五”的开局之年，中共中央办公厅、国务院办公厅联合印发了《关于进一步完善中央财政科研项目资金管理等政策的若干意见》（中办发〔2016〕50 号）。该意见在改进中央财政科研项目资金管理方面，提出了一系列给科研人员“松绑 + 激励”的政策措施。

2. 项目承担单位的科研经费管理经验

中国精神卫生调查项目始于 2012 年，由上述政策梳理可知，项目执行期正值科研经费管理政策剧烈调整的改革期。在此关键时期，如何做到顺势而为，让一线的科研工作者安心于科研工作本身，是对项目承担单位的科研经费管理工作提出的重要挑战，以下简要介绍项目承担单位的科研经费管理经验：

（1）规范管理，制度先行：中国精神卫生调查的项目承担单位是北京大学第六医院。医院相关管理部门根据上级单位的各项政策，及时制定符合政策并适用于单位具体情况的相关科研经费管理制度，建议应包括科研经费管理办法，科研经费预算调整流程，科研项目匹配科研经费办法，科研财务助理制度，科研项目间接费用实施细则，间接经费人员绩效考评与激励办法，科研因公临时出国经费管理办法，外国专家科研来访接待费管理方法，会议费、差旅费、劳务费管理办法等等。规范管理，制度先行，只有在本单位内部有了详细的制度规范，一线的科研工作者才能做到有的放矢，专心科研工作。

（2）科研、财务管理部门分工明确，各尽其责，允许预算合理调整，法人负责：科研经费管理应做到归口管理，单位的科研管理部门负责审核科研预算，并协同财务部门指导课题组进行预算编制、调整、结算等工作。财务部门按照国家有关财务规章制度、开支标准和开支范围，遵循真实、有效、合理、合法的报销原则，开展科研经费的财务管理工作。课题组如需调整科研经费预算，由课题负责人根据科研活动的实际需要提出申请，填写承担单位制定的相应申请表，在符合调增调减规定的基础上，由单位科研和财务管理部门分别审批，最后经由单位法人负责，最终签字生效。

（3）对科研人员进行经费管理方面的培训：科研管理部门和财务管理部门应该密切配合，并在财务部门增加科研财务人员的岗位设置，确保课题经费有效、合理、合规、合法地使用并有严格监管，杜绝违法违规事件的发生。在申报课题之前，单位应积极组织科研相关人员参加上级管理部门举办的课题经费的管理规定解读和培训。在单位内部，科研和财务管理部门也应该加大对课题负责人的培训力度，使国家和单位出台的各项规定能够真正落地。

三、学术诚信

学术诚信属于科研诚信的范畴，近年来受到社会的高度关注。学术诚信体现在研究的每一个阶段，包括申请立项、组织实施、结果报告以及推广应用。在精神障碍流行病学调查中，社会要求流行病学家进行公正客观的研究，他们必须对其研究发现进行客观的解释。受聘于不同部门（例如学术界、政府、非政府组织等）的流行病学家，以及那些通过获得合同和资助款项研究的人，都会承受有意或无意的压力，这时就要求相关的科研人员严守学术诚信的道德底线，实事求是地报告研究结果。

精神障碍流行病学调查的学术不端行为主要包括以下三种：即伪造数据、篡改数据和剽窃。伪造数据指拼凑研究结果，捏造访谈记录，并以此为基础进行报告。在下列情况下，访员可能会出现捏造访谈记录的行为，包括：受利益驱使，在按访谈份数支付报酬的情况下更容易出现；在入户拒访率高的情况下，访员会担心调查不合格，不能按时完成预期访谈任务，可能会捏造访谈记录来提高应答率；缺少有效现场访谈质量控制措施的情况下，访员因为是项目临时雇员，自我约束能力有限；另外，在精神障碍流行病学调查中可能还会包括由专业精神科医生完成的临床精神检查，虽然此类访谈专业性强，但是有经验的精神科医生很容易模拟患者，虚构精神症状以期快速完成访谈。篡改数据指对访谈记录进行随意修改，人为删除某些访谈记录或其中的数据内容和结果，导致研究结果不能完全代表实际情况。此类行为可以发生在研究的任何阶段，在数据收集阶段访员可能为了更快地结束访谈，故意遗漏受访对象提供的阳性回答；在数据整理阶段核查员可能为了避免重新返回现场核查相关信息，故意篡改记录，使得不合格的访谈看上去更合理；数据分析阶段研究者亦可能受学术利益驱使，为了有更好的关联，人为篡改原始结果。剽窃是未经授权，盗用他人的想法和结果或者对他人的文字进行大篇幅的原文抄录。

学术不端行为必须是有意为之的，即违反者清楚他们的行为是错误的。如果属于合理的学术观点分歧或者出现了真实的错误，则这些都是研究过程中的正常现象，不应该视为学术不端行为。其他的学术不端行为还包括重复发表、拒绝共享研究材料、侵吞他人学术成果等。当判定存在学术不端行为时，研究者所在机构有责任进行公平和及时的调查和询问。调查时应当尊重举报者与被举报者。对于举报者，应当保护其免受报复，而对于被举报者，应当给予其回应的机会。如果学术不端行为经过证实，则给予的处罚可以包括终止项目资助、取消未来申请项目的权利以及其他行政、学术、刑事或民事处罚。学术不端行为的预防要始终贯穿在研究的始终，课题组内部要营造健康向上的科研学术氛围，树立诚信意识，遵守道德和伦理原则。

参考文献

[1] Baker, D., Nieuwenhuijsen, M.J. 环境流行病学研究方法与应用. 张金良, 张衍燊, 刘玲主译. 北京：中国环境科学出版社, 2012：204-243.

[2] 曾光. 现代流行病学. 北京：气象出版社, 2002：

[3] Patel V, Prince M. Global mental health：a new global health field comes of age. JAMA, 2010, 303 (19)：1976-1977.

[4] Stephen B.Hulley. 临床研究设计. 彭晓霞, 唐迅主译. 北京：北京大学医学出版社, 2017：206-263.

（陈冬雪　刘肇瑞　王志忠　肖水源）